Sabine Pauli | Andrea Kisch

Spiele zur Förderung der Handgeschicklichkeit und Grafomotorik

für Therapie und Pädagogik

Sabine Pauli | Andrea Kisch

Spiele zur Förderung der Handgeschicklichkeit und Grafomotorik

für Therapie und Pädagogik

verlag modernes lernen

Unser Buch-Shop im Internet
www.verlag-modernes-lernen.de

Externe Links

Der Verlag weist ausdrücklich darauf hin, dass eventuell im Text enthaltene externe Links vom Verlag nur bis zum Zeitpunkt der Buchveröffentlichung eingesehen werden konnten. Auf spätere Veränderungen hat der Verlag keinerlei Einfluss. Eine Haftung des Verlages ist daher ausgeschlossen

Informationen, aktuelle Termine und Anmeldung:

www.fein-grafomotorik-fortbildung.de
www.ergotherapie-ravensburg.de

Spielpläne, Übungsblätter und Spielkarten auch als Download unter https://www.verlag-modernes-lernen.de/permalink/v1617

Herzlichen Dank an Dorothe Romer, die an der Erstellung der Spielpläne maßgeblich beteiligt war.

Fotos: Ernst Fessler
Zeichnungen / Spielpläne: Sabine Pauli

Veröffentlicht in der Edition:
verlag modernes lernen Borgmann GmbH & Co. KG | Schleefstraße 14 | D-44287 Dortmund

Gesamtherstellung in Deutschland: Löer Druck GmbH, Dortmund

3. Aufl. 2022

Bestell-Nr. 1617 ISBN 978-3-8080-0821-8

Inhalt

Vorwort

Die Förderung von Kindern in Therapie und Pädagogik erfordert ein motivierendes, zielgerichtetes und dennoch spielerisches Angebot.

Vor allem Kinder mit Einschränkungen im Bereich der Handgeschicklichkeit und Grafomotorik brauchen eine Vielzahl von Betätigungsangeboten, um ihre Fähigkeiten und Fertigkeiten zu entwickeln.

Diese Spielesammlung entstand durch unsere langjährige Berufserfahrung in der eigenen Praxis und aus den vielen Ideen in den Arbeitsgruppen der Kursteilnehmer / innen, die unsere Zusatzausbildung „Fachtherapeut / in für Fein- und Grafomotorik nach Pauli / Kisch" absolvierten. Dafür danken wir den Kursteilnehmern / innen ganz herzlich.

Die Spielesammlung eignet sich für Ergotherapeuten / innen und weitere therapeutische und pädagogische Berufsgruppen, die Kinder mit Therapie- und Förderbedarf zwischen 5 und 8 Jahren begleiten und ohne allzu viel Vorbereitung zielgerichtete, spielerische Therapie- und Fördersituationen anbieten wollen.

1. Einführung

Mit dieser Spielesammlung können vor allem für die Einzeltherapie / Einzelförderung, aber auch für ein Kleingruppenangebot mit wenig Zeitaufwand kindgerechte, spielerische Übungen angeboten werden. Diese eignen sich besonders für Kinder im Alter von ca. 5–8 Jahren und auch für ältere Kinder, die entwicklungsverzögert sind.

Die **feinmotorischen Teile der Spiele** wurden mit den Materialien der „Ravensburger Feinmotorikkiste“ (im Folgenden FeinMoKi genannt) entworfen und zum Spielthema passende Spielpläne erstellt. Die Spielpläne ermöglichen es dem Kind, die feinmotorischen Übungen mit spielerischer Freude durchzuführen, z. B., indem es „ein Faultier aus dem Regenwald füttert“ oder „als Ritterkind Spielzeug, das in den Burgbrunnen gefallen ist, herauszieht“.

Die FeinMoKi wird aus leicht erhältlichen Materialien selbst zusammengestellt und bietet anhand des Buchs „Die Ravensburger Feinmotorikkiste“ (Best. Nr. 1093) eine Vielzahl von zielgerichteten feinmotorischen Übungsideen zur Förderung der Handgeschicklichkeit, besonders der Fingergeschicklichkeit.

Für die **grafomotorischen Teile der Spiele** wurden Übungsblätter entwickelt, die im Wechsel mit den feinmotorischen Übungen ausgeführt werden und sich thematisch in das Gesamtspiel einfügen.

Teilweise handelt es sich um Adaptionen von Arbeitsblättern aus unseren Zeichenprogrammen „Geschickte Hände zeichnen 1 und 2“ (Best-Nr. 1045 / 1046).
Diese Programme eignen sich zur systematischen Weiterführung der grafomotorischen Übungen in diesen Spielen.

Hinweis: Die Spielpläne, Übungsblätter und Spielkarten können über folgenden Link ausgedruckt werden:

https://www.verlag-modernes-lernen.de/permalink/v1617

Eine generelle Beschreibung aller Spiele erklärt zunächst, wie die Spiele erstellt, vorbereitet und durchgeführt werden.

Jedes einzelne Spiel ist zur Übersicht komplett abgebildet und enthält eine exakte Auflistung der erforderlichen Materialien aus der FeinMoKi für die feinmotorischen Übungen und zusätzlicher Materialien, sowie eine Auflistung der Spielpläne und Übungsblätter.

Zur Orientierung werden in der Spielbeschreibung folgende Abkürzungen verwendet:

SP = Spielplan
ÜB = Übungsblatt

Die einzelnen Stationen jedes Spiels mit den erforderlichen Materialien sind abgebildet, die Durchführung der feinmotorischen Tätigkeiten und der grafomotorischen Übungen wird erläutert.

Alle Stationen sind einzeln auf Spielkarten abgebildet. Diese Karten werden zur Durchführung der Spiele verwendet. Die Kartenstapel werden individuell vorbereitet und somit die Reihenfolge und Häufigkeit der einzelnen Tätigkeit gezielt gesteuert.
Auf diesen Spielkarten sind die einzelnen Stationen ohne Materialien abgebildet. Dadurch besteht die Möglichkeit, die Spielpläne thematisch auch anders einzusetzen.

Der einfacheren Lesbarkeit wegen wurde überwiegend auf die weibliche / männliche Schreibweise verzichtet.

2. Spielen im Parcours - das „Ravensburger Therapiekonzept“

Das von uns entwickelte „Ravensburger Therapiekonzept“ zur Förderung der Fein-, Grafo- und Schreibmotorik bei Kindern (und Jugendlichen) eignet sich für Ergotherapeuten / innen und angrenzende therapeutische und pädagogische Berufsgruppen.

Es ist für Kinder (und Jugendliche) mit Problemen der Handgeschicklichkeit geeignet, die laut ICD-10 als umschriebene Entwicklungsstörungen der motorischen Funktionen klassifiziert wurden (UEMF).

Es ermöglicht eine gründliche und umfassende Befunderhebung und Behandlung von fein- und grafomotorischen Störungen bei Kindern. Mit den von uns entwickelten Therapiematerialien und Behandlungsideen ist eine systematische, zielgerichtete und betätigungsorientierte Behandlung und Förderung möglich.

Die einzelnen Teile des Ravensburger Therapiekonzepts werden im Folgenden erläutert.

Leitgedanken

- Die Behandlung / Förderung ist immer individuell auf das Kind ausgerichtet und orientiert sich inhaltlich an seinen Interessen und Fähigkeiten.
- Der Behandlungs- / Förderplan wird unter Berücksichtigung der Verständnismöglichkeiten den Eltern / dem Kind erklärt und transparent gemacht.
- Die Therapieziele werden durch Absprache zwischen Therapeuten, Eltern und Kind festgelegt und im Verlauf der Behandlung angepasst.
- Die Behandlung ist zielgerichtet und bezieht bei den ausgewählten Betätigungen die erfassten Auffälligkeiten und mangelnden Funktionen mit ein.
- Es wird systematisch gearbeitet, d. h., die angestrebten Fernziele werden durch realisierbare Nahziele strukturiert, definiert und erarbeitet. Dazu ist die Kenntnis von Vorläuferfähigkeiten für die zu erlernenden Fähigkeiten und Fertigkeiten auf der Grundlage der Normalentwicklung von Kindern erforderlich.
- In der Therapie wird ohne Konkurrenzgedanken und Zeitdruck gearbeitet (kein „schneller“ / „besser“ / „weiter als“, da das Kind sich häufig im Alltag als unterlegen erlebt).
- Die Arbeit findet nach Möglichkeit innerhalb von alltagsrelevanten Aktivitäten statt, die für das Kind bedeutsam sind.

Therapie- / Förderprinzipien

- Auf der Grundlage der Befunderhebung werden Übungen zu sämtlichen auffälligen Bereichen kombiniert, die zu einer Einschränkung der fein- oder grafomotorischen Betätigung geführt haben. Dazu ist die Erfassung der Funktionsstörung über die Anamnese, freie Beobachtungen, Assessments und Tests erforderlich. Bei Bedarf sollte eine augenärztliche Abklärung erfolgen.
- Bei jüngeren Kindern wird die Behandlung / Förderung kindgerecht, spielerisch und motivierend durchgeführt. Dabei wird die Konzentrationsfähigkeit in einzelnen Übungssequenzen berücksichtigt und durch Methodenwechsel, z. B. Bewegungspausen, aufrechterhalten. Die erforderliche Häufigkeit der Wiederholungen zur Automatisierung der zu übenden Tätigkeiten wird berücksichtigt.
- Überwiegend wird die **Übungsform Parcours** angewendet.

Zusätzlich zu unseren langjährigen, praktischen Erfahrungen belegt die Studie G-FIPPs, dass die Kombination von groß- mit fein- und grafomotorischer Förderung die besten Therapieerfolge erzielt (Quelle: G-FIPPs: Grafomotorische Förderung, M. Vetter / S. Amft / K. Sammann / I. Kranz, *BORGMANN MEDIA*).

Diese Übungsform ermöglicht ein paralleles Arbeiten an den unterschiedlichen Zielen und Betätigungsproblemen des Kindes. In Bezug auf die Spiele in diesem Buch kann dies bedeuten, dass nicht nur die fein- und grafomotorischen Kompetenzen gefördert werden, sondern auch weitere Ziele, z. B. im Bereich Großmotorik, Wahrnehmung, Sprache, Kognition oder Kommunikation, gezielt in die Förderung einbezogen werden können.

Durch den hohen Aufforderungscharakter und die Geschichten, die an den Interessen von Kindern orientiert ausgewählt und modifiziert werden können, wird die Motivation und Lust am eigenen Tun und die Steigerung der eigenen Fähigkeiten gefördert.

Durch die klare Struktur der Abfolge wird die Handlungsplanung unterstützt, und das Kind kann weitgehend selbstständig die Wiederholungen ausführen.

Durch häufige Wiederholung ohne Langeweile werden Bewegungs- und Koordinationsmuster im Gehirn gespeichert. Dadurch erlangen die Kinder zunehmend die Fähigkeit, fein- und grafomotorische einfache Spiel- und Handlungsmuster zu automatisieren und zu komplexeren zusammenzusetzen.

Das Befundinstrument RAVEK

Der **RAVEK** (**Rav**ensburger **E**rhebungsbogen fein- und grafomotorischer **K**ompetenzen) ist das erste deutsche Befundinstrument zur Erfassung fein- und grafomotorischer Fähigkeiten sowie der Malentwicklung von Kindern.

Er ist im **RAVEK Handbuch** mit Hinweisen zur Durchführung und Interpretationshilfen zur Befunderhebung dargestellt (Bestell-Nr. 1619).

Das Buch enthält einen Link zum Download der Erhebungsbögen.

Der **RAVEK** ermöglicht eine gründliche und übersichtliche Befunderhebung von Kindern, um gezielte Therapie- und Fördermaßnahmen durchführen und evaluieren zu können. Er bietet anhand von konkreten Aufgabenstellungen eine Einschätzung der Fähigkeiten. Durch einfaches Ankreuzen auf klar gegliederten und übersichtlichen Erhebungs- und Beobachtungsbögen können die Beobachtungen dokumentiert werden.

*Der **RAVEK** gliedert sich in folgende drei Teile: Feinmotorik / Malentwicklung / Grafomotorik.*

Zur **Einschätzung der feinmotorischen Kompetenzen** wird zunächst die Gelenkbeweglichkeit der oberen Extremität und durch 10 feinmotorische Aufgaben die feinmotorische Kompetenz beobachtet.

Die Befunderhebung der Feinmotorik mit dem **RAVEK** ist die Grundlage für die feinmotorische Förderung mit den Spielen dieses Buchs.

Zur **Einschätzung der Malentwicklung** wird das Kind aufgefordert, sich, sein Wohnhaus und einen Baum zu malen, sowie weitere Personen oder Dinge, die ihm wichtig sind. Mit Angaben, in welchem Alter ein Kind wie malen können sollte und Interpretationshilfen wird eine Einschätzung der Malentwicklung möglich.

Zur **Abfrage der Grafomotorik** wurden vier Heißluftballone in zunehmendem Schwierigkeitsgrad entwickelt, die, individuell auf das Alter und die grafomotorischen Fähigkeiten des Kindes abgestimmt, ausgewählt werden.

Die Befunderhebung der Grafomotorik mit dem **RAVEK** ist die Grundlage für die grafomotorische Förderung mit den Spielen dieses Buchs.

Die grafomotorischen Kompetenzen, die in den Spielen erarbeitet werden, sind die Voraussetzung, dass die Ballone 1–3 altersentsprechend ausgeführt werden können.

Ballon 4 ist für Kinder, deren Entwicklung weiter fortgeschritten ist.

Die folgenden Angaben zu den Ballonen ermöglichen eine Einschätzung, was Kinder in welchem Zeitraum können sollten.

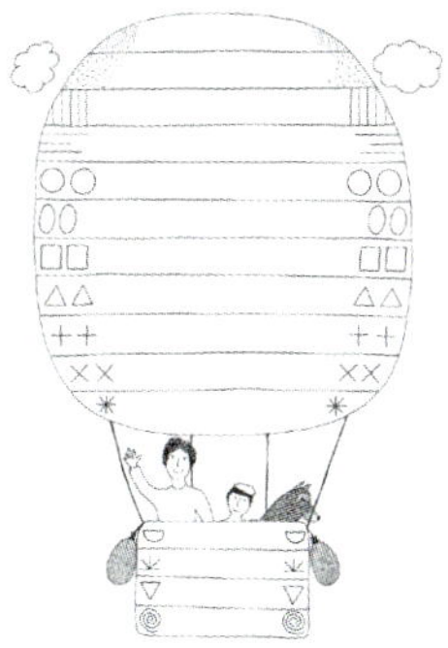

Ballon 1 mit Grundformen sollten 5-jährige Kinder ausführen können. So haben sie die Möglichkeit, verschiedene Gegenstände auf ihren Bildern darzustellen und erlangen darüber die Basiskompetenzen zum Schreibenlernen.

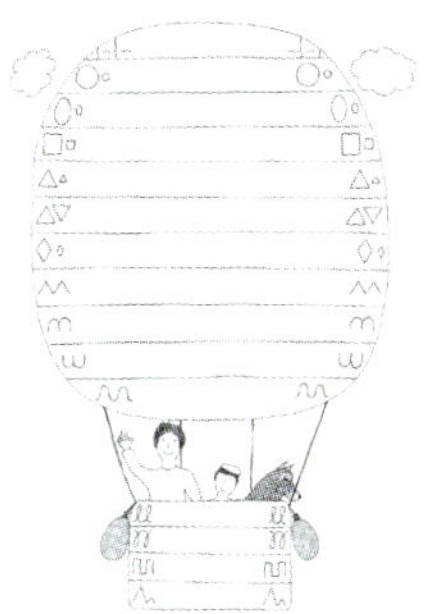

Ballon 2 mit Formen groß / klein und unterbrochenen Grundmustern sollten Kinder bis zum Schuleintritt ausführen können.
Damit haben sie die Grundlage, groß- und kleingeschriebene Druckbuchstaben zu erlernen.

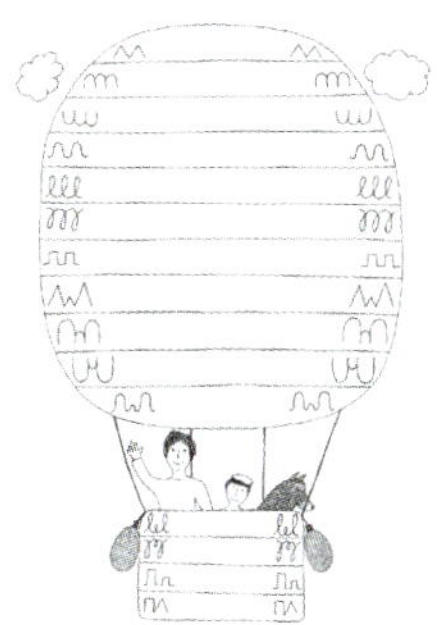

Ballon 3 mit fortlaufenden Mustern sollten Kinder bis zum Ende der ersten Klasse ausführen können.
Damit haben sie die Grundlage, um dynamische Buchstabenverbindungen zu lernen. Kinder können nun Muster fortlaufend und im Wechsel groß / klein ausführen.

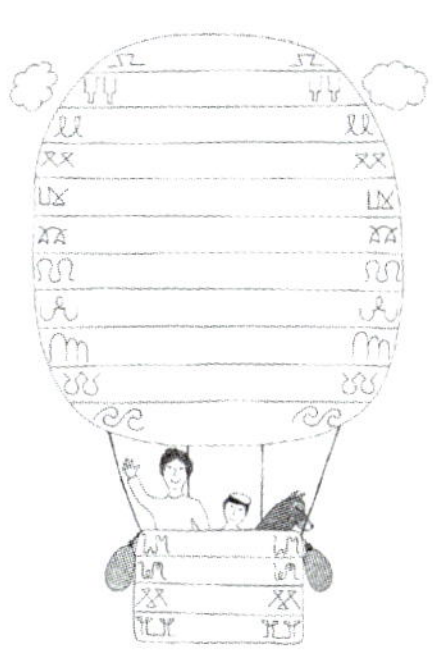

Ballon 4 mit fortlaufenden komplexen Mustern sollten Kinder am Ende des zweiten Schuljahres ausführen können.
Damit haben sie die grafomotorische Grundlage, eine lesbare Schrift, die von der Bewegung und der Formvorstellung her automatisiert ist, auch in hohem Tempo zu schreiben.

Im **RAVEK Handbuch** befinden sich Erläuterungen und Interpretationen sämtlicher Beobachtungen. Darüber hinaus wird beschrieben, welche Voraussetzungen ein Kind haben muss, um eine Funktion oder Tätigkeit ausführen zu können, in welchem Alter die Funktion vollständig vorhanden sein sollte und wie sich Auffälligkeiten auf die feinmotorische Betätigung, Malen und Schreiben auswirken.

Materialien / Veröffentlichungen

Unsere auf S. 156 aufgeführten Materialien und Veröffentlichungen können je nach Therapieschwerpunkt miteinander und mit anderen Materialien kombiniert werden.

Zusatzausbildung

3-teilige Zusatzausbildung zertifizierte / r **„Fachtherapeut / in für Fein- und Grafomotorik nach Pauli / Kisch“.**

Ziel der Zusatzausbildung ist, ein fundiertes Fachwissen über die Fein-, Grafo- und Schreibmotorik von Kindern / Jugendlichen zu erlangen, um die Befunderhebung und Behandlung / Förderung professionell durchführen zu können.

Die Voraussetzung ist eine abgeschlossene Ausbildung als Ergotherapeut / in oder in einem anderen therapeutischen / pädagogischen Beruf und der Tätigkeitsschwerpunkt Pädiatrie.

Informationen, aktuelle Termine und Anmeldung:
www.fein-grafomotorik-fortbildung.de
www.ergotherapie-ravensburg.de

3. Erstellung der Spiele

Um die Spiele schnell bereit zu haben, ist es sinnvoll, sie komplett vorzubereiten.

Folgende Schritte sind dazu erforderlich:

- Aus einer bereits vorhandenen **FeinMoKi** die erforderlichen Spielsachen für jedes Spiel in ein Kästchen oder einen Beutel geben.

Tipp: Unter Umständen ist es dazu günstig, die für die FeinMoKi empfohlenen Materialien in der erforderlichen Menge zusätzlich zu besorgen, damit die FeinMoKi nicht „geplündert wird“, sondern für andere Übungen / Kollegen / innen zur Verfügung steht.

Info: Das Buch „Die Ravensburger Feinmotorikkiste“ enthält eine Vielzahl von Ideen für kleinräumige, spielerische Bewegungsübungen für Finger und Hände. Hiermit können die Spiele auch abgewandelt werden. Mit etwas Übung gelingt es dann, ganz individuell auf die Ziele und Betätigungsprobleme des einzelnen Kindes einzugehen (Bestell-Nr. 1093).

- Die Spielpläne ausdrucken und für den mehrfachen Gebrauch laminieren.
- Die Spielkarten ausdrucken und in mehrfacher Ausfertigung laminieren und ausschneiden.
- Die Übungsblätter ausdrucken und ggf. mehrfach bereithalten.

Tipp: Alles zusammen in flachen Schachteln aufbewahren, die mit dem Namen des Spiels und dem Thema zur Grafomotorik gekennzeichnet sind.
Weitere, platzsparende Möglichkeit: Spielpläne und Übungsblätter in einen Ordner geben; die beschrifteten Beutel mit den Spielmaterialien in eine Kiste legen.

4. Vorbereitung / Durchführung der Spiele

Einführung

Die Spiele können komplett durchgespielt werden; es können aber auch gezielt einzelne Übungsteile ausgewählt werden.

Die einzelnen Stationen sind austauschbar, können zwar im Zusammenhang durchgeführt, aber auch anders kombiniert werden.

Es sollte immer darauf geachtet werden, dass die feinmotorischen und grafomotorischen Übungen im Wechsel erfolgen. Dies verhindert eine Verkrampfung der Finger bei der Stifthaltung und Stiftführung und fördert die Beweglichkeit der Finger.

Je nach Therapie- / Förderziel sollten die Schwerpunkte des Spiels und die Inhalte der einzelnen Stationen sowohl an das Leistungsvermögen als auch den Förderbedarf des Kindes / der Gruppe adaptiert werden. Aus diesem Grund sind in den einzelnen Spielen die Zeit und die Menge der Wiederholungen nicht angegeben.

Durch die variable Form der Spieldurchführung kann der Therapeut / Pädagoge z. B. Stationen, die dem Kind schwerfallen, mit Stationen, die ihm leichter fallen, im Wechsel anbieten.

Vorbereitung

- Die Spielpläne und Übungsblätter werden in der gewünschten Reihenfolge auf einem Tisch ausgelegt.
- Die erforderlichen Materialien für die feinmotorischen Stationen werden zu den Spielplänen gelegt und Stifte für die Übungsblätter bereitgehalten.
- Ein Kartenstapel wird vorbereitet, durch den die Reihenfolge und Häufigkeit der einzelnen Tätigkeiten gezielt gesteuert werden kann.
- Es wird geplant, in welcher Körperhaltung die feinmotorischen Tätigkeiten durchgeführt werden. Das kann je nach Kind im Stehen oder im Sitzen sein. Günstig ist ein häufiger Positionswechsel, z. B., indem die feinmotorischen Tätigkeiten an verschiedenen Plätzen stehend um einen hochgestellten Tisch ausgeführt werden.

  Für die grafomotorischen Übungen ist ein ergonomischer Sitzplatz erforderlich, z. B. am gleichen Tisch mit einem höhenverstellbaren Stuhl, z. B. einem Triptrapstuhl. Dort werden die Übungsblätter jeweils ausgeführt und danach auf den ursprünglichen Platz zurückgelegt.

  Für die grafomotorischen Übungen bekommen die Kinder dicke Buntstifte mit gutem Farbabrieb oder weiche, dicke Bleistifte. Der Einsatz von dünnen Stiften führt zu Verkrampfungen der Hand und Finger.
  Die Stifthaltung im dynamischen Dreipunktgriff sollte dabei stets eingehalten bzw. geübt werden, wenn das Kind sie noch nicht kann. Diese Stifthaltung bietet für das Schreiben die größtmögliche Fingerbeweglichkeit und sollte bereits vor dem Schuleintritt automatisiert sein.

Durchführung

- Dem Kind wird zunächst das gesamte Spiel erklärt, die Tätigkeiten der einzelnen Stationen werden erläutert und ausprobiert. Weiterhin wird vereinbart, wie oft / wie lange eine Tätigkeit jeweils durchgeführt wird.
- Das Kind nimmt die oberste Karte vom verdeckten Stapel und führt die darauf abgebildete Tätigkeit durch.

Wahlweise ist es auch möglich, die Stationen zu nummerieren und mit einem Würfel zu bestimmen, welche Station als nächstes drankommt. Hierbei hat das Kind ein bisschen mehr „Glückspielfeeling"; es kann aber sein, dass manche Stationen häufiger drankommen und andere gar nicht.

Eine weitere Spielform könnte sein, das Spiel so anzuordnen, dass es je 1 x komplett durchgeführt wird, das Kind dann z. B. eine zu seinen Therapie- / Förderzielen passende großmotorische Übung macht und das Spiel erneut 1 x durchführt, etc.

Der Schwierigkeitsgrad der grafomotorischen Übungsblätter ist in jedem Spiel systematisch von größer zu kleiner, von einfacher zu schwerer geordnet.
Diese Systematik kann an den Übungsbedarf des Kindes angepasst werden, indem Übungsblätter zur häufigeren Wiederholung in nur einem Schwierigkeitsgrad angeboten werden. Dazu müssen manche Stationen etwas anders benannt / durchgeführt werden.

Anhand des Spiels „Auf der Ritterburg" wird dies im Folgenden verdeutlicht:

Auf dem ersten Übungsblatt werden die großen Zinnen zwischen den Linien mit Stiften nachgespurt. Wenn dies noch nicht gut gelingt und die kleinen Zinnen zu schwer sind, wird stattdessen noch einmal das Übungsblatt mit den großen Zinnen angeboten.
Umgekehrt kann auch eine der kleinen Zinnen mit Doppellinie, durchgezogener Linie oder unterbrochener Linie für alle grafomotorischen Stationen verwendet werden. Um die richtige Auswahl zu treffen, ist es wichtig, den Leistungsstand des Kindes / der Gruppe vorher über den RAVEK zu erfassen und zu dokumentieren.

Auf den grafomotorischen Übungsblättern sind teilweise nur wenige Vorgaben abgebildet, damit sich auch Kinder mit geringeren Fähigkeiten gut visuell orientieren können. Ist eine häufigere Wiederholung, z. B. beim Nachspuren der unterbrochenen Muster gewünscht, kann die Vorgabe mehrfach nachgespurt oder eine weitere Kopie hinzugenommen werden.
Ebenso ist es sinnvoll, weitere Übungsblätter zur Vertiefung des Geübten mit nach Hause zu geben.

Manche Übungsblätter sind so konzipiert, dass zunächst die grafomotorische Übung durchgeführt wird und anschließend noch ein feinmotorisches Spiel auf dem Übungsblatt stattfindet, z. B. ÜB Wurfbude S. 23.

Viele der Spielpläne können auch kopiert und zu Mal- und Zeichenübungen eingesetzt werden, z. B. kann der See S. 86 mit Ufersteinen, Wellen oder Fischen ausgeschmückt werden.

Wenn im Spielverlauf das vorbereitete Spielmaterial „aufgebraucht" ist, wird weiteres für die nächsten Spielrunden zu Verfügung gestellt oder das bereits verbrauchte Material von der erwachsenen Person zurück in die „Startposition" gebracht.
Dadurch ergibt sich auch ein lebendiger, interaktiver Austausch zwischen Kind und Erwachsenem.

5. Spiele zur Förderung der Handgeschicklichkeit und Grafomotorik

5.1 Einführung

Die Spiele wurden zur gezielten, spielerischen Förderung der Handgeschicklichkeit und Grafomotorik von Kindern in Therapie und Pädagogik entwickelt.
Um zu verdeutlichen, wie diese beiden Bereiche zielgerichtet gefördert werden können, werden im Folgenden zunächst die Begriffe Feinmotorik, Handgeschicklichkeit und Grafomotorik definiert.

5.2 Definition Feinmotorik / Handgeschicklichkeit / Grafomotorik

Feinmotorik

Der Begriff Motorik ist vom lateinischen „movere“ abgeleitet und bedeutet „bewegen“ / „antreiben“.

Feinmotorik ist die gezielte koordinierte Bewegung, die sich in kleinräumigen, besonders differenzierten Bewegungen, vor allem der Finger, zeigt. Der Begriff wird auch im Hinblick auf die Gesichtsmuskulatur benutzt. Feinmotorik entwickelt sich parallel zur Gesamtmotorik des Kindes und bezeichnet Bewegungsabläufe in einem fortgeschrittenen Lernstadium jeder Bewegung.

Die Spiele beziehen sich auf die Förderung der Handgeschicklichkeit, speziell der Fingergeschicklichkeit.

Handgeschicklichkeit

Die Feinmotorik in Bezug zur Handgeschicklichkeit setzt sich u. a. aus folgenden Aspekten zusammen:

- Koordinationsfähigkeit / Dissoziationsfähigkeit
- Präzision der Bewegung
- Präzision des Spürens (Tiefensensibilität und Tastsinn)
- Beweglichkeit
- Räumliche Bewegungsgenauigkeit
- Zielgenauigkeit
- Höhere Geschwindigkeit
- Exakte Kraftdosierung
- Lockerheit
- Freisein von Störimpulsen

Aspekte, die die Feinmotorik / die Handgeschicklichkeit beeinflussen / beeinträchtigen:

- Gesamtkörperkoordination
- Tonusregulierung
- Bewegungsplanung
- Händigkeitsausprägung (Spezialisierung und Automatisierung von Arbeits- und Haltehand)
- Visuelle Wahrnehmung
- Sehen

Grafomotorik

- Grafomotorik bedeutet die Produktion von grafischen Zeichen mittels der Hand und einem Schreibgerät auf einem Untergrund.
- Ein Graph ist die kleinste, nicht bedeutungskennzeichnende Einheit in schriftlichen Äußerungen, z. B. ein Punkt.

- Ein Graphem ist die kleinste bedeutungsunterscheidende geschriebene Einheit, also ein grafisches Symbol, das ein oder mehrere Phoneme wiedergibt, z. B. einen Buchstaben / Buchstabengruppen.
- Ein Phonem ist die kleinste, bedeutungsunterscheidende, aber nicht selbst bedeutungstragende sprachliche Einheit z. B. „B“ in Bein im Unterschied zu „P“ in Pein.

Die Förderung der Grafomotorik bezieht sich bei den Spielen auf die Betätigung des Kindes mit Stiften und stiftähnlichen Werkzeugen auf einem Untergrund (Stab bei Schiebespielen) und Papier.

5.3 Grundformen und Grundmuster der Schrift

Die grafomotorischen Übungen der Spiele sind zur Förderung der Grundformen und Grundmuster der Schrift erstellt worden. Damit erwerben Kinder die grafomotorischen Kompetenzen, um schreiben lernen zu können.

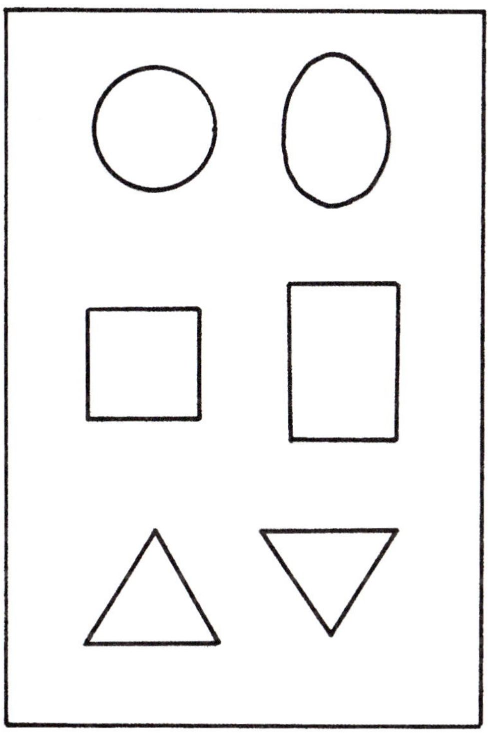

Abb. Grundformen

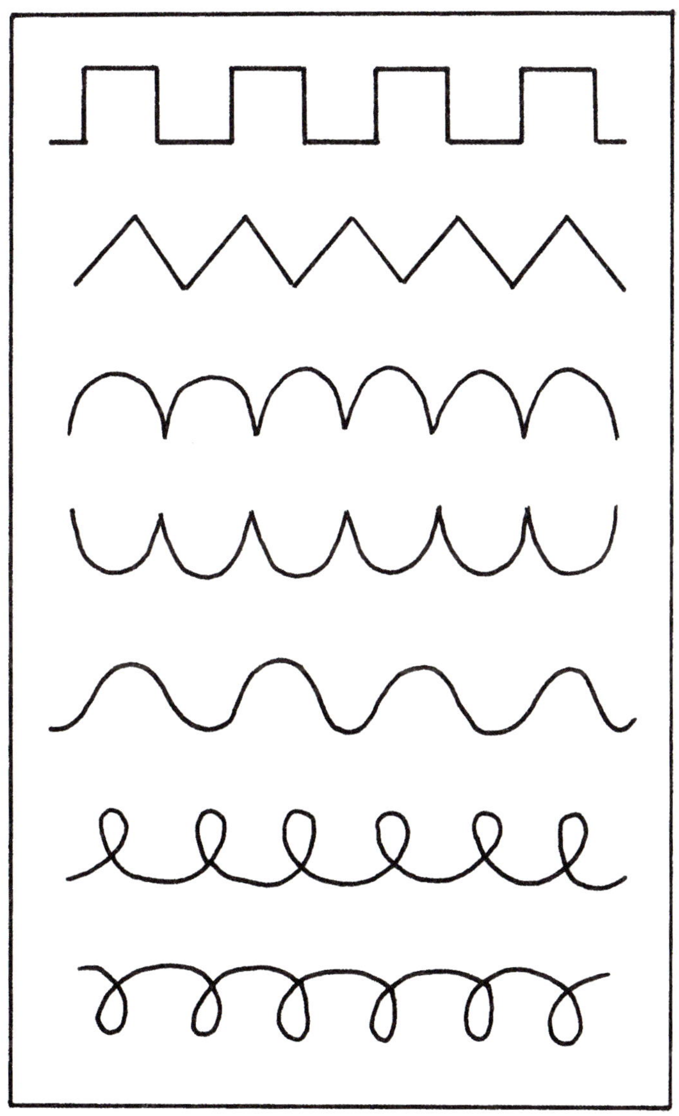

Abb. Grundmuster

5.4 Spiele zu den Grundformen

Kinder üben während der Malentwicklung beim Gestalten und Ausschmücken ihrer Bilder zunächst die Grundformen Kreis, Viereck und Dreieck.
Aus den Grundformen und einzelnen Teilen davon, z. B. Strichen und Bogen in verschiedene Richtungen, setzen sich die Druckbuchstaben zusammen.

Die ersten drei Spiele zu den Grundformen haben diese drei Grundformen zum Thema.
Jedes dieser drei Spiele besteht aus 4 Spielplänen und 4 Übungsblättern.

Im vierten Spiel geht es um die Kombination dieser Grundformen. Weiterhin wird in diesem Spiel der grafomotorische Anteil erweitert um das Thema „oval" und „auf der Spitze stehendes Dreieck".
Dieses Spiel besteht aus 6 Spielplänen und 6 Übungsblättern.

Hinweis: Zur Orientierung werden in der Beschreibung der einzelnen Stationen folgende Abkürzungen verwendet:

SP = Spielplan
ÜB = Übungsblatt

5.4.1 Auf dem Rummel

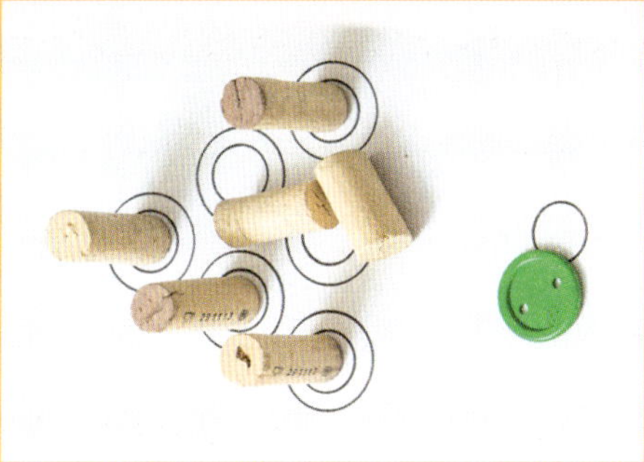

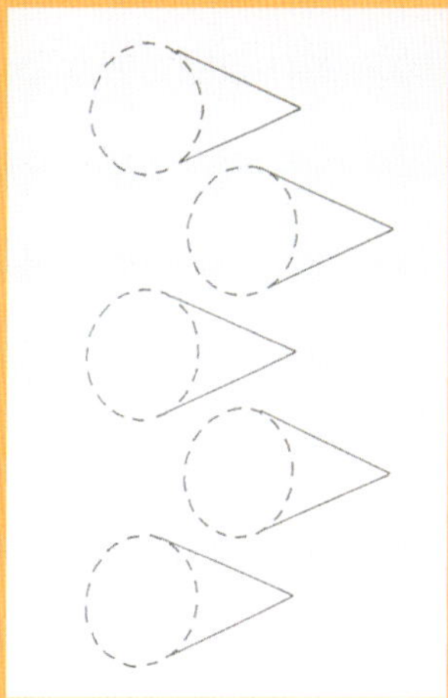

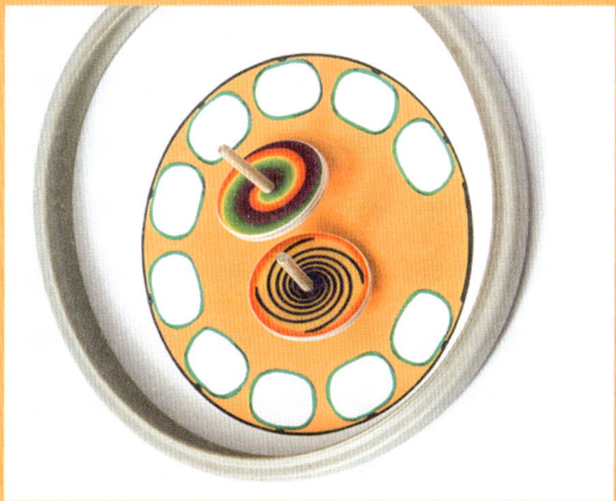

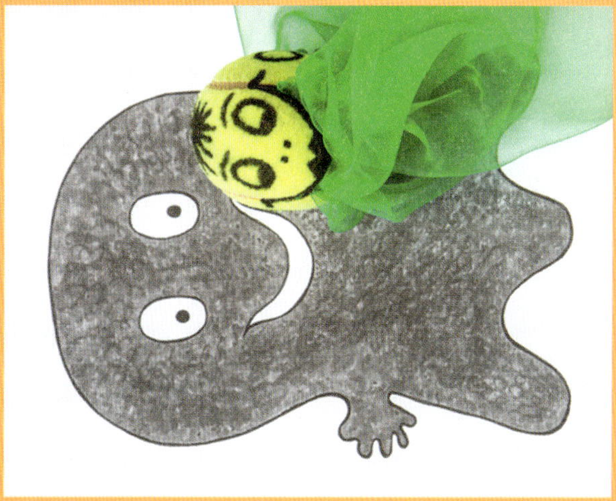

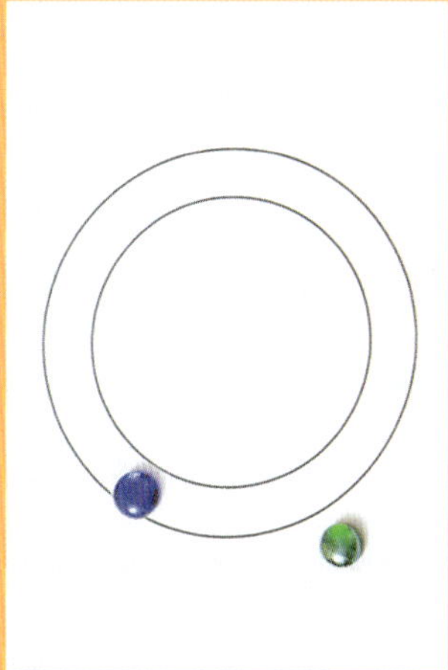

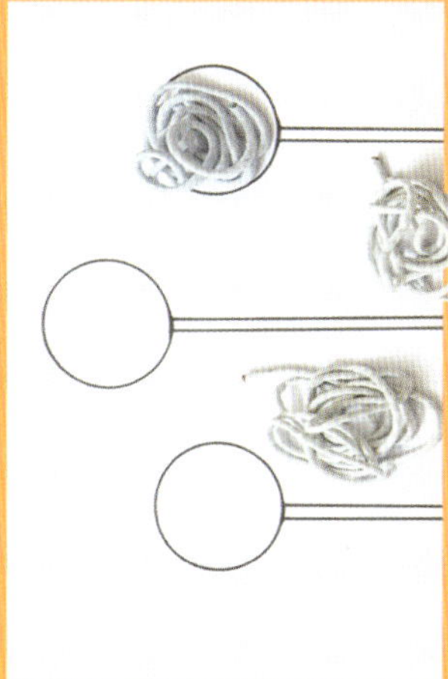

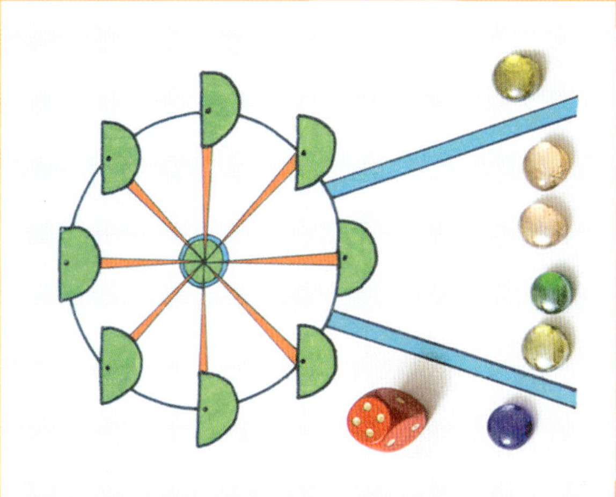

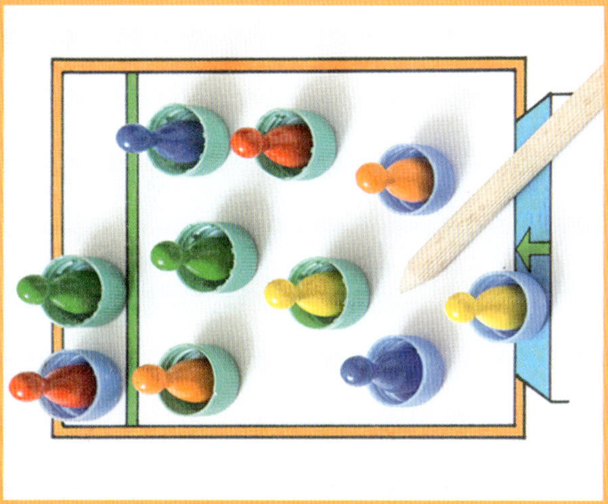

Thema Grafomotorik: Kreis

Material aus der FeinMoKi:

1 „Fressball“ (aufgeschnittener Tennisball mit aufgemaltem Gesicht)
1 Chiffontuch
8 Glasnuggets
1 Punktewürfel
6 Korken
1 Knopf
1 großer Gummiring (Dichtungsring, z. B. von einem Dampfdrucktopf)
2 Kreisel
10 Flaschenschraubdeckel
10 Spielfiguren
1 Schiebestab
3 Bleischnüre

Spielpläne:

Riesenrad
Karussell
Autoscooterplatz
Geist

Übungsblätter:

Großer Kreis Doppellinie – Riesenradfahrt
Kleine Kreise Doppellinie – Wurfbude
Kleine Kreise durchgehende Linie – Zuckerwatte
Kleine Kreise gestrichelte Linie – Eiskugeln

Spielkarten für die 8 Stationen

Beschreibung der Stationen:

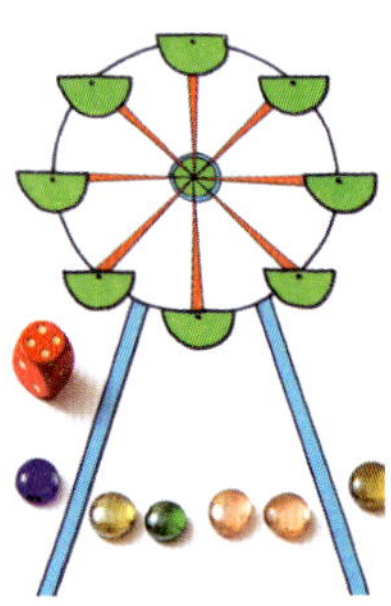

***SP** Riesenrad*

Das Kind würfelt und sammelt ohne Hilfe der anderen Hand die entsprechende Anzahl von Glasnuggets in seine dominante Hand. Diese legt es ohne Hilfe der anderen Hand einzeln in die Sitze des Riesenrads.

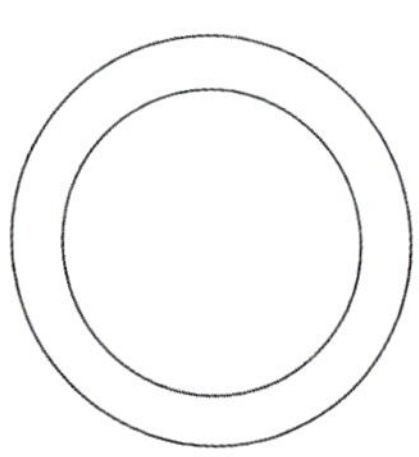

***ÜB** Fahrt mit dem Riesenrad*

Das Kind durchfährt zuerst mit jedem Glasnugget den Kreis zwischen der Doppellinie und dann mit Buntstiften oder Bleistift. Start ist oben, Arbeitsrichtung entgegen dem Uhrzeigersinn. Es ist wichtig, dies so zu üben, da runde Buchstaben in dieser Richtung geschrieben werden und das Kind somit darauf vorbereitet wird.

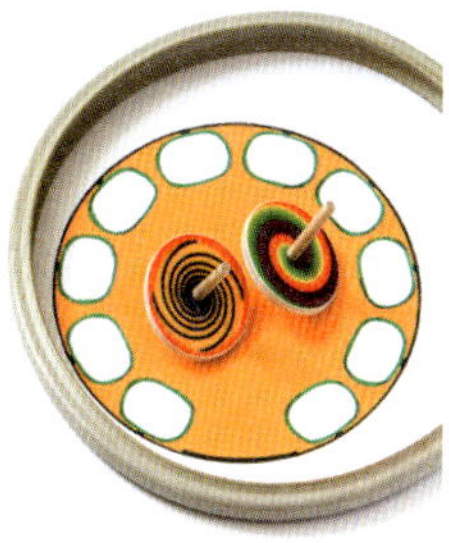

SP *Karussellfahrt*

Das Kind dreht die Kreisel auf dem Spielplan „Karussell". Als Begrenzung kann der große Gummiring auf den Spielplan gelegt werden.
Variation: Einen Stift oder Stab auf das Karussell legen und wie einen Propeller im und gegen den Uhrzeigersinn drehen.

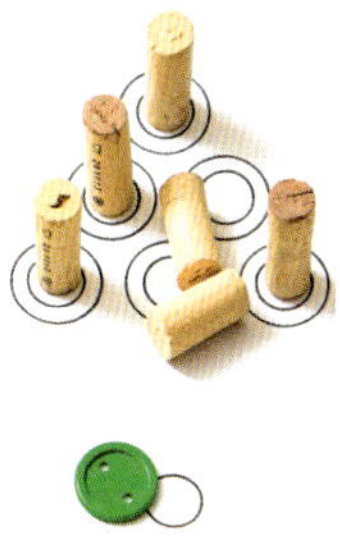

ÜB *Wurfbude*

Das Kind durchfährt mit Buntstiften oder Bleistift die kleinen Kreise zwischen den Doppellinien. Auch hier beginnt das Kind oben und arbeitet gegen den Uhrzeigersinn.
Anschließend stellt es Weinkorken in die Kreise und schnipst diese mit dem Knopf von der Startposition aus um. Es versucht dies mit jedem seiner Finger.

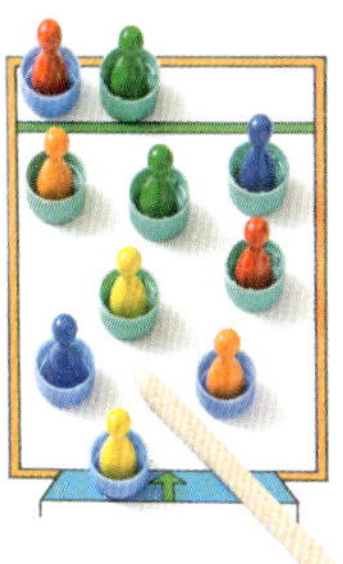

SP *Autoscooter*

Das Kind verteilt die Flaschenschraubdeckel (Autoscooter) auf dem Autoscooterplatz und setzt eine Spielfigur hinein. Es stellt je einen der Scooter auf den Startplatz und schiebt ihn mit dem Schiebestab durch die anderen Scooter, ohne dass einer außerhalb des Platzes gerät. Das Kind parkt jeden der durchgeschobenen Autoscooter in die hintere Parkreihe.

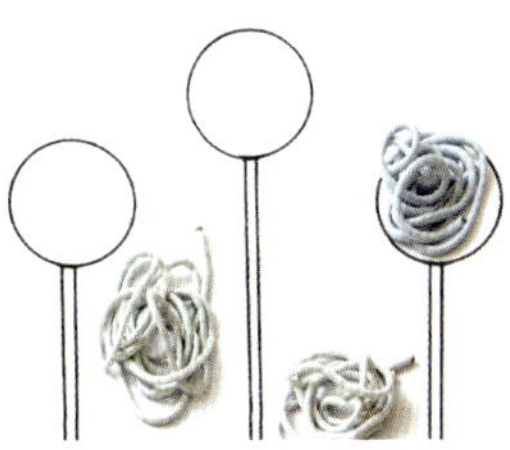

ÜB *Zuckerwatte*

Das Kind spurt die kleinen Kreise mit Buntstiften oder Bleistift nach und malt das Innere farbig an (verschiedene Geschmacksrichtungen). Start ist oben, die Arbeitsrichtung gegen den Uhrzeigersinn.
Dann rafft es je eine Bleischnur in die dominante Hand und legt sie in einen der Kreise.

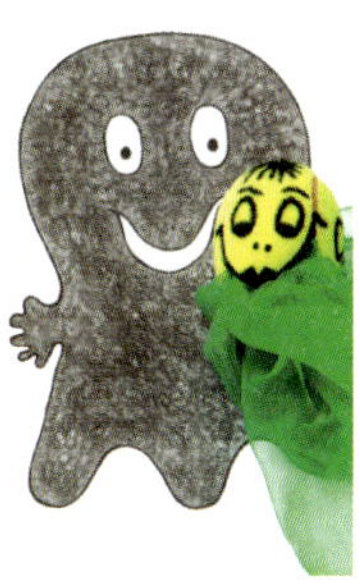

SP *Geisterbahn*

Über dem Geist liegt ein Chiffontuch. Das Kind rafft dies in seine dominante Hand und stopft es anschließend dem Fressball ins Maul (den Geist füttern).
Bei der nächsten Runde holt das Kind das Tuch wieder aus dem Maul des „Geistes" usw.

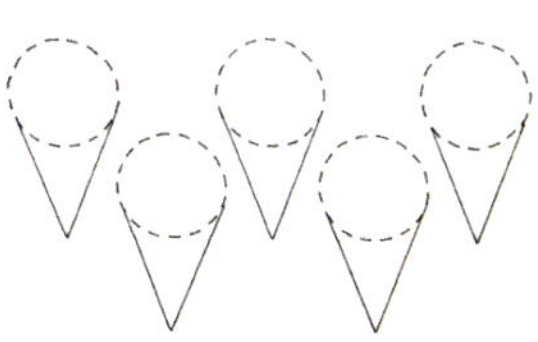

ÜB *Zum Schluss gibt`s noch ein Eis*

Das Kind zeichnet die Kreise auf der durchbrochenen Linie mit Buntstiften oder Bleistift nach und malt das Innere farbig aus (verschiedene Geschmacksrichtungen). Start ist oben, Arbeitsrichtung ist gegen den Uhrzeigersinn.

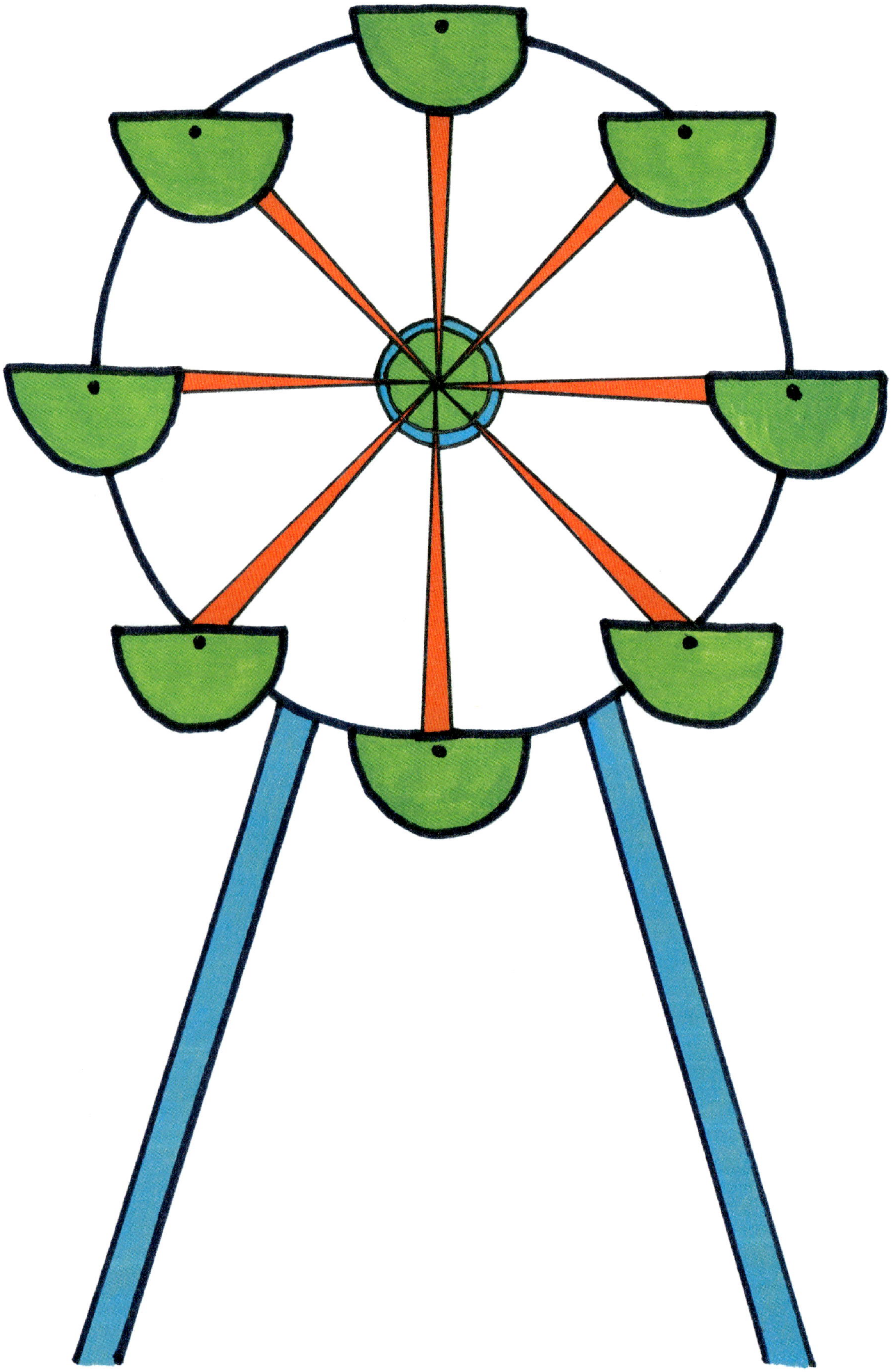

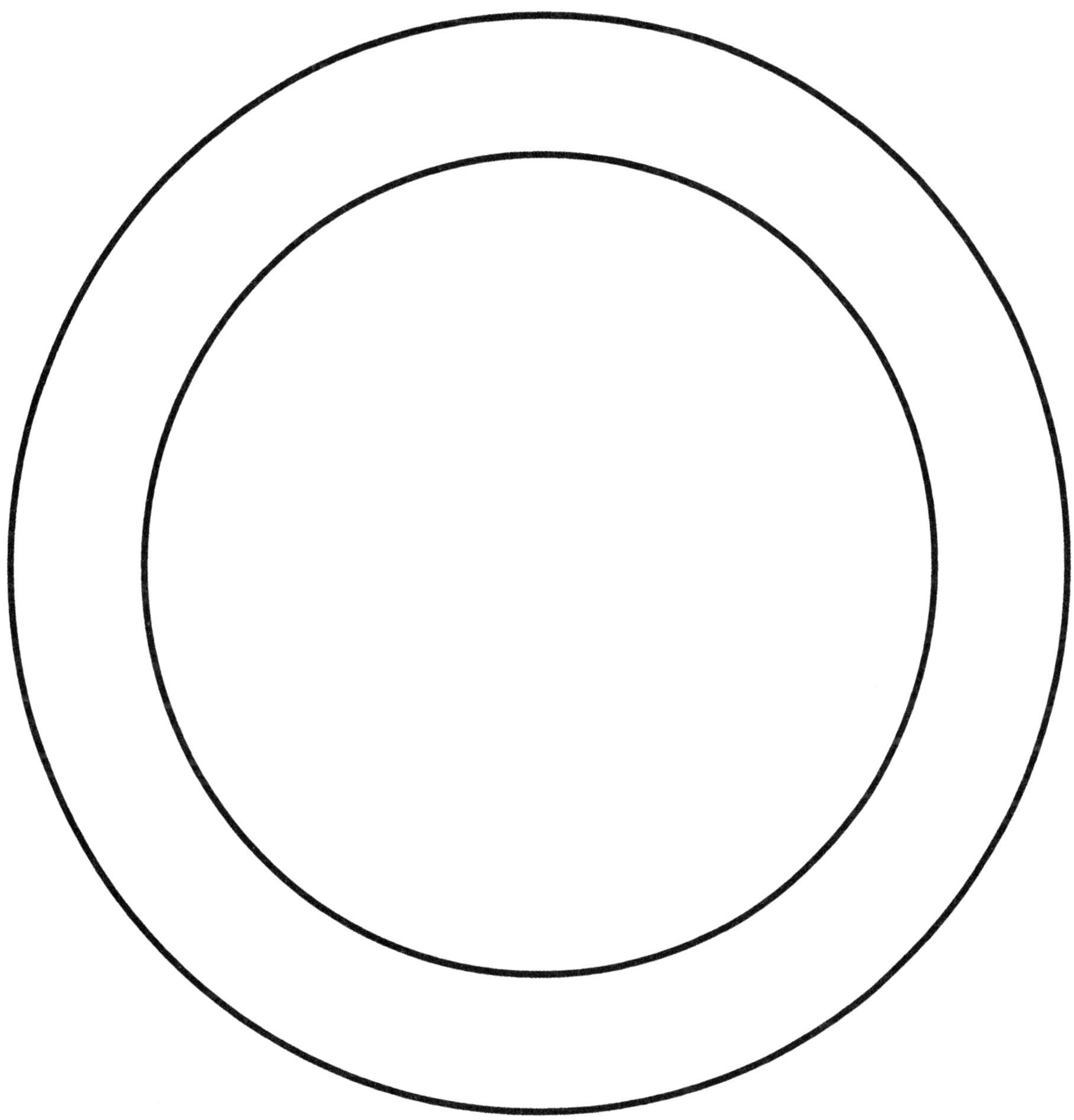

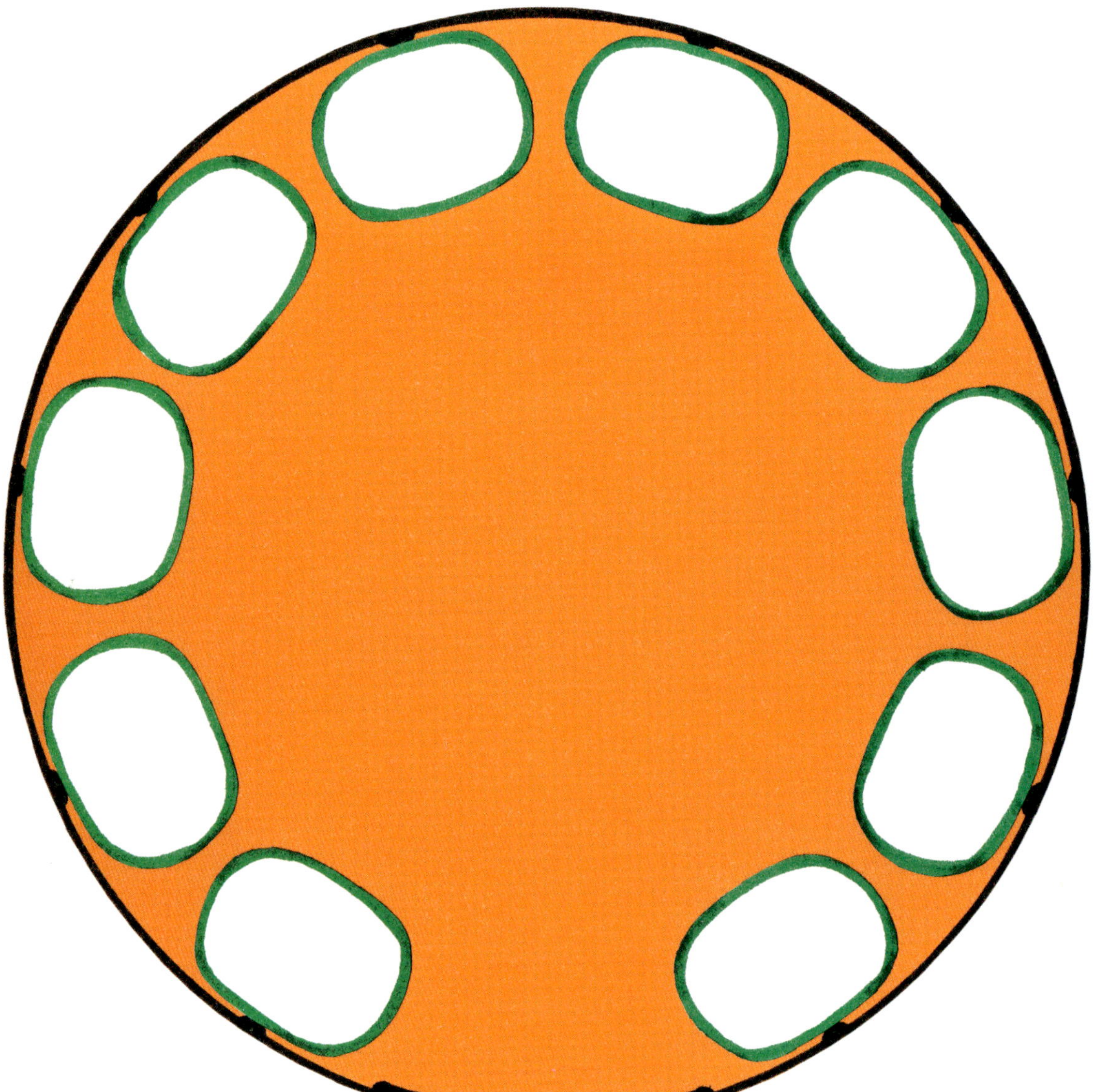

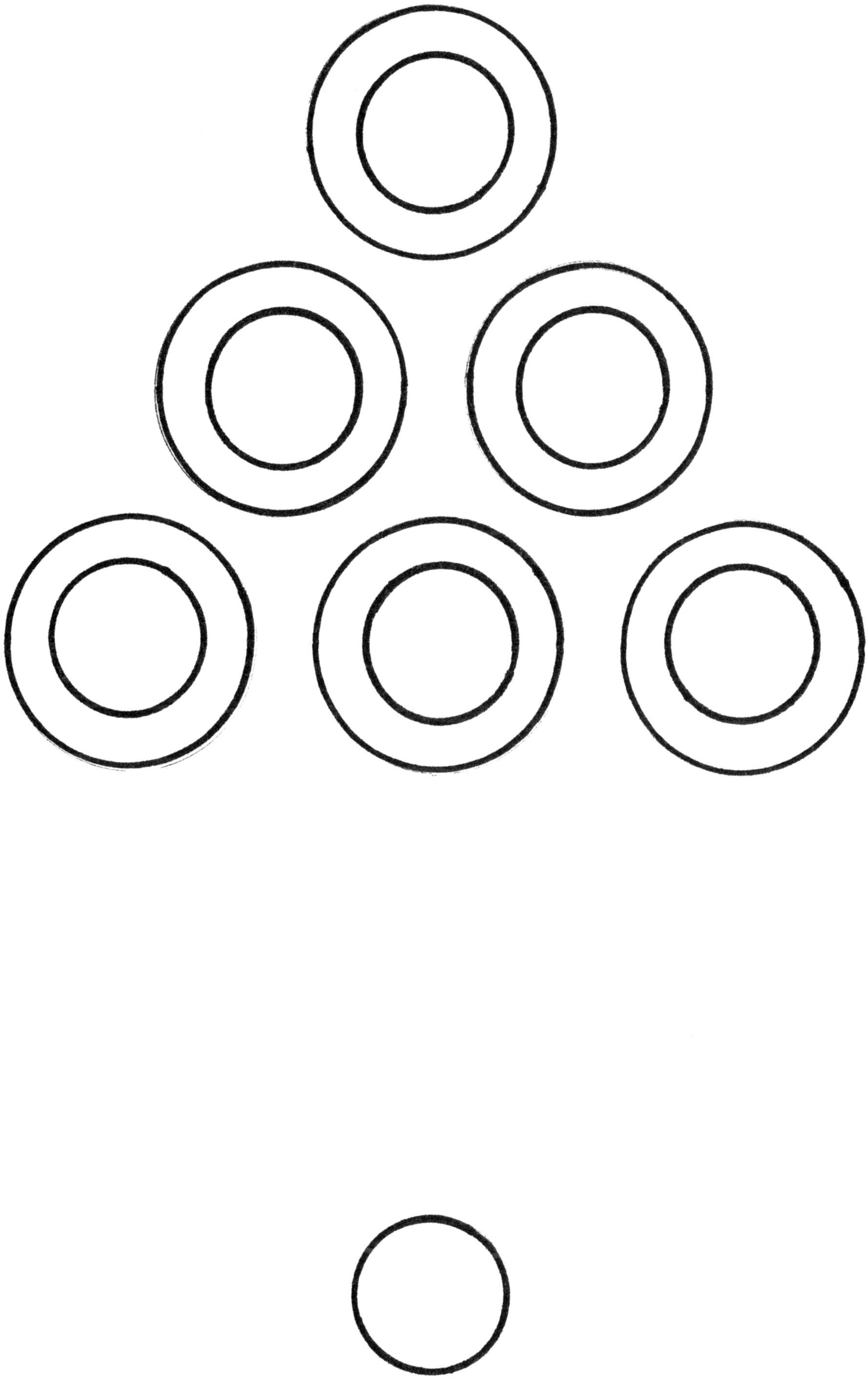

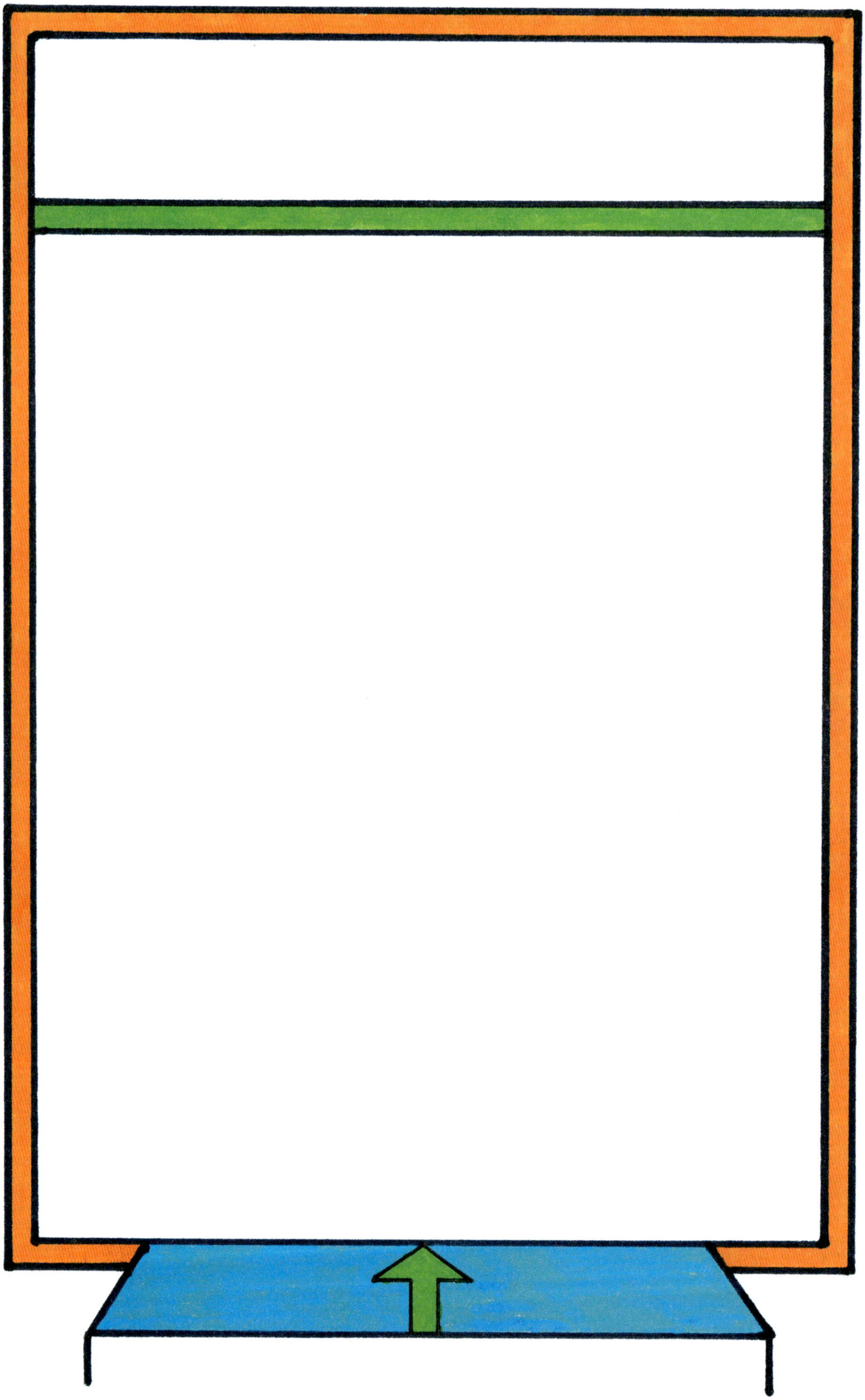

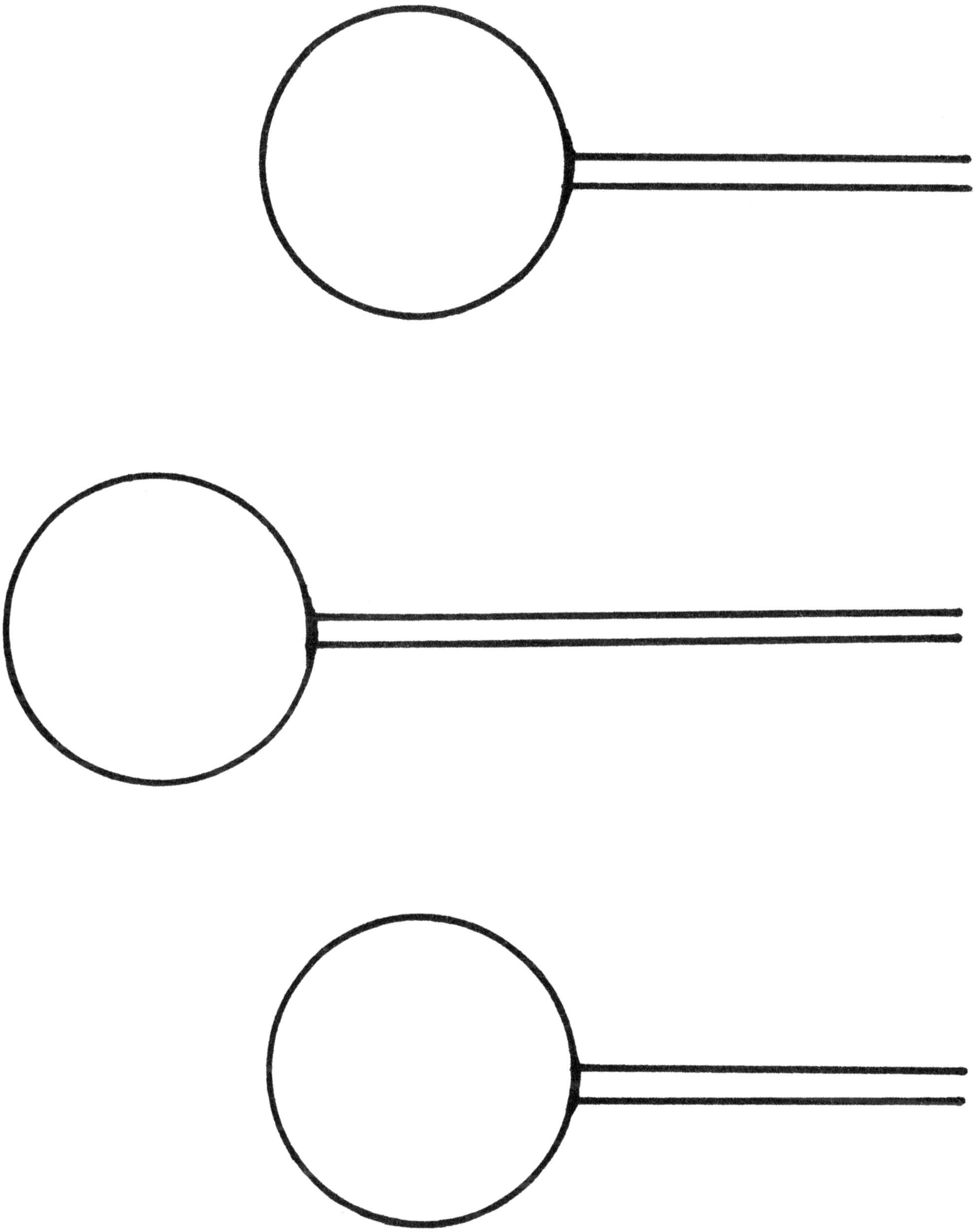

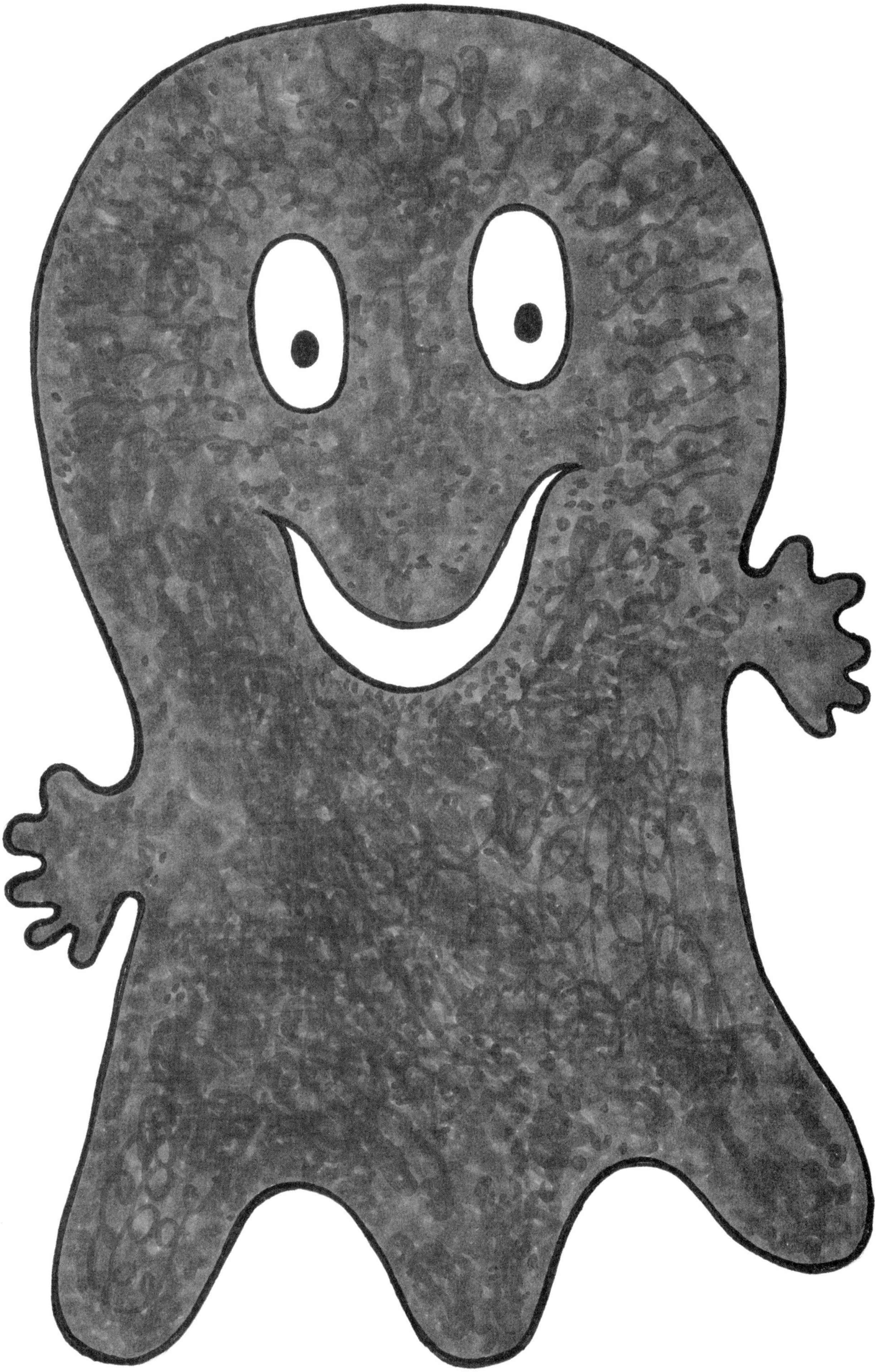

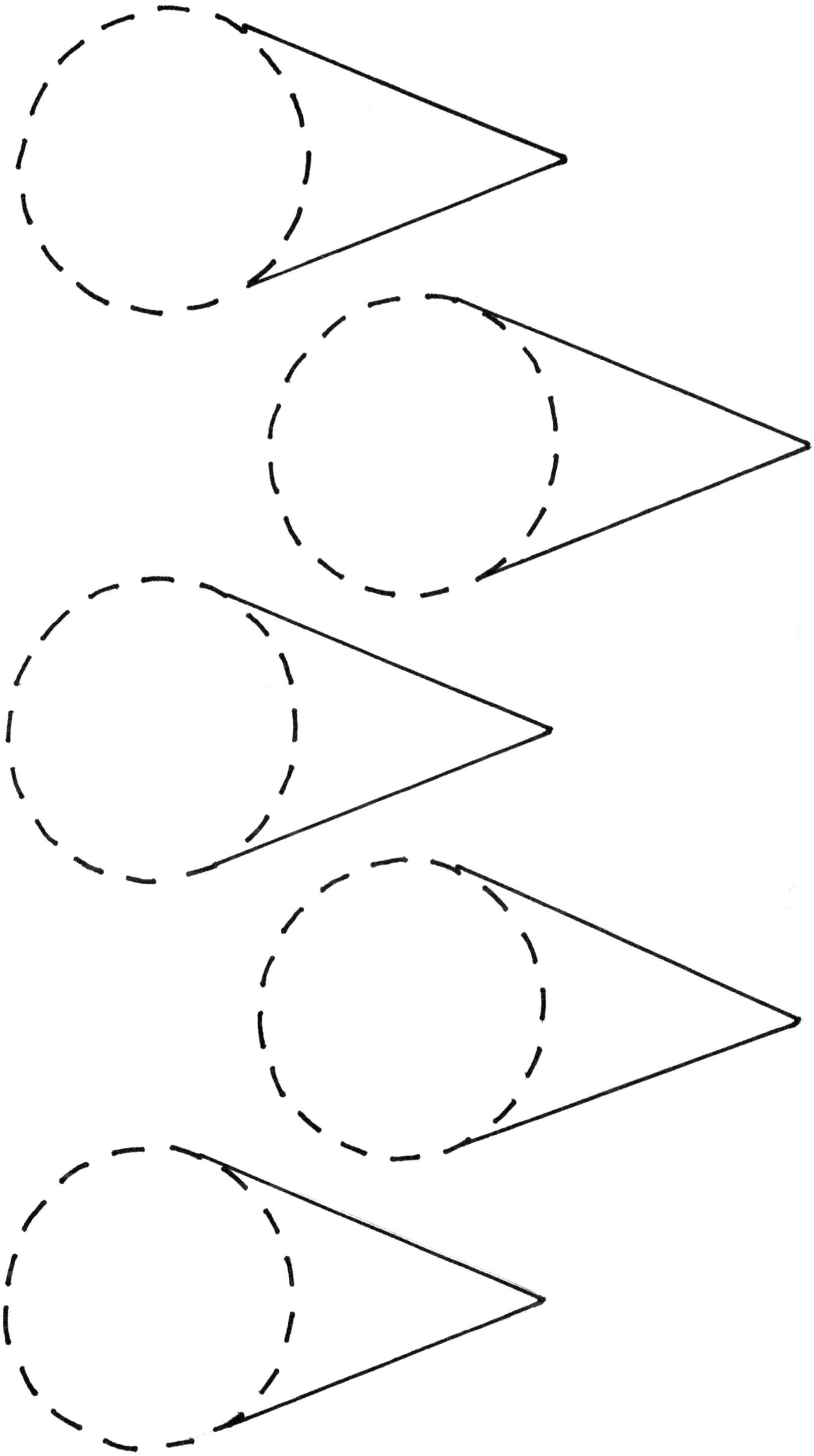

Spielkarten „Auf dem Rummel“

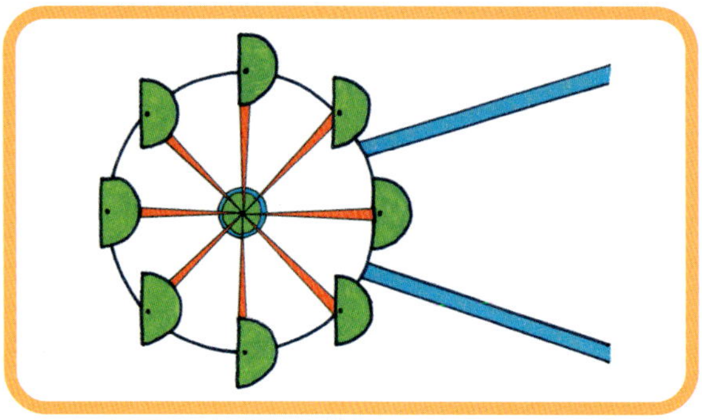

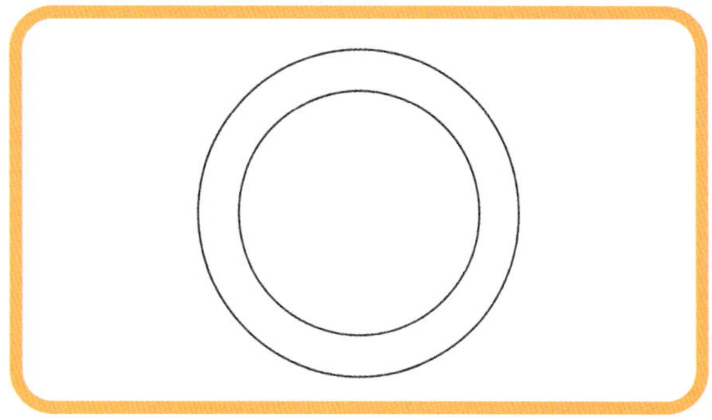

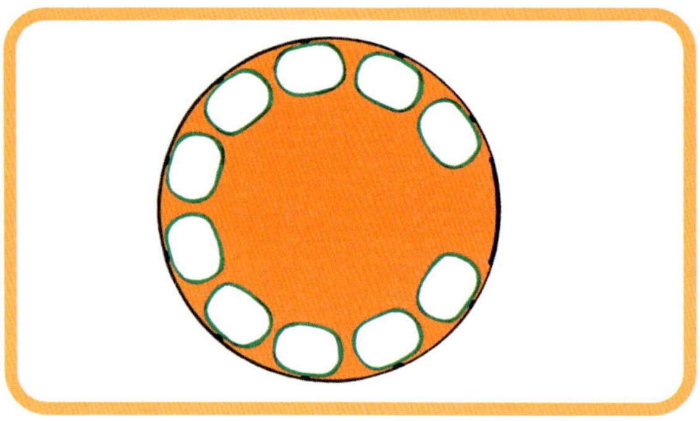

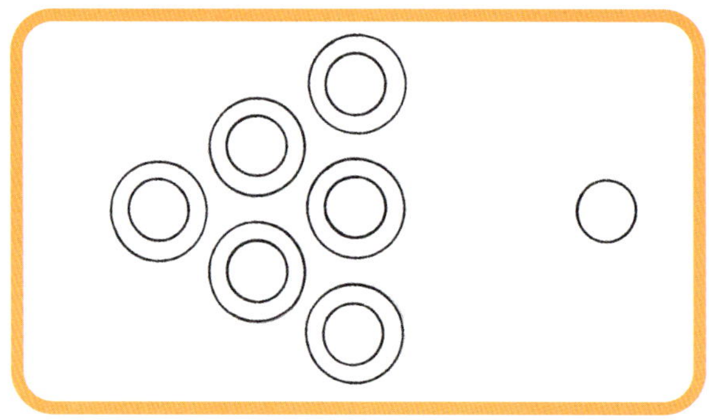

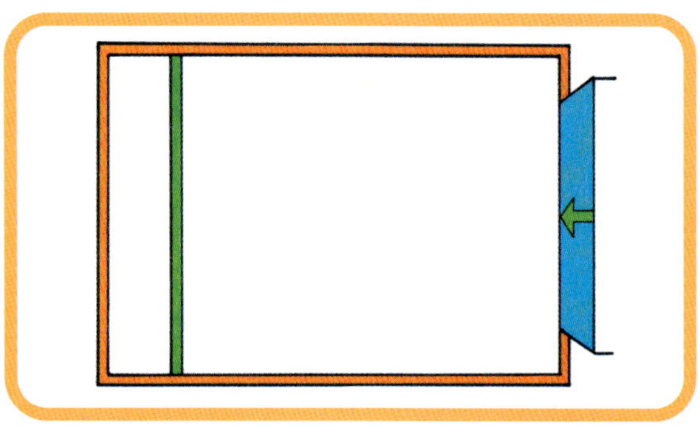

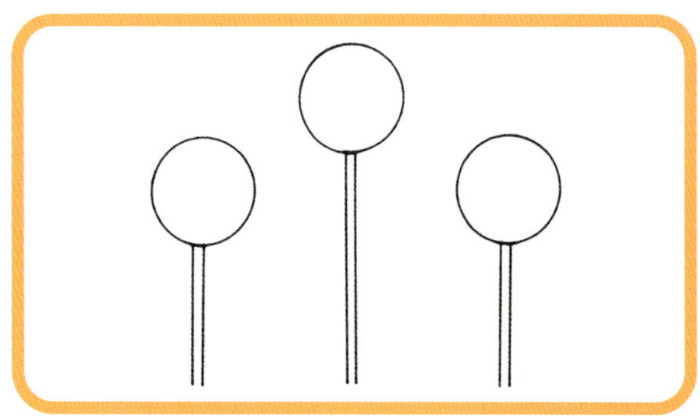

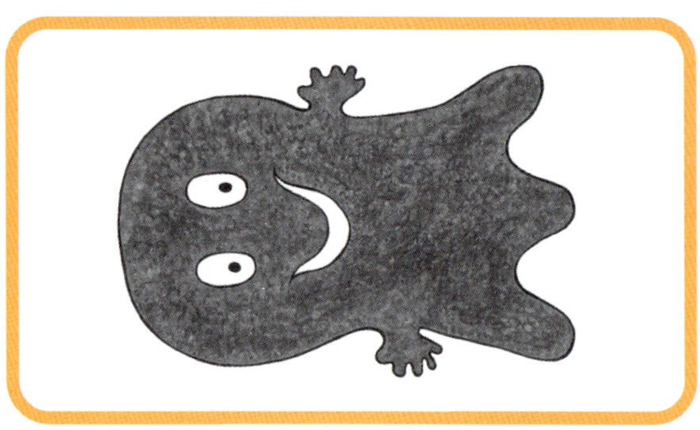

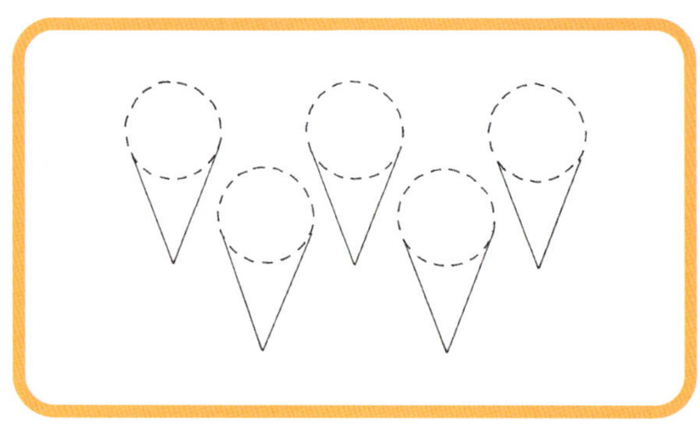

5.4.2 Auf dem Bauernhof

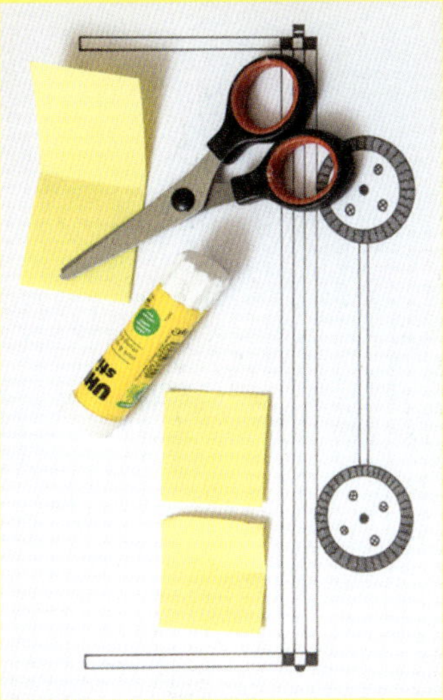

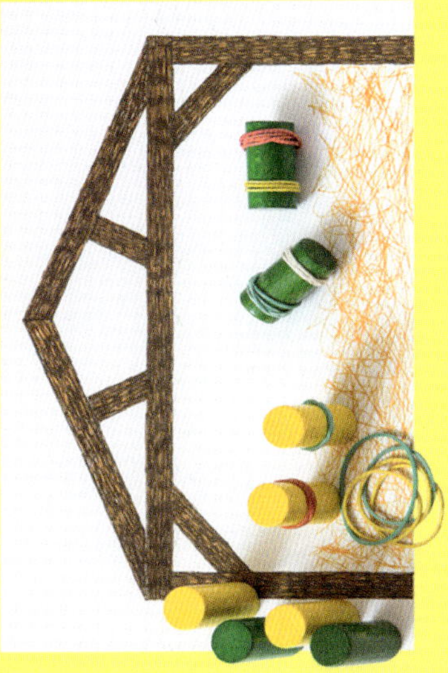

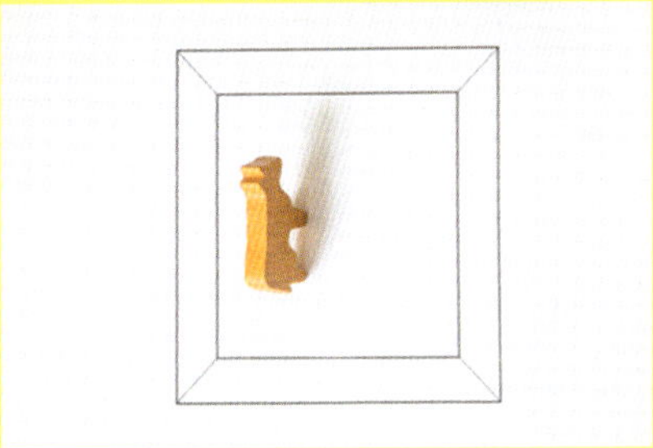

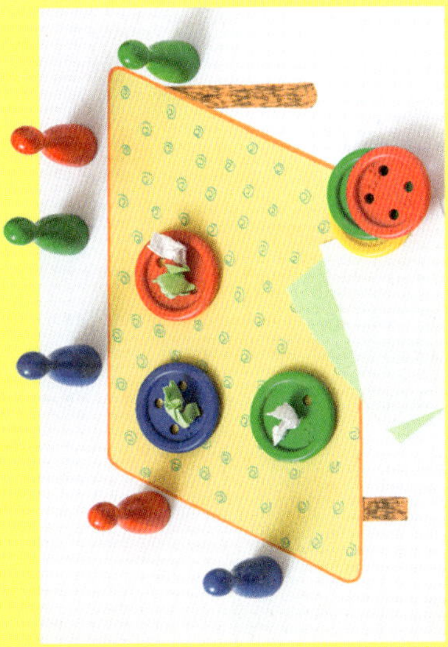

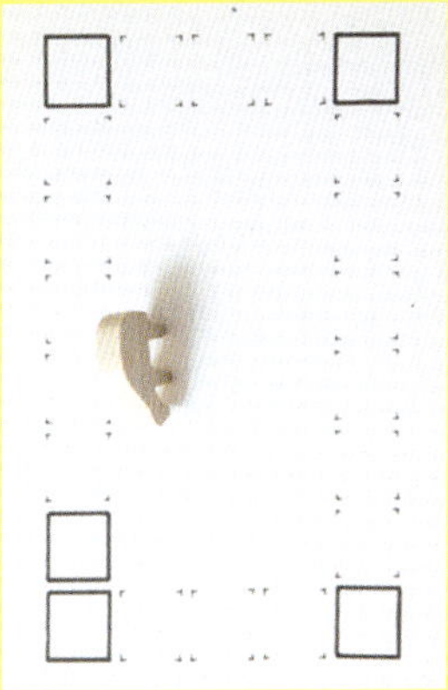

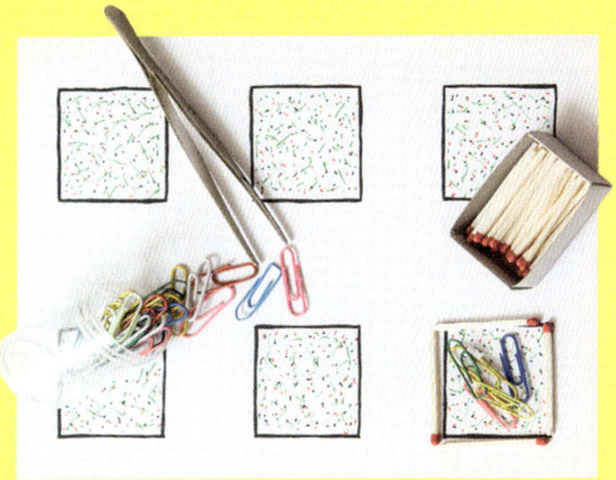

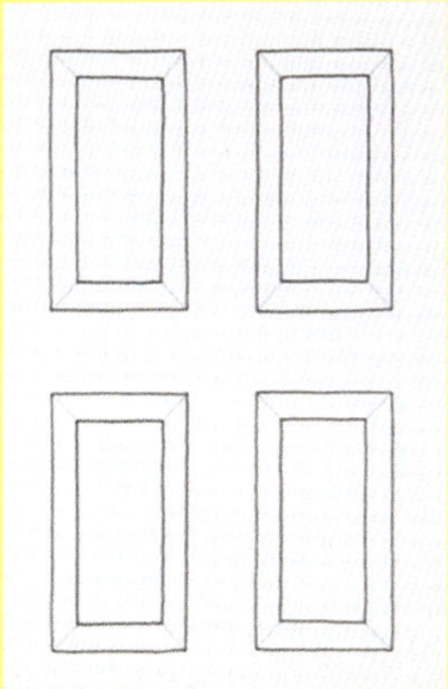

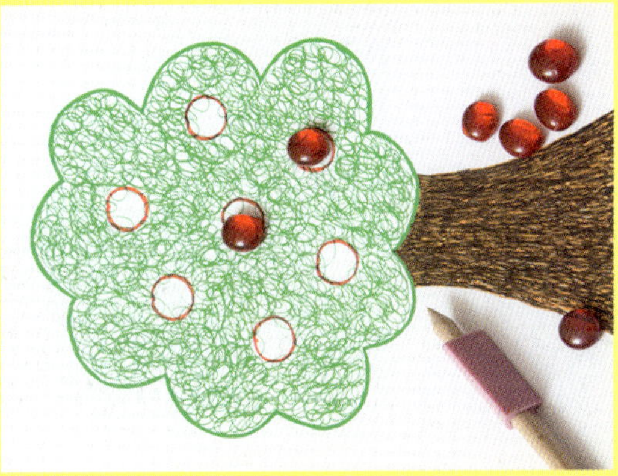

Thema Grafomotorik: Viereck

Material aus der FeinMoKi:
6 Spielfiguren
6 Knöpfe
Quadratische Notizzettel
Spieltiere (Kuh / Schaf)
Klebestift
Schere
8 Holzzylinder
Haushaltsgummiringe
7 Glasnuggets
1 Schiebestab
1 Pinzette
Büroklammern
Streichhölzer

Spielpläne:
Esstisch für das Frühstück
Scheune für die Strohballen
Apfelbaum
Tröge zur Tierfütterung

Übungsblätter:
Großes Quadrat Doppellinie – Weidezaun für die Kühe
Wagen für die Heuernte – Quadrate schneiden
Kleine Rechtecke Doppellinie – Apfelkisten
Kleine Quadrate – Zaun für die Schafe

Spielkarten für die 8 Stationen

Beschreibung der Stationen:

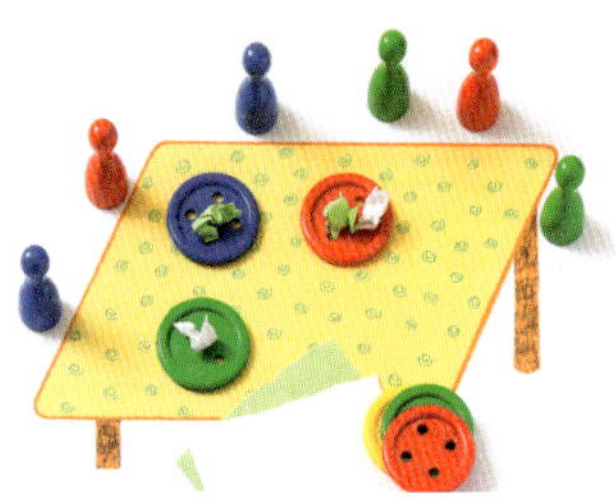

***SP** Frühstück auf dem Bauernhof*
Das Kind legt Knöpfe (Teller) auf den Tisch. Zuvor dreht es die Knöpfe mehrfach zwischen den Fingern seiner dominanten Hand um, um zu sehen „ob die Teller sauber sind". Es reißt Streifen von einem Notizzettel ab, knüllt diese zusammen und legt die „Knubbel" auf die Teller. Es sammelt mehrere Spielfiguren in eine Hand und stellt sie ohne Hilfe der anderen Hand um den Tisch auf (Bauernfamilie).

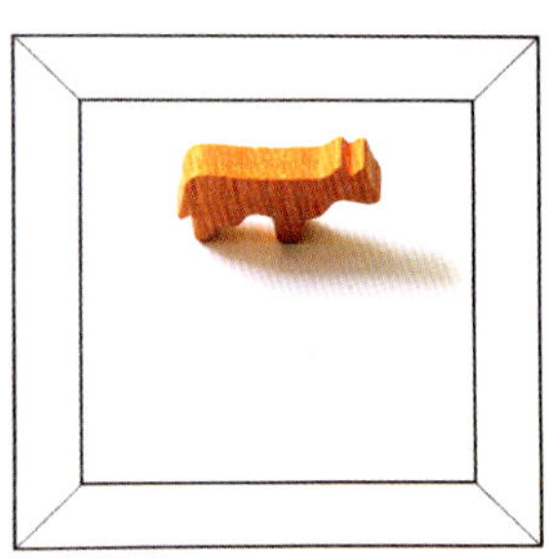

***ÜB** Weidezaun für die Kühe*
Das Kind spurt das Quadrat zwischen der Doppellinie in verschiedenen Farben nach. An den grauen Linien in den Ecken soll es abbremsen und den Richtungswechsel bewusst ausführen.
Zusätzlich kann es das innere Quadrat „als Gras" grün anmalen und das große Quadrat ausschneiden.

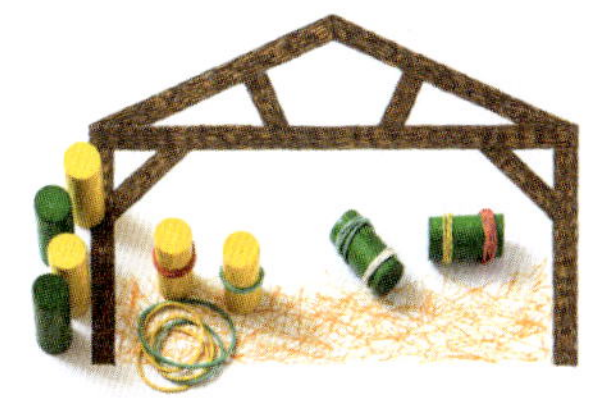

SP *Strohballen werden in die Scheune gebracht*

Das Kind umwickelt Holzzylinder an beiden Enden mit je einem Gummiring (Stroh wird zu Ballen zusammengebunden), legt sie vor die Scheune und rollt sie mit den Fingern hinein.

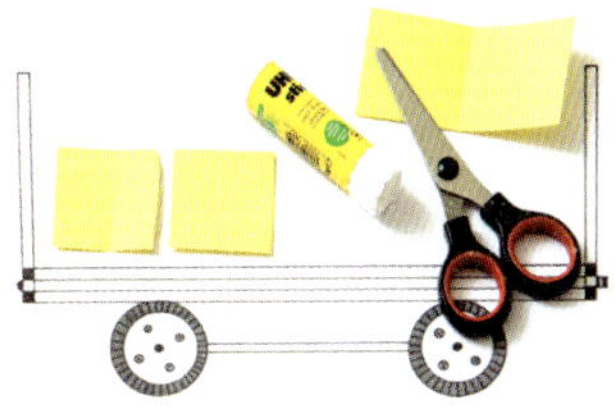

ÜB *Heuernte*

Das Kind faltet je einen quadratischen Notizzettel 2 x zusammen, sodass auf dem Papier ein gerades Kreuz entsteht. Es schneidet auf den Faltlinien entlang, sodass 4 Quadrate entstehen. Diese klebt es als „Heuballen" auf den Wagen, umfährt sie mit einem grünen Buntstift und bemalt sie mit kleinen grünen Strichen in verschiedene Richtungen.

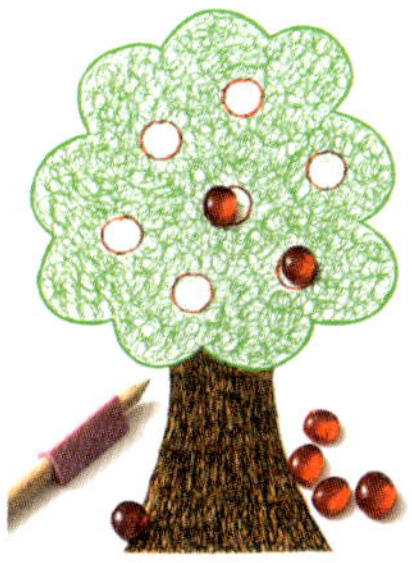

SP *Die Äpfel werden reif*

Das Kind schiebt Glasnuggets (Äpfel), die neben dem Stamm liegen, mit dem Schiebestab auf die Kreise in der Krone des Apfelbaums.
Variation: Das Kind sammelt einige der „Äpfel" in seine dominante Hand und legt sie ohne Hilfe der anderen Hand einzeln auf die Kreise.

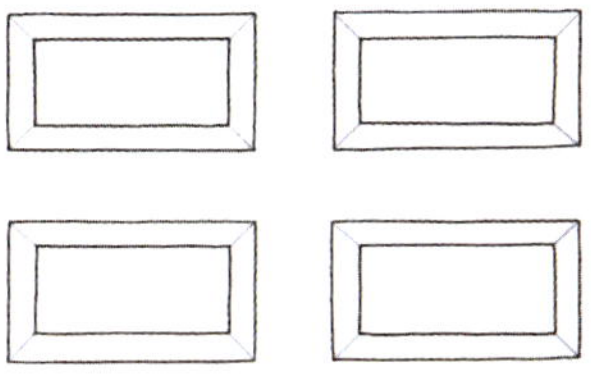

ÜB *Apfelernte*

Das Kind spurt die Rechtecke (Apfelkisten) zwischen der Doppellinie mit verschiedenen Farben oder Bleistift nach. An den grauen Linien in den Ecken soll es abbremsen und den Richtungswechsel bewusst ausführen.
Danach sammelt es die „Äpfel" vom Apfelbaum ohne Hilfe der anderen Hand in die dominante Hand ein und legt sie einzeln im Zangengriff in die Kisten ab.

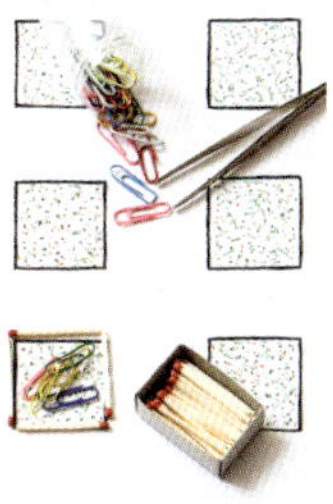

SP *Die Tiere bekommen Futter in die Tröge*

Das Kind legt aus je 4 Streichhölzern einen Trog nach und legt mit der Pinzette mehrere Büroklammern „als Futter" in den Trog.
Variation: Das Kind sammelt einige der Büroklammern in seine dominante Hand und legt sie ohne Hilfe der anderen Hand einzeln auf die Tröge.

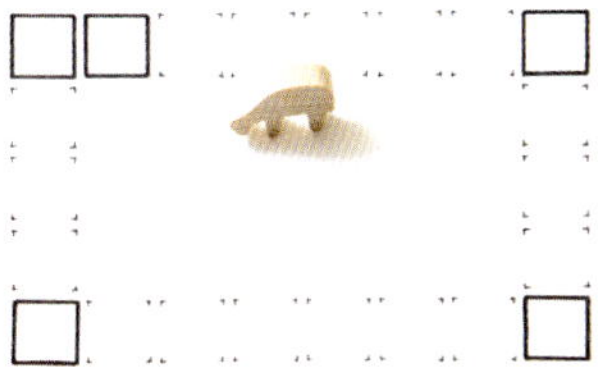

ÜB *Die Schafe brauchen einen Zaun*

Das Kind verbindet mit verschiedenen Farbstiften oder Bleistift je 4 Punkte zu einem Quadrat (einzelne Zaunelemente) und malt dieses an.

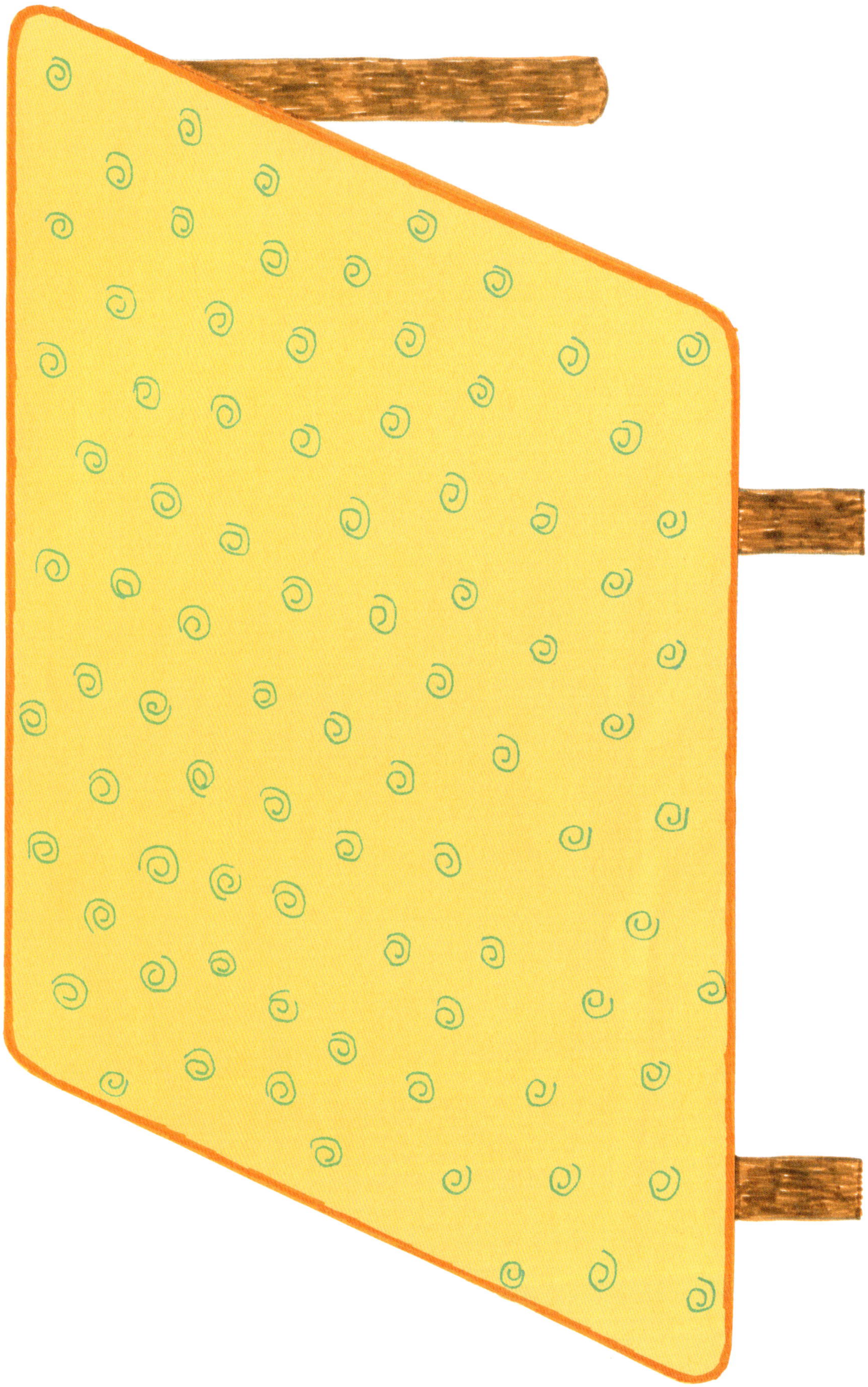

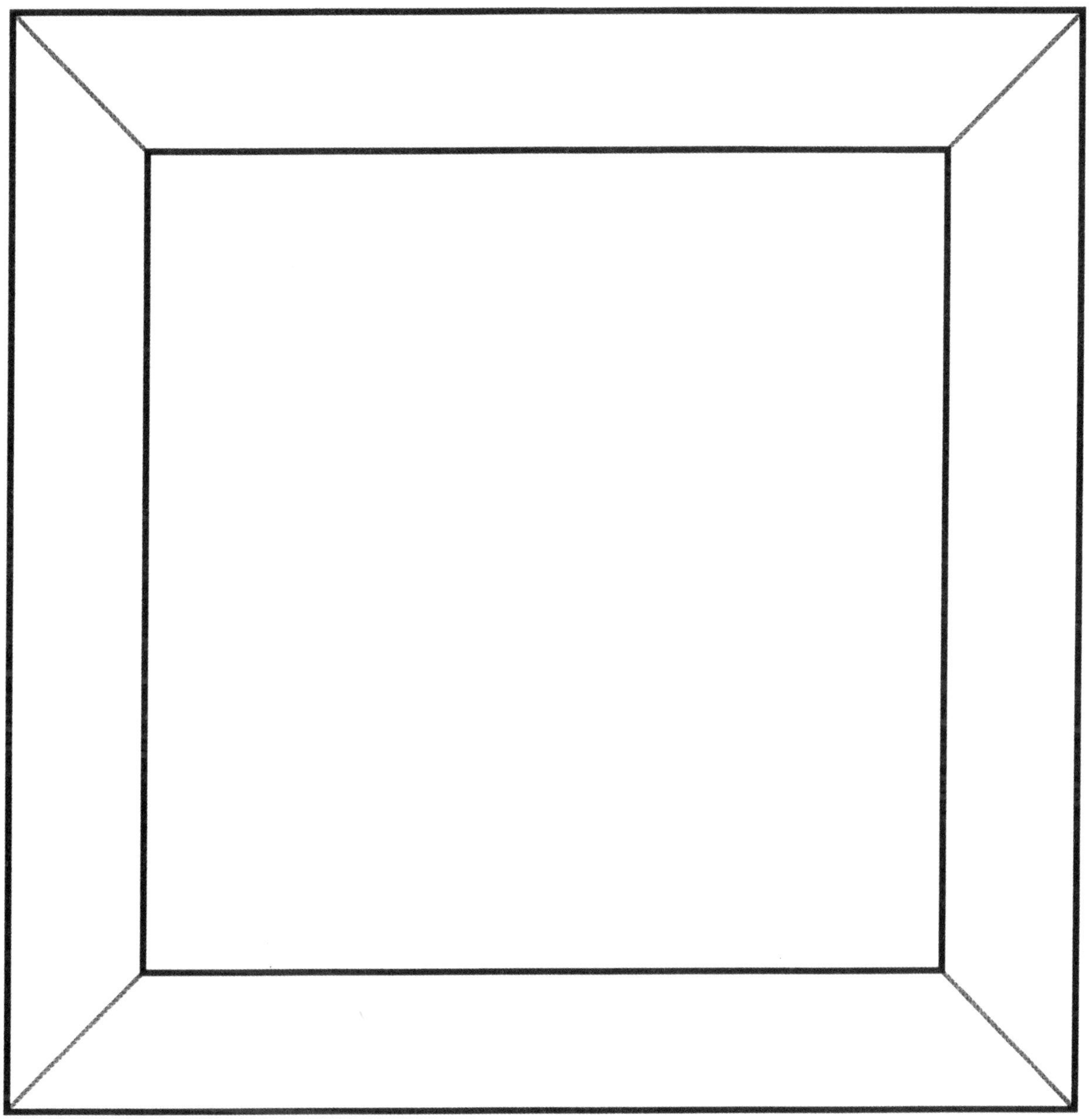

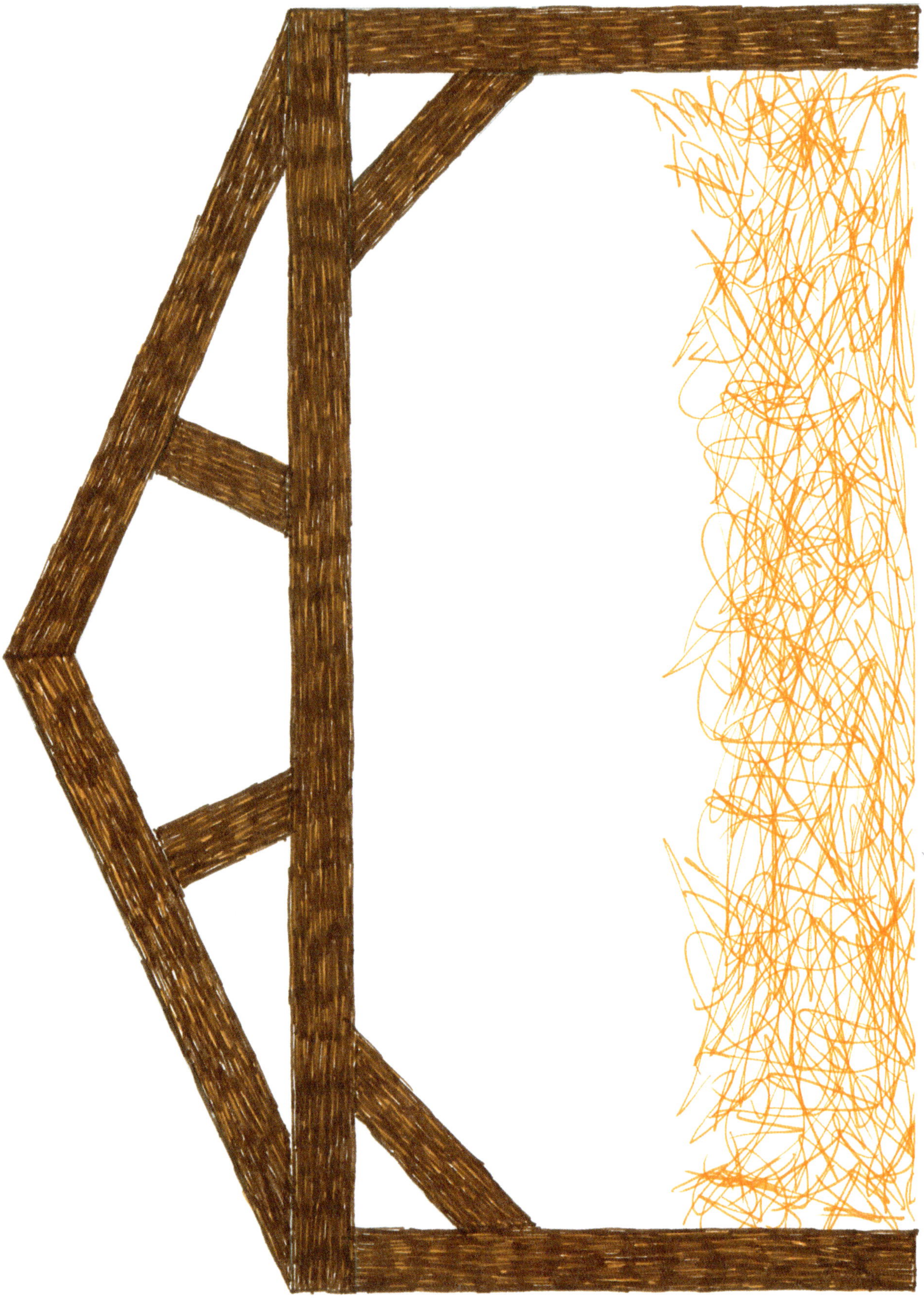

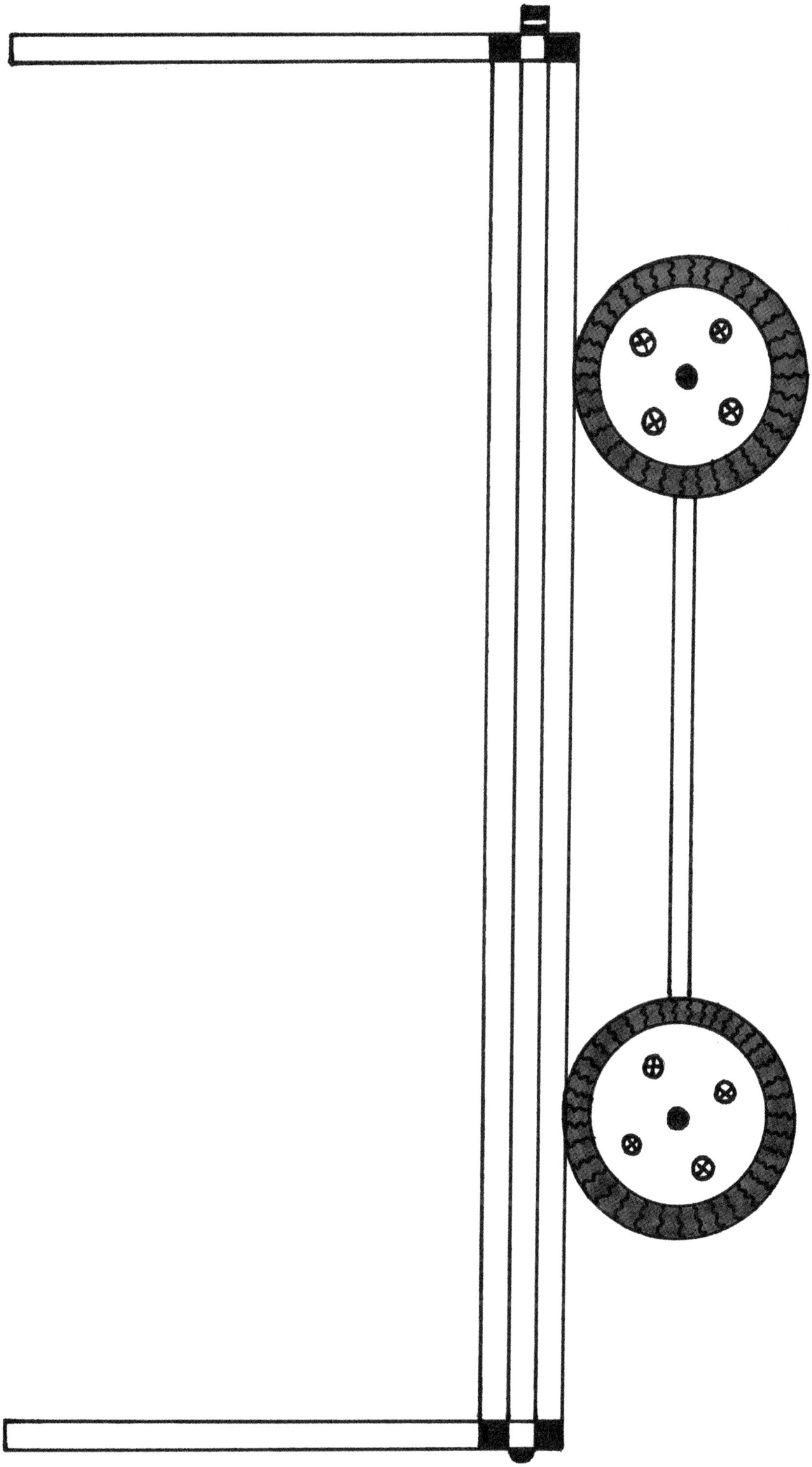

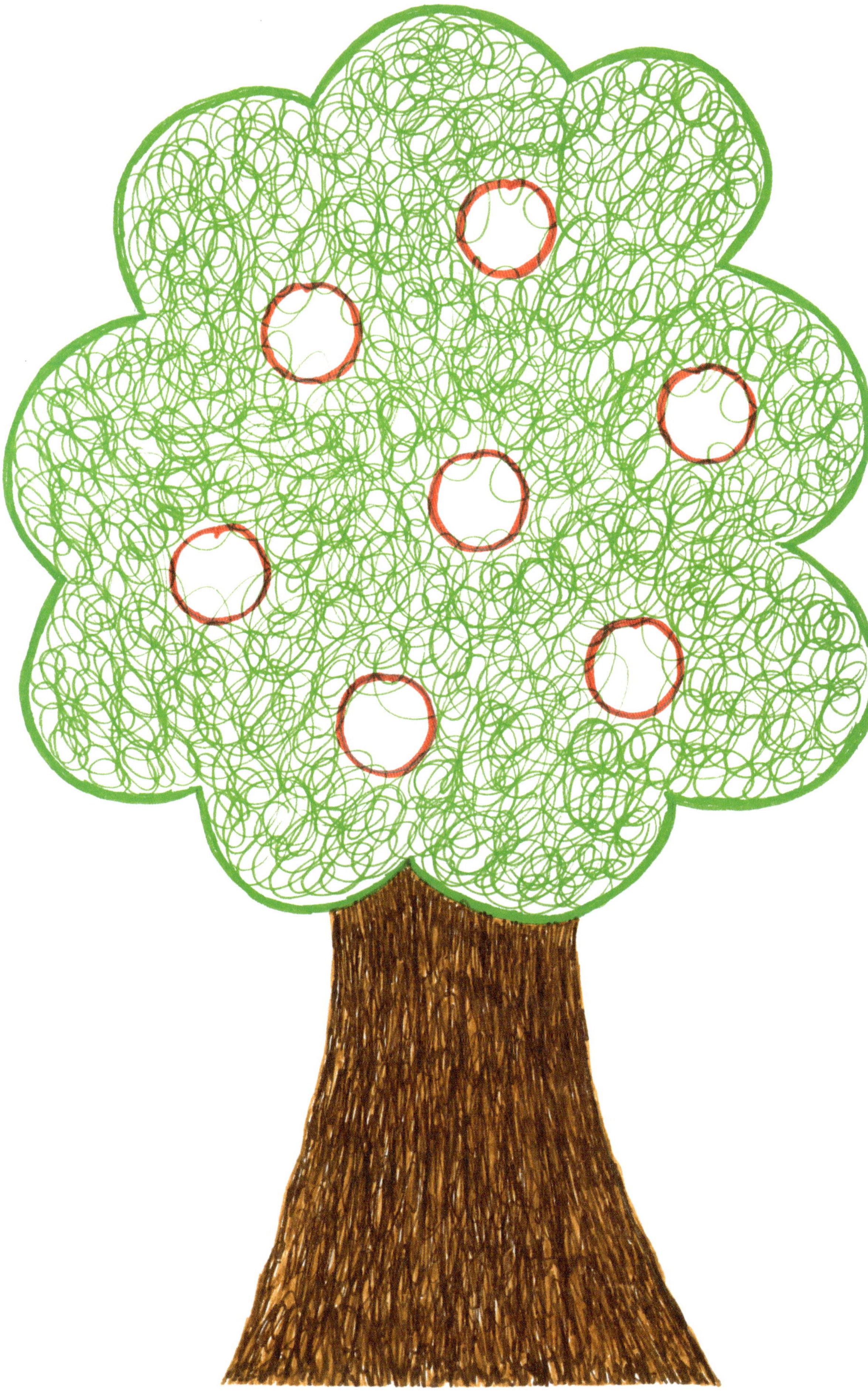

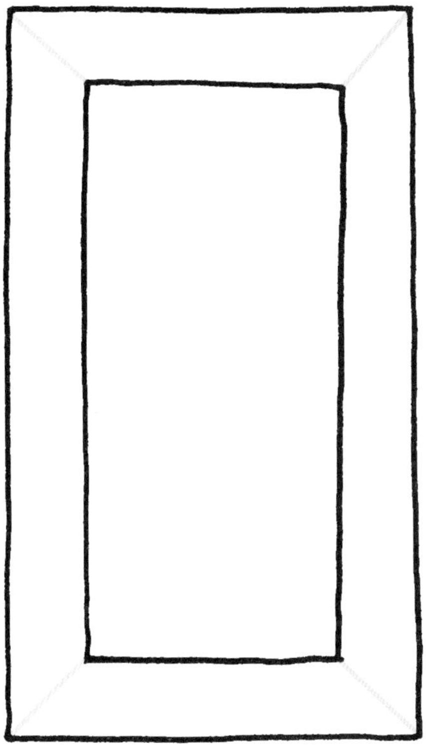

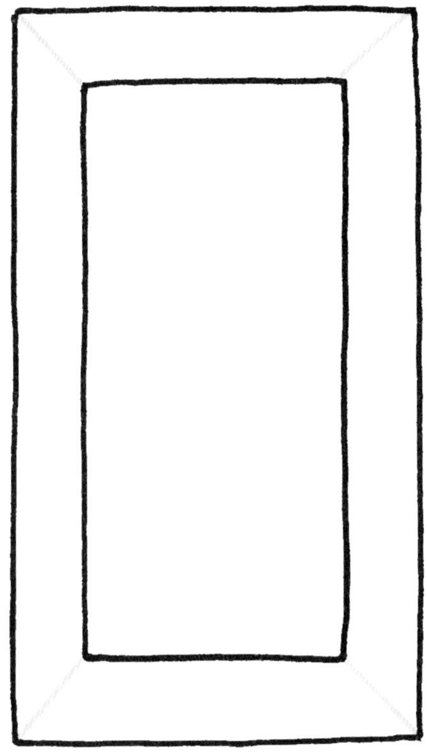

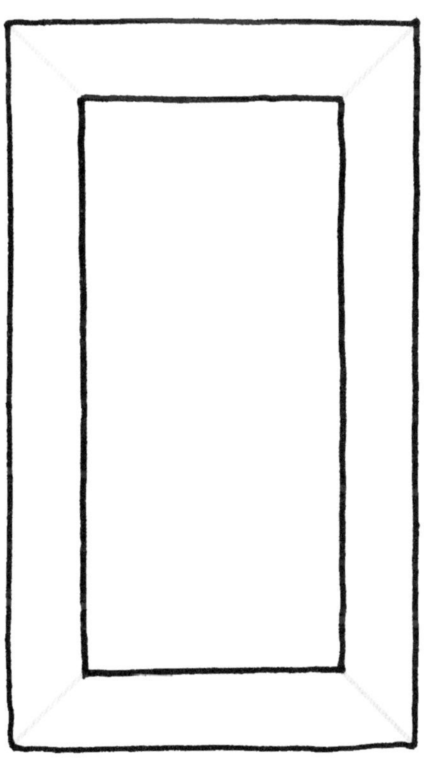

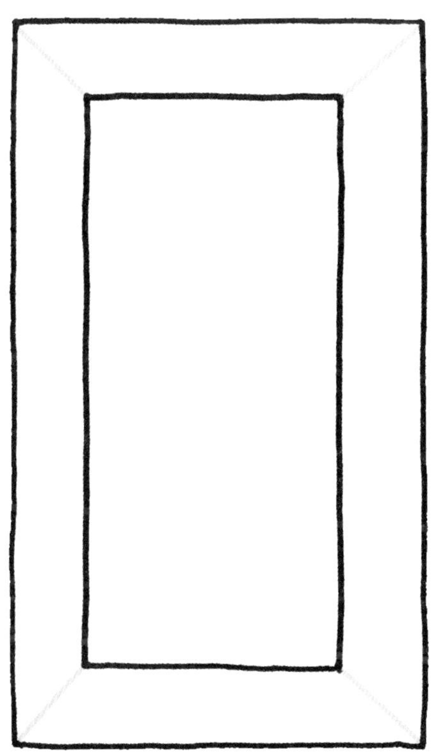

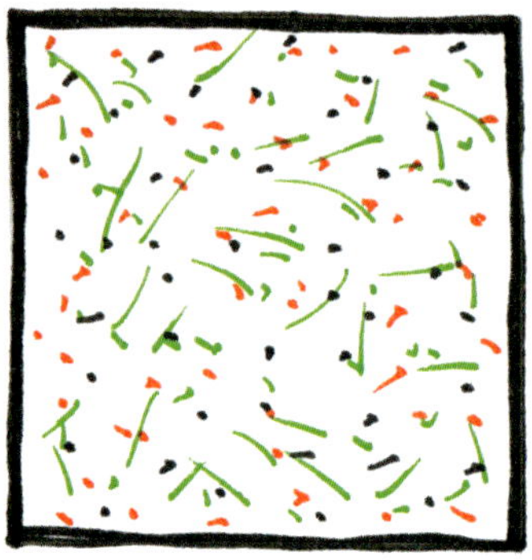

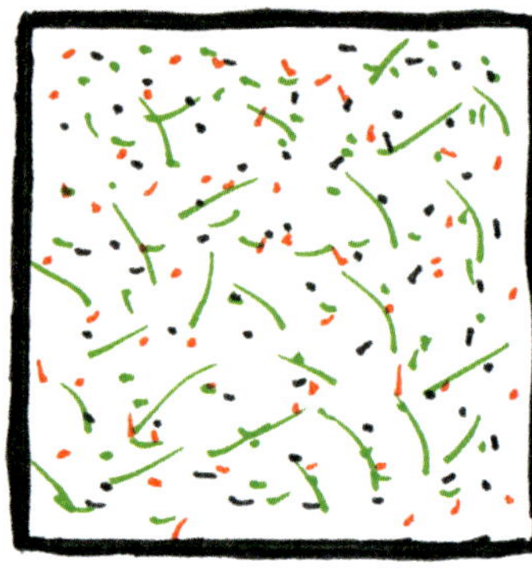

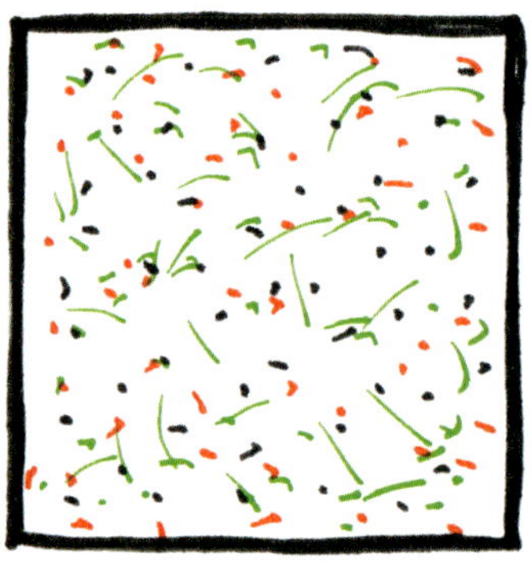

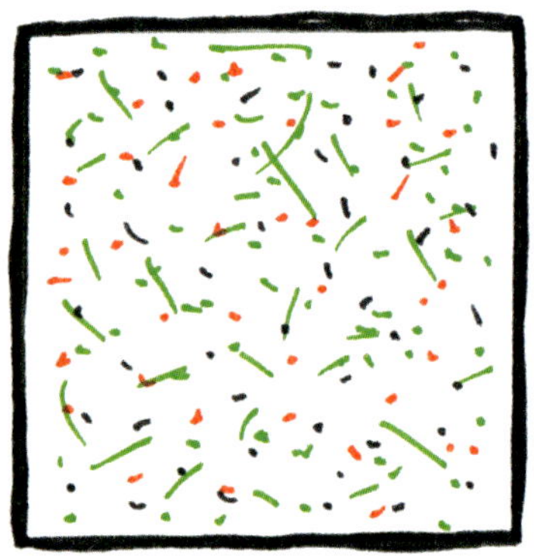

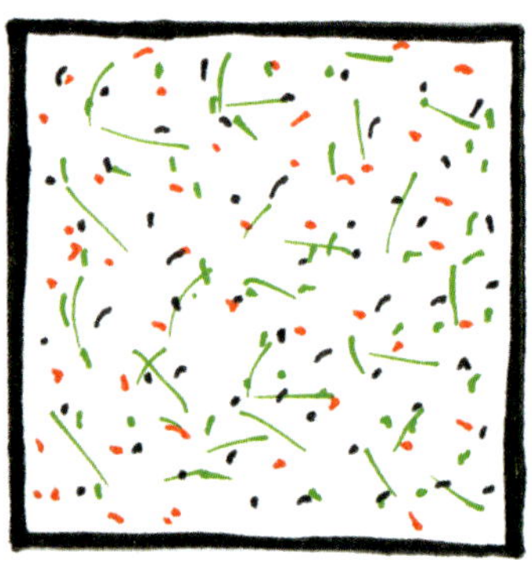

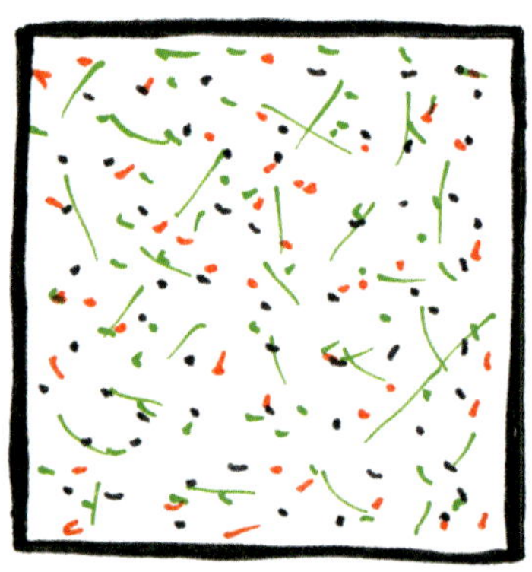

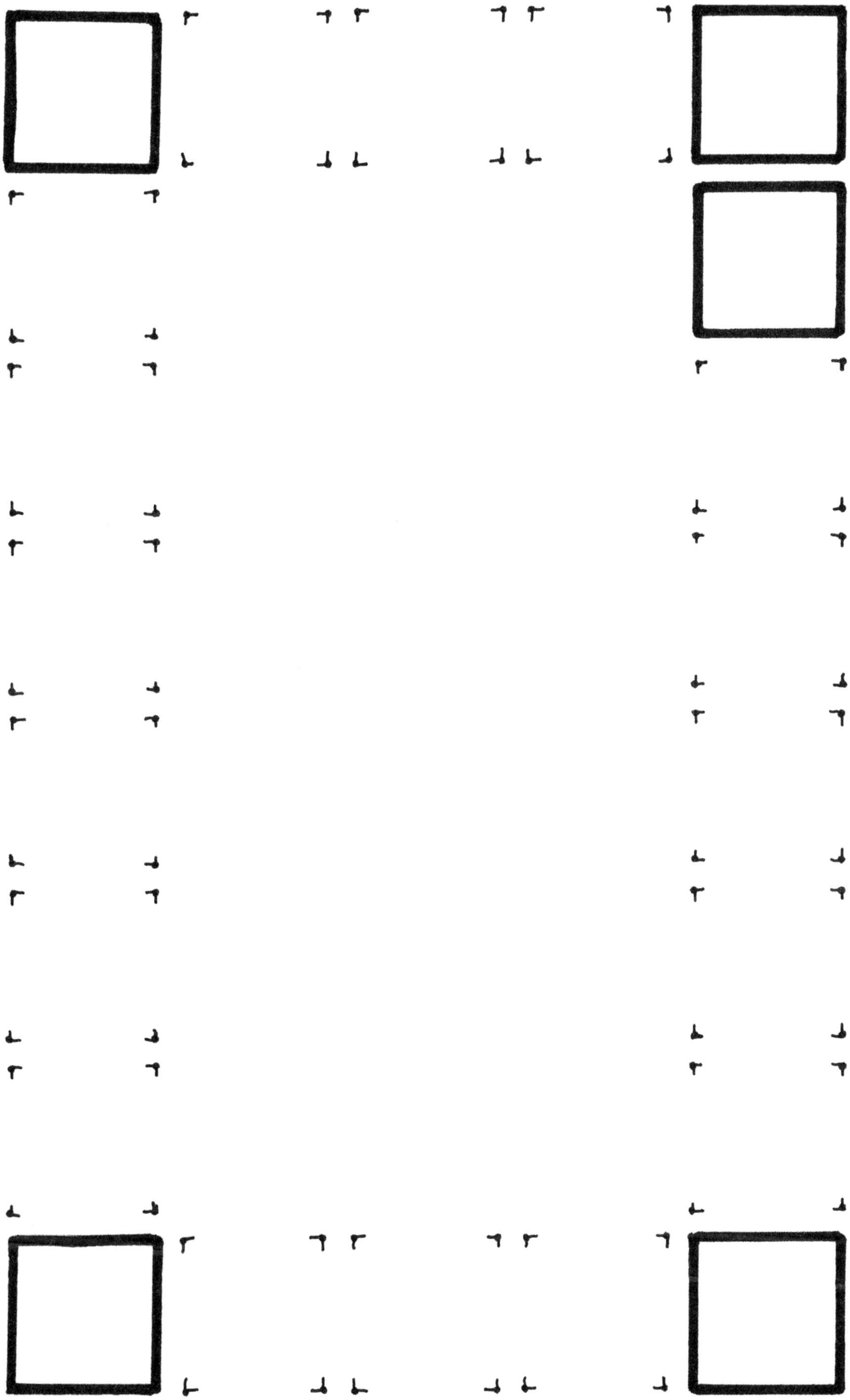

Spielkarten „Auf dem Bauernhof“

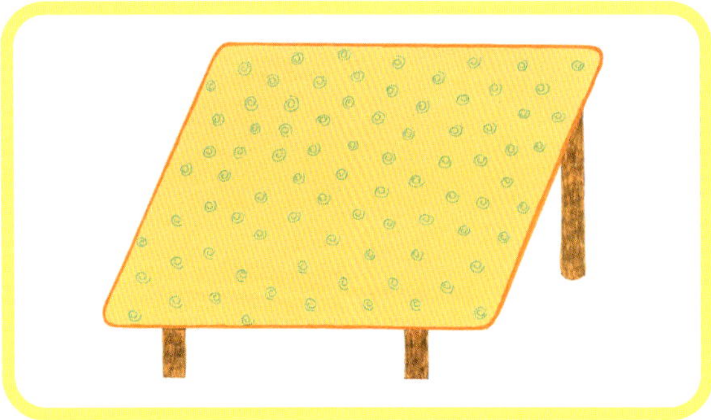

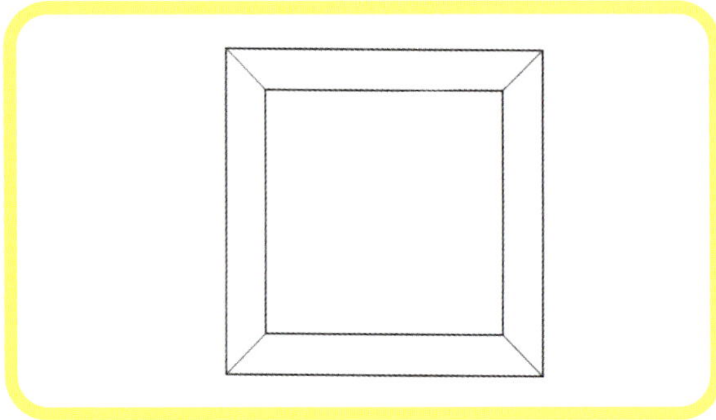

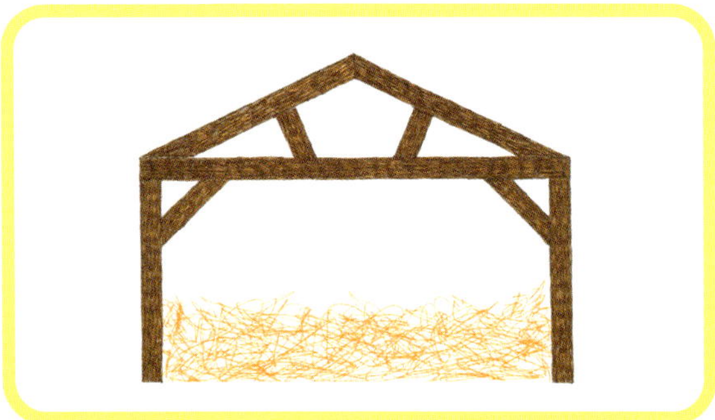

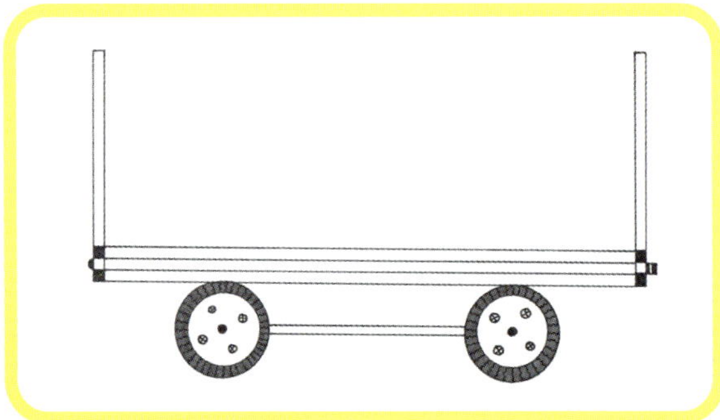

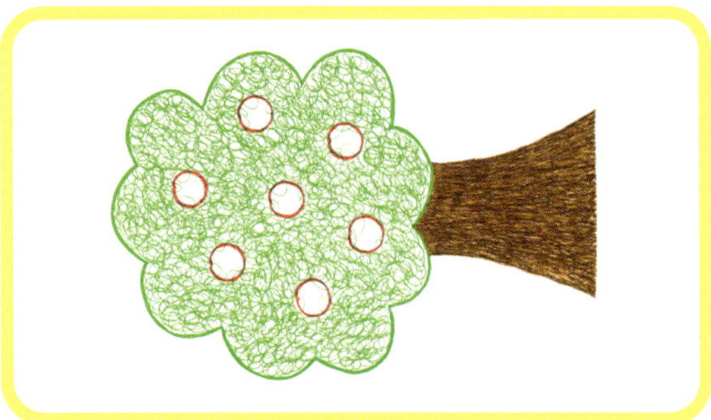

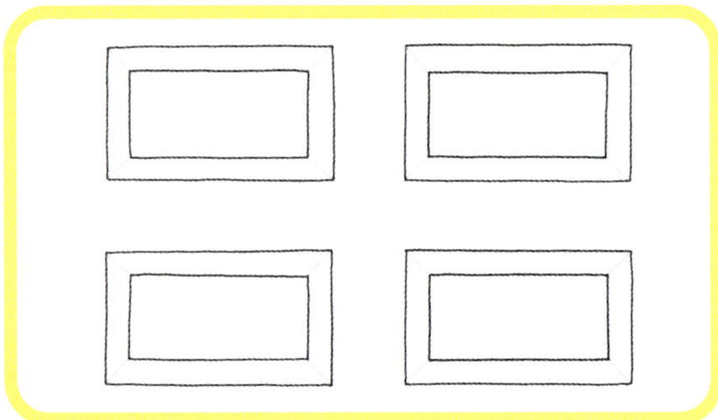

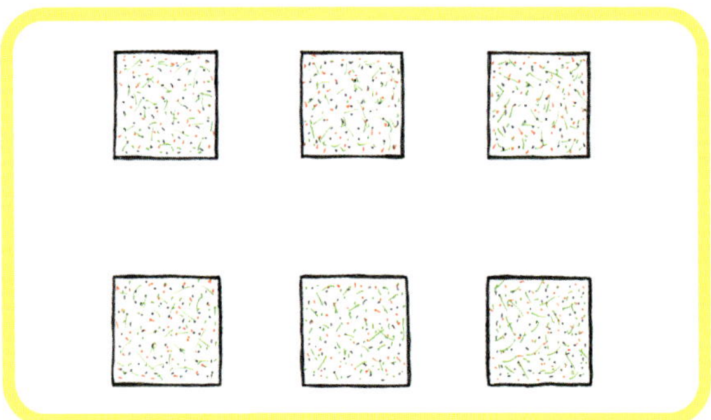

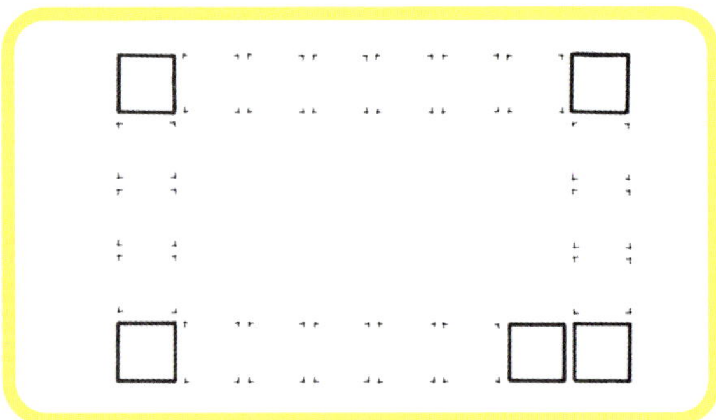

5.4.3 Auf dem Zeltplatz

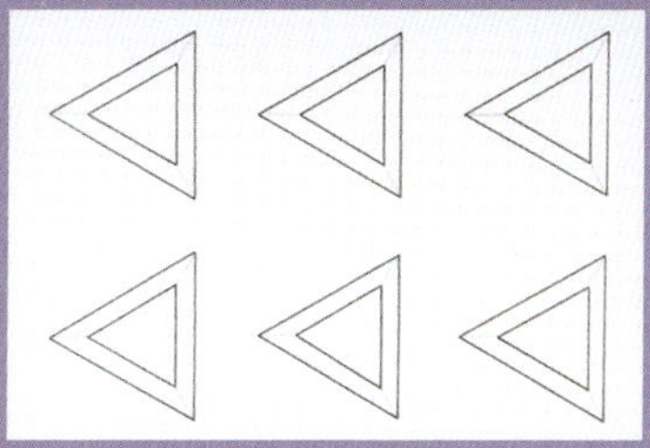

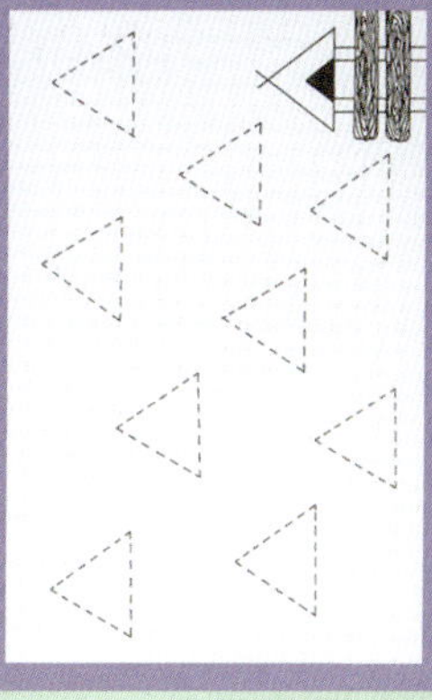

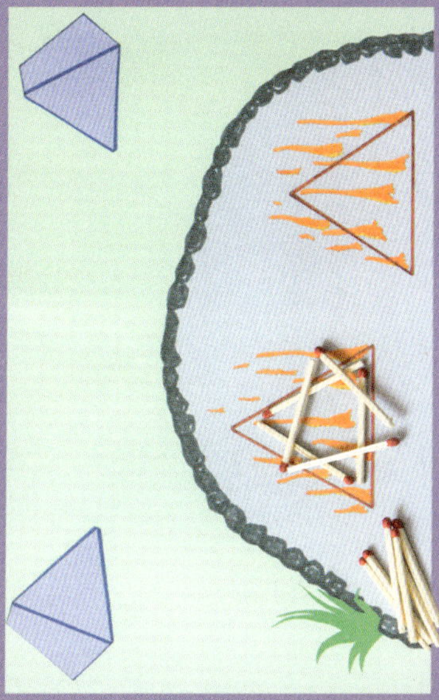

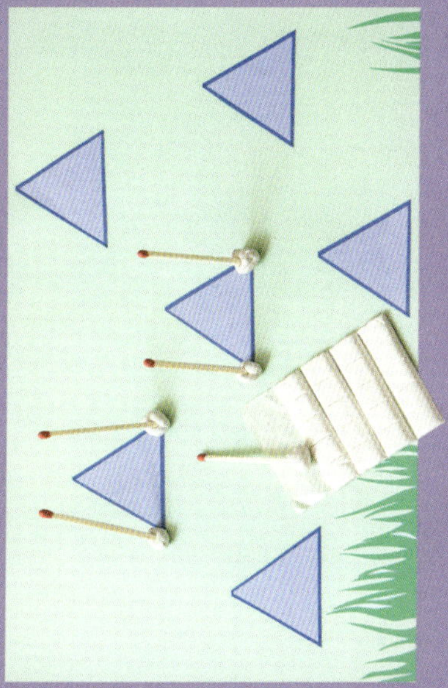

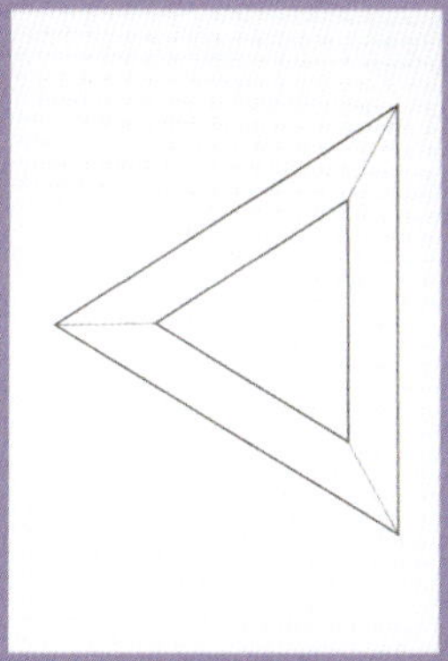

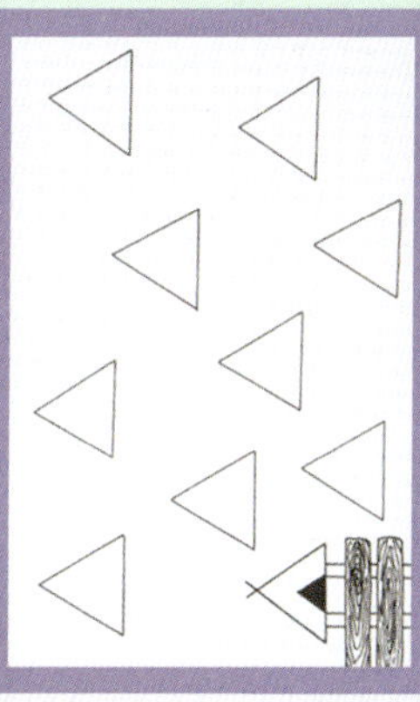

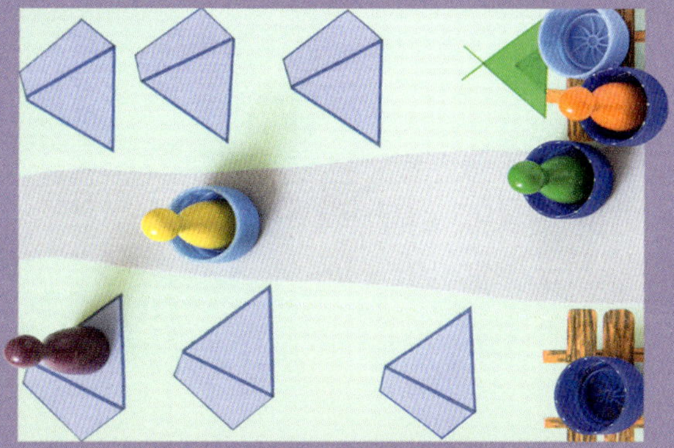

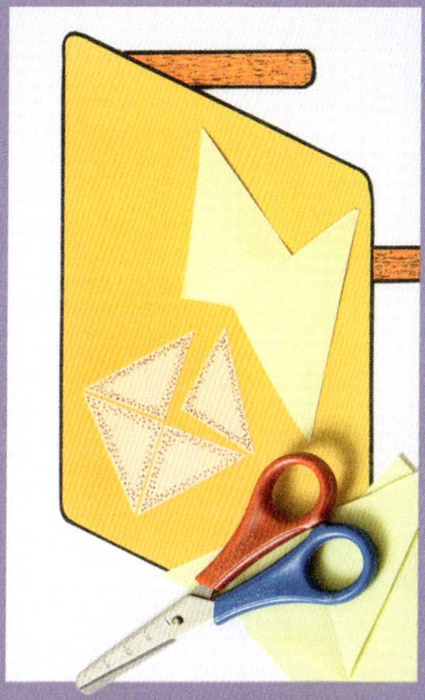

Thema Grafomotorik: Dreieck

Material aus der FeinMoKi:
6 Flaschenschraubdeckel
6 Spielfiguren
Streichhölzer
Quadratische Notizzettel
1 Schere
„Patafix“ (zähe Knete zur Befestigung von Bildern / Plakaten an Wänden)

Spielpläne:
Anreise der Urlauber
Grillplatz
Tisch für Toastbrote
Zelte

Übungsblätter:
Großes Dreieck Doppellinie – Hinweisschild
Kleine Dreiecke Doppellinie – Urlauber stellen Zelte auf
Kleine Dreiecke durchgezogene Linie – Spaziergang durch den Zeltplatz
Kleine Dreiecke unterbrochene Linie – die Zelte werden imprägniert

Spielkarten für die 8 Stationen

Beschreibung der Stationen:

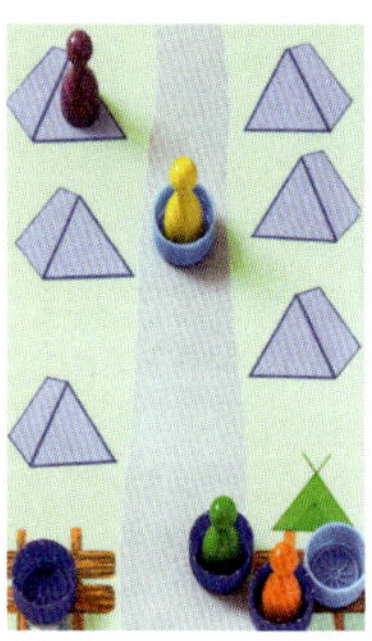

***SP** Anreise der Urlauber*
Das Kind stellt je eine Spielfigur in einen Flaschenschraubdeckel und bewegt diesen über den Weg, indem es ihn mit den Fingern fortlaufend dreht, bis es neben einem Zelt ankommt. Dort stellt es die Spielfigur auf das Zelt, „fährt“ anschließend mit dem Flaschenschraubdeckel zurück und „parkt“ außerhalb des Zeltplatzes.

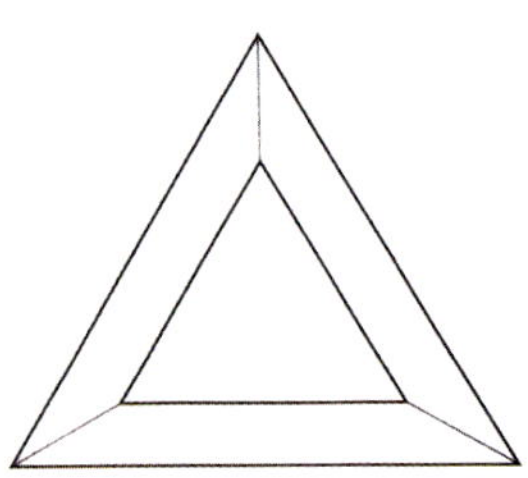

***ÜB** Das Hinweisschild wird neu gestrichen*
Das Kind spurt das Dreieck zwischen der Doppellinie in verschiedenen Farben nach. An den grauen Linien in den Ecken soll es abbremsen und den Richtungswechsel bewusst ausführen.
Zum Schluss kann es das innere Dreieck anmalen und das große Dreieck ausschneiden.

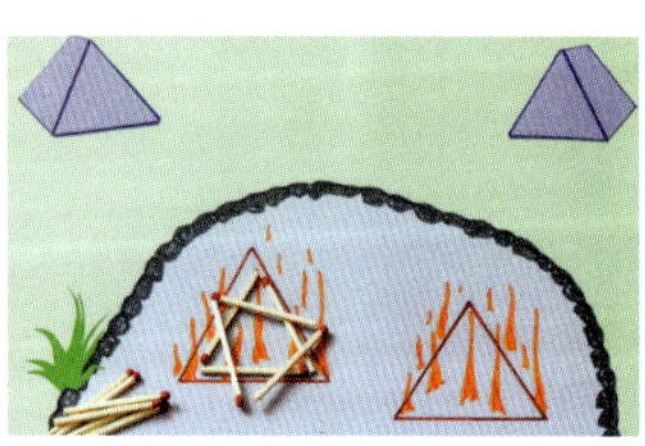

***SP** Am Grillplatz*
Das Kind legt aus Streichhölzern Dreiecke auf die vorgegebenen Dreiecke im Feuer und schichtet versetzt darüber weitere Dreiecke (Holzscheite).

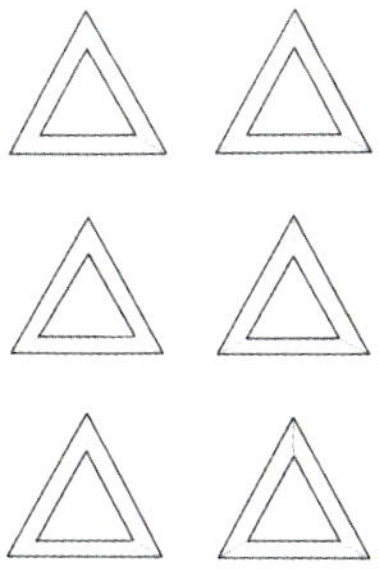

***ÜB** Immer mehr Urlauber stellen ihre Zelte auf*

Das Kind spurt die Dreiecke zwischen der Doppellinie der kleinen Zelte in unterschiedlichen Farben nach. An den grauen Linien in den Ecken soll es abbremsen und den Richtungswechsel bewusst ausführen.
Zusätzlich kann das Kind die inneren Dreiecke anmalen und die äußeren ausschneiden.

***SP** Zum Frühstück gibt es Toastbrote*

Das Kind faltet quadratische Notizzettel 2 x diagonal, sodass auf dem Papier ein schräges Kreuz entsteht. Es schneidet auf den Faltlinien entlang und legt die entstandenen Dreiecke auf den Tisch (durchgeschnittene Toastbrote).
Zusätzlich kann das Kind an den Kanten der Dreiecke mit Stiften Punkte aufmalen.

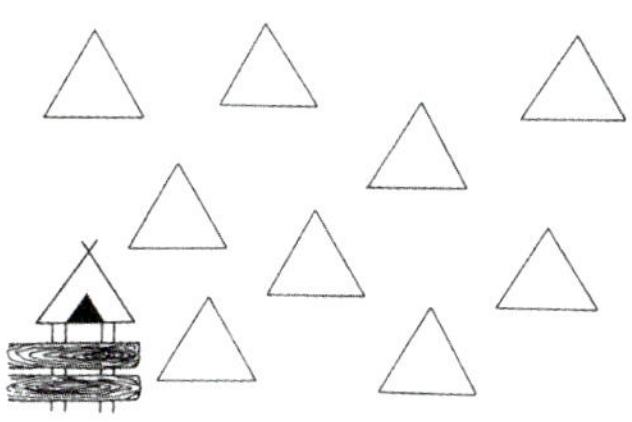

***ÜB** Spaziergang durch die bunten Zelte*

Das Kind spurt mit Buntstiften oder Bleistift die kleinen Zelte mit der durchgehenden Linie nach.
Zusätzlich kann es die Dreiecke anmalen und ausschneiden.

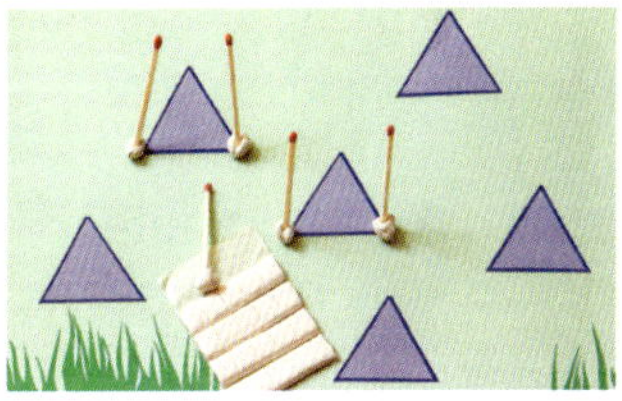

***SP** Es stürmt*

Das Kind „befestigt die Zeltheringe“, indem es aus „Patafix“ kleine Kügelchen formt, auf die Ecken der Zelte legt und Streichhölzer hineinsteckt. Um sicherzustellen, „dass die Heringe stabil sind“, dreht das Kind jedes Streichholz zuvor mit der dominanten Hand ohne Hilfe der anderen Hand zwischen den Fingern mehrfach um.

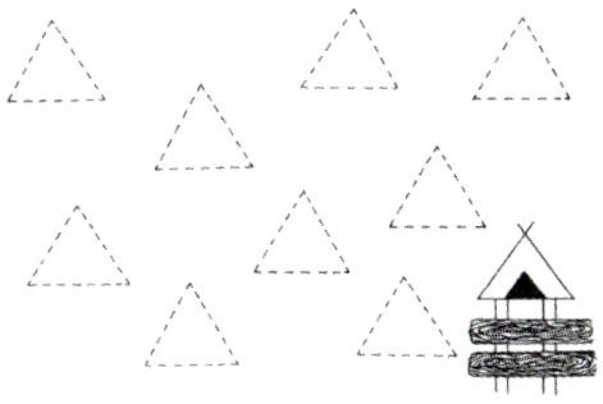

***ÜB** Die Zelte werden imprägniert*

Damit es nicht hineinregnet „imprägniert das Kind die Zelte“. Dazu spurt es die kleinen Zelte mit der gestrichelten Linie mit verschiedenen Farben oder Bleistift nach.
Zusätzlich kann es die Dreiecke anmalen und ausschneiden.

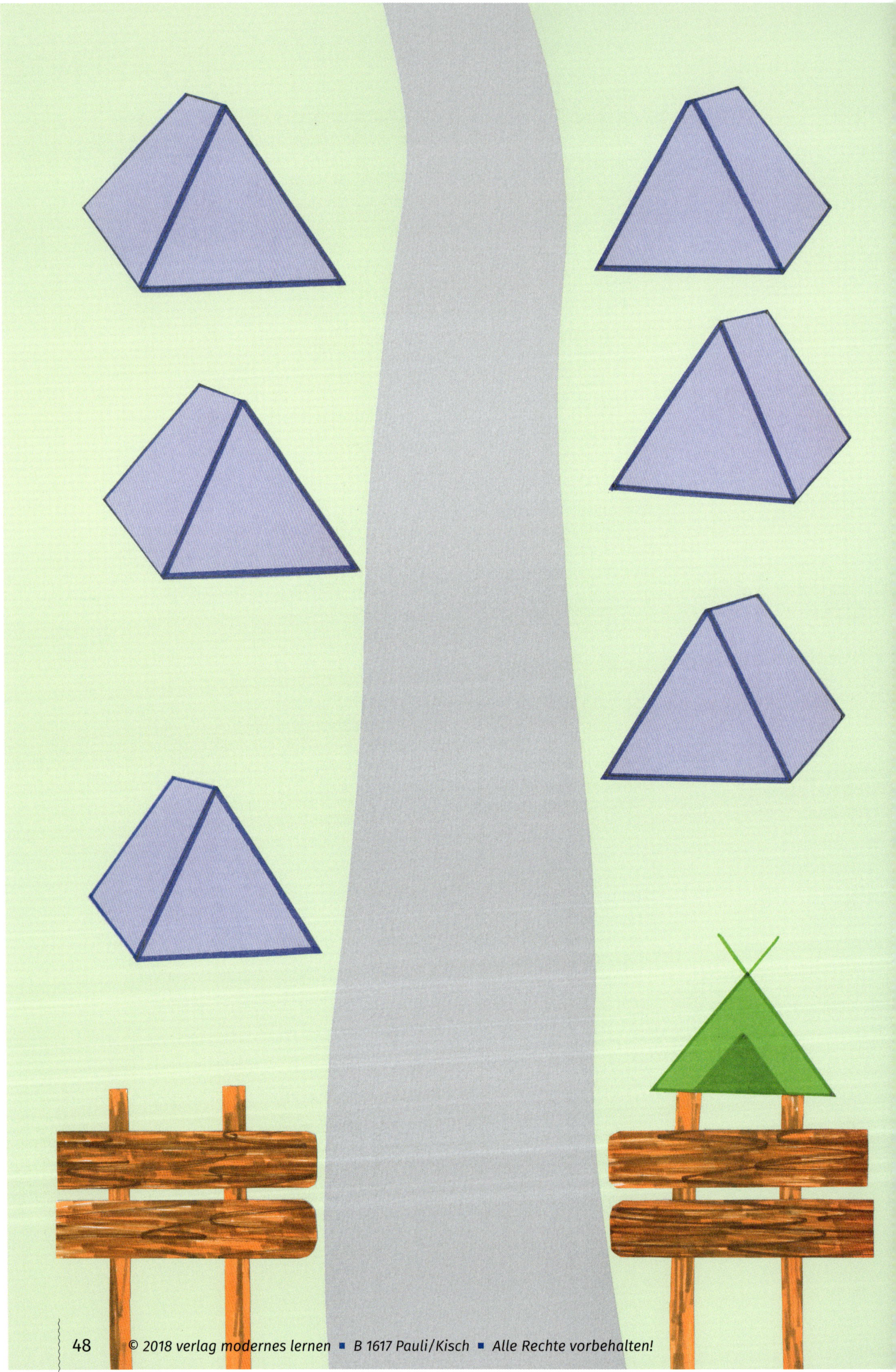

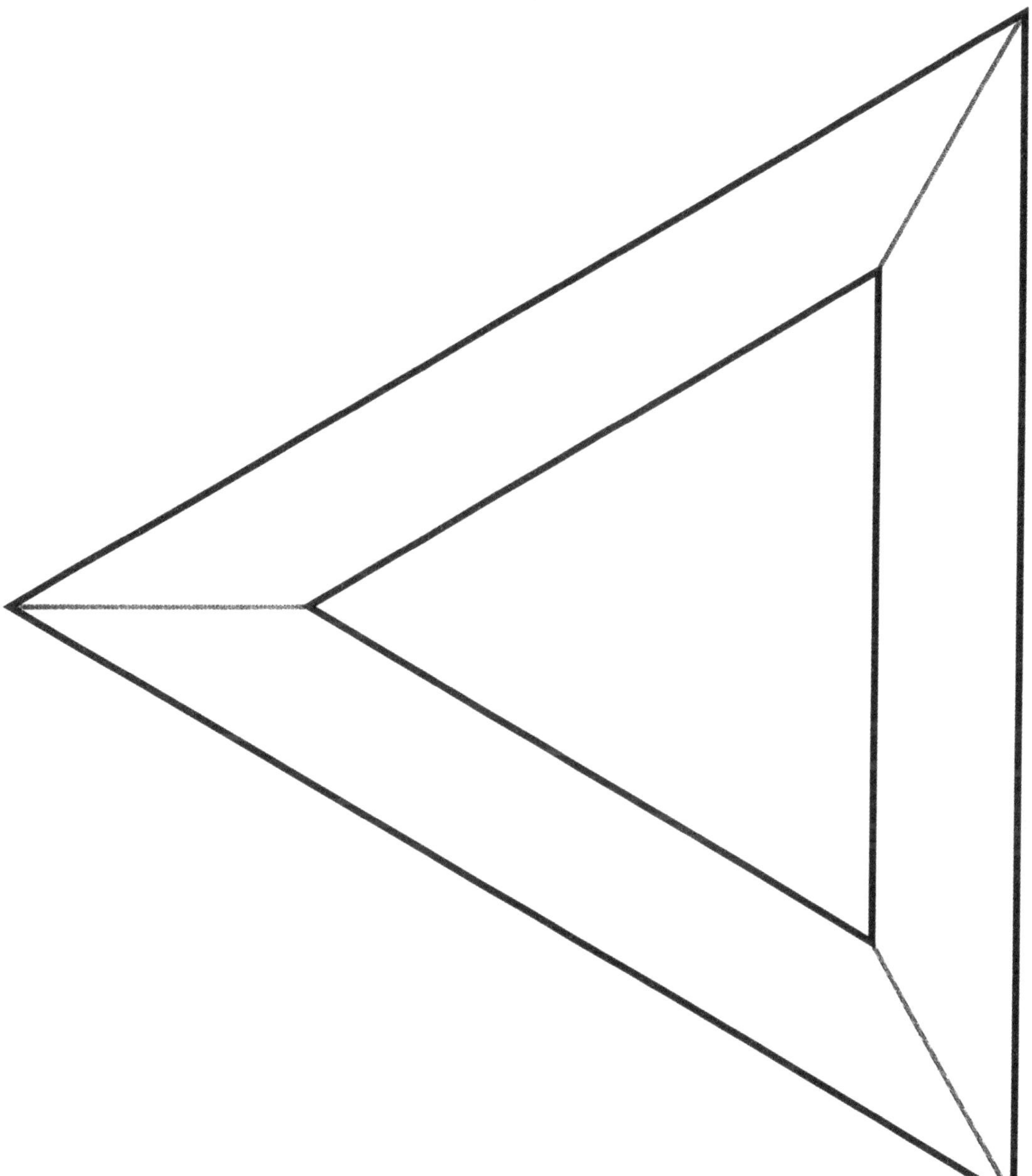

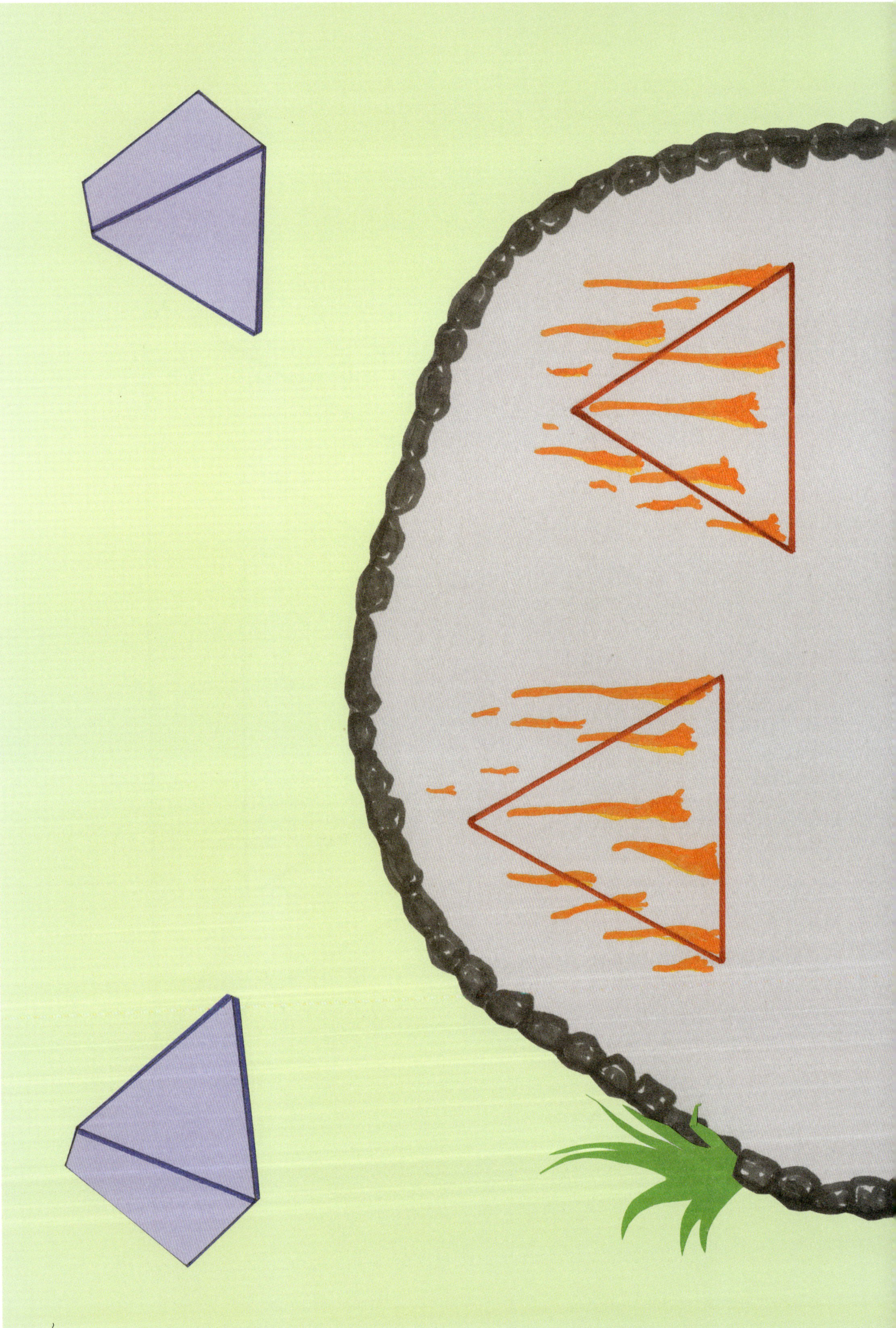

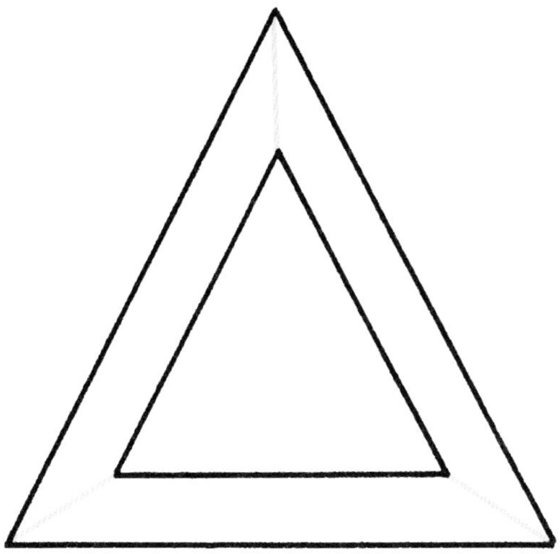
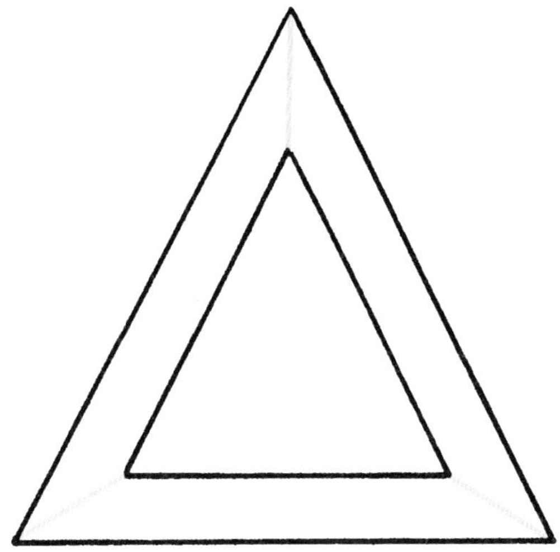
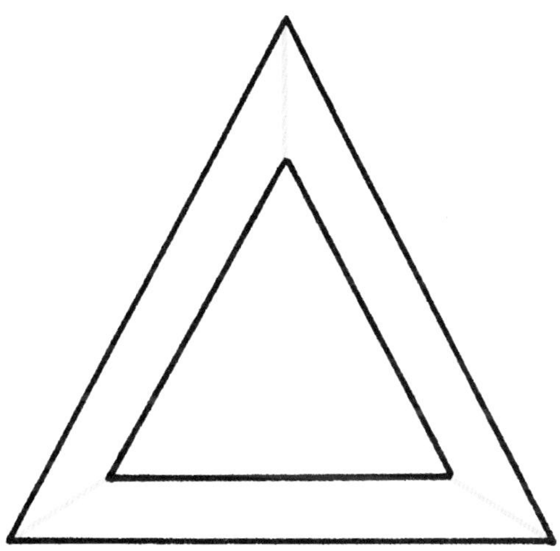
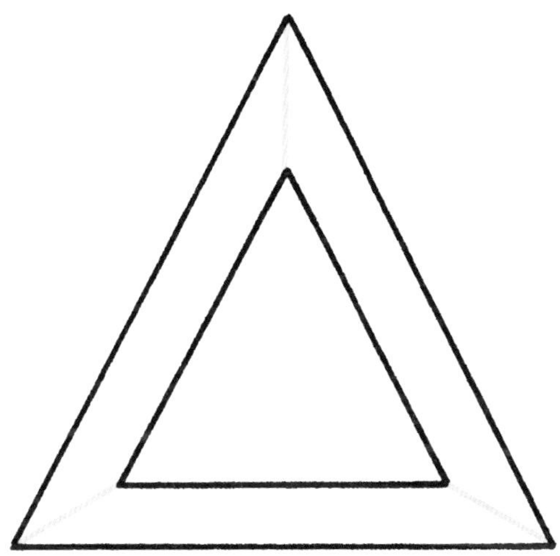
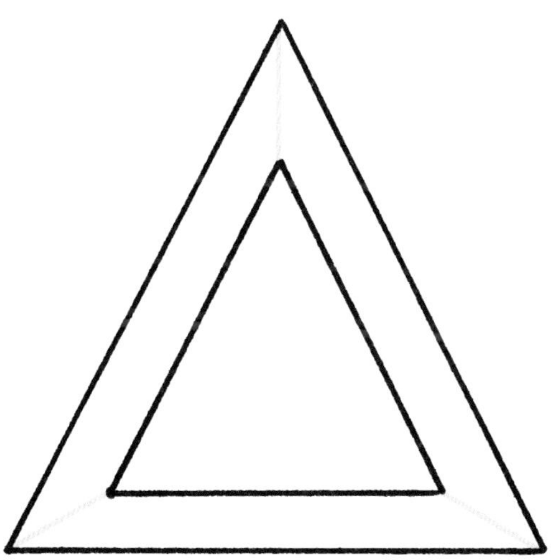
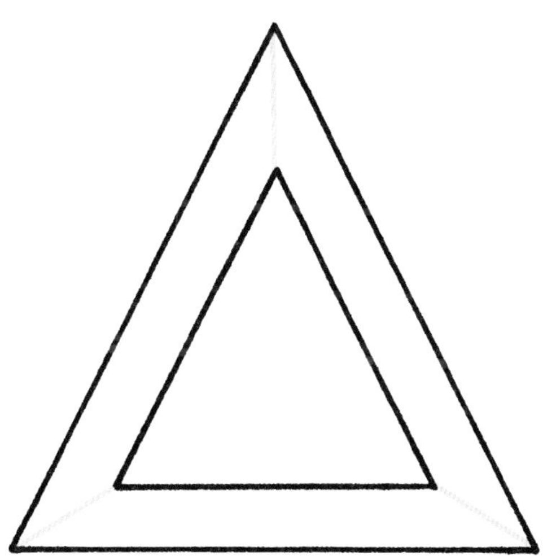

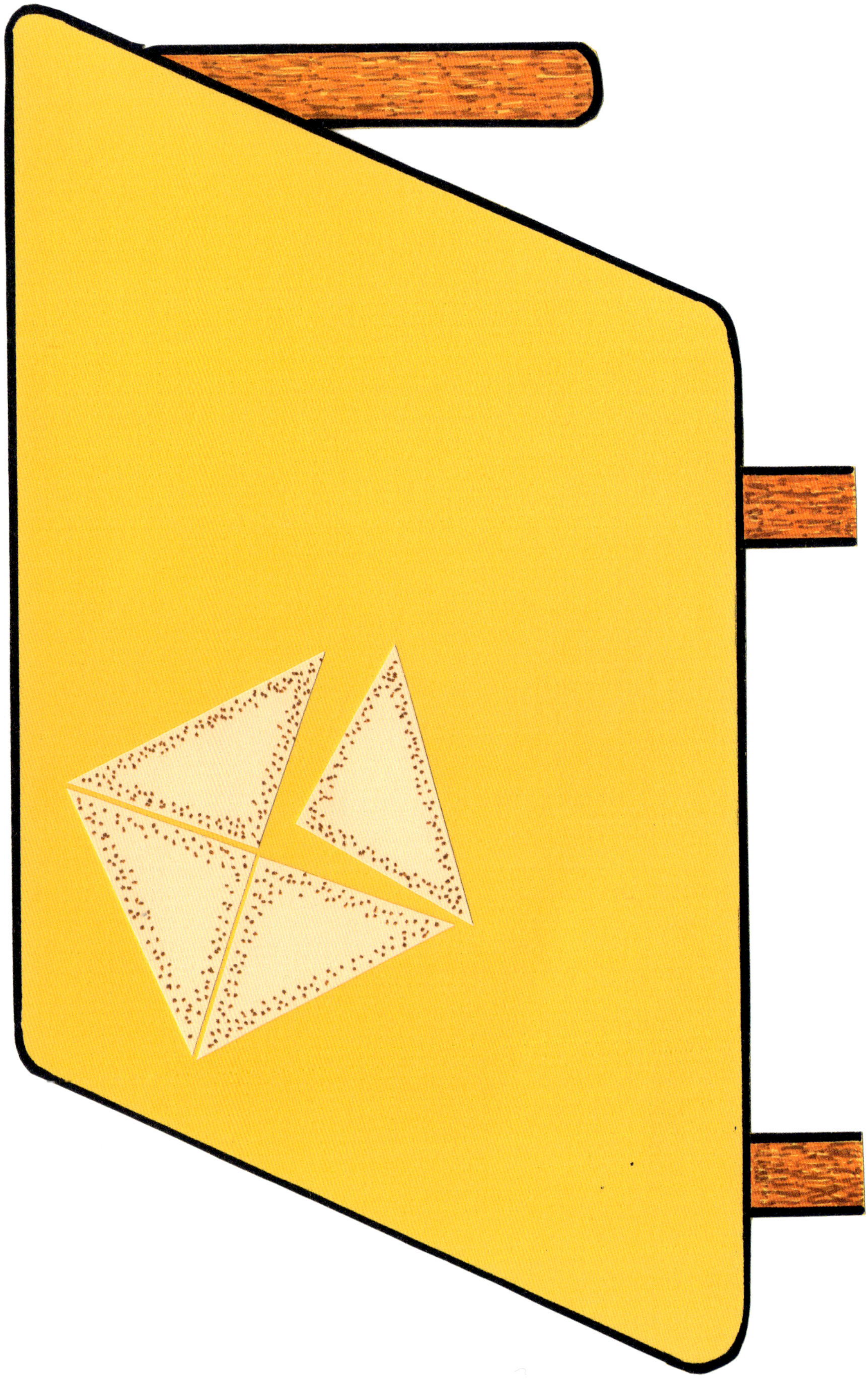

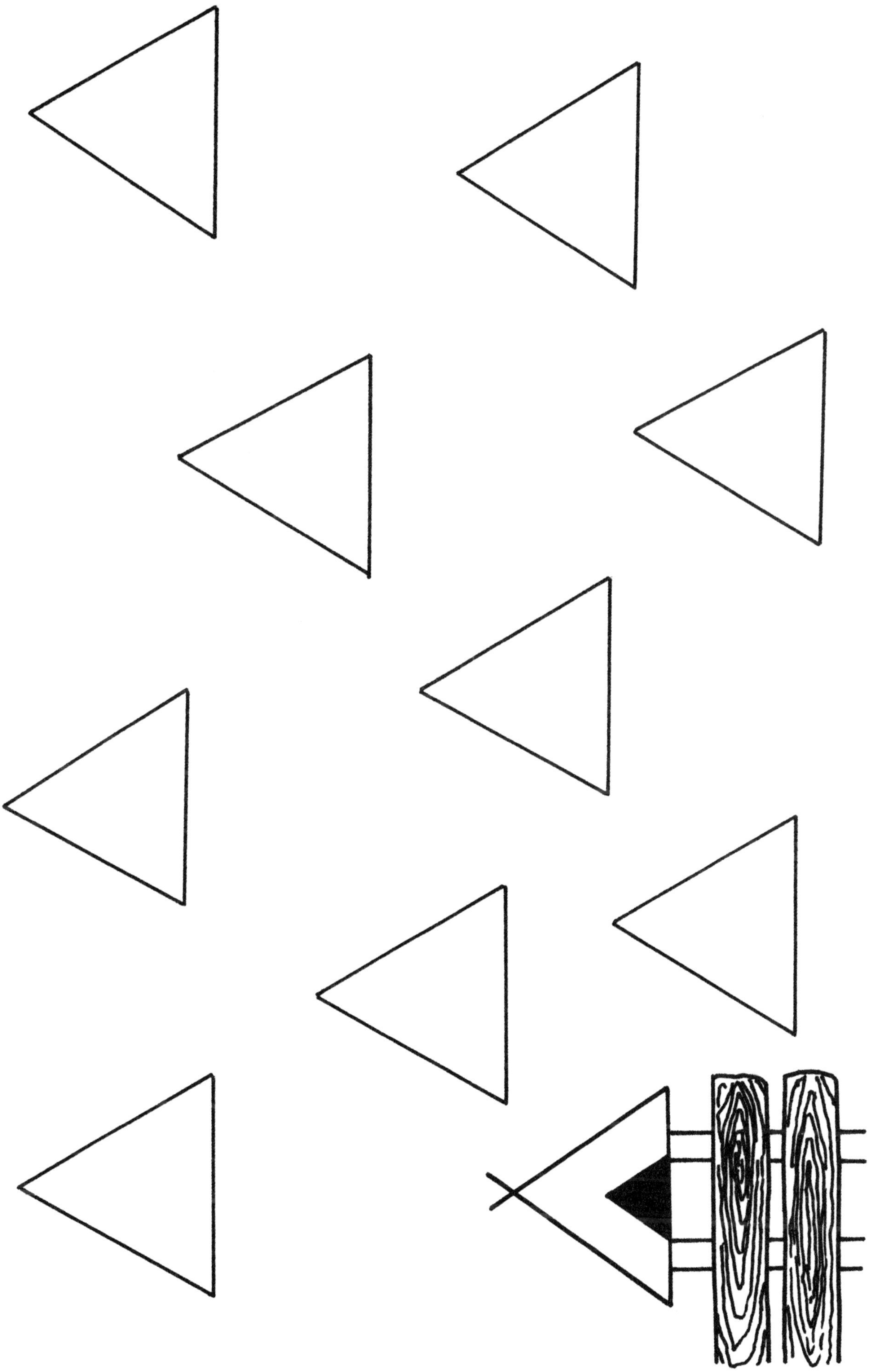

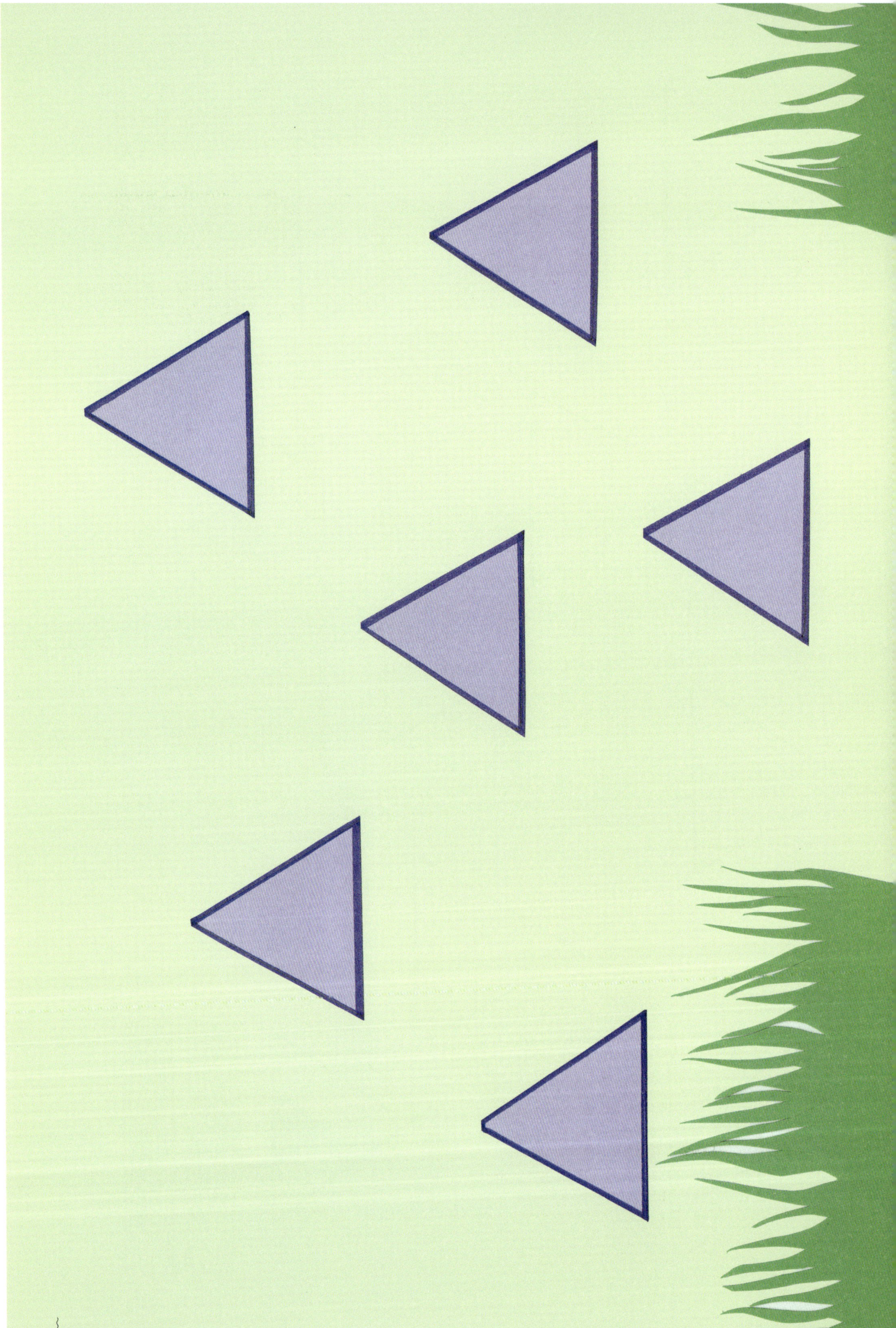

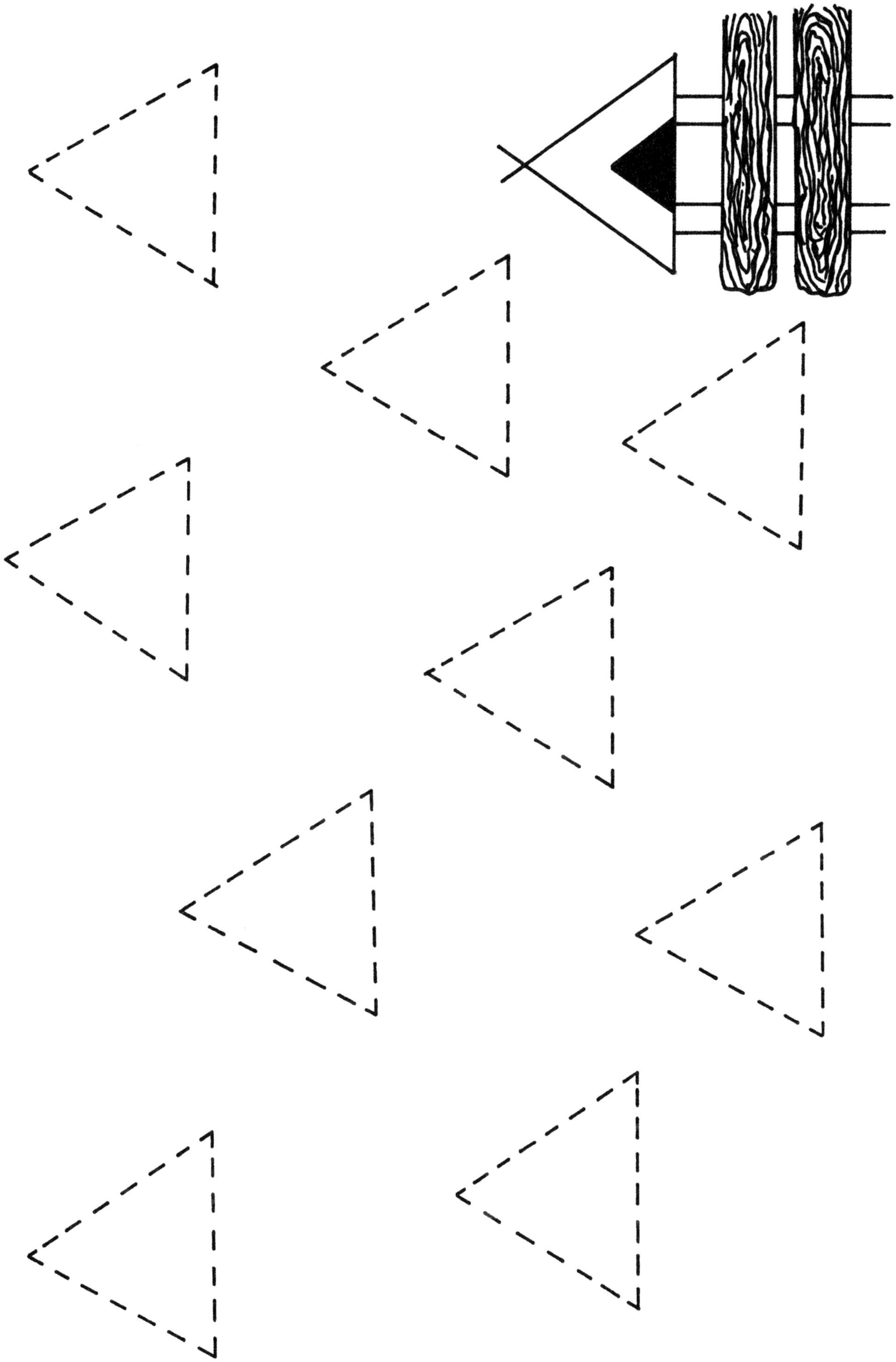

Spielkarten „Urlaub auf dem Zeltplatz“

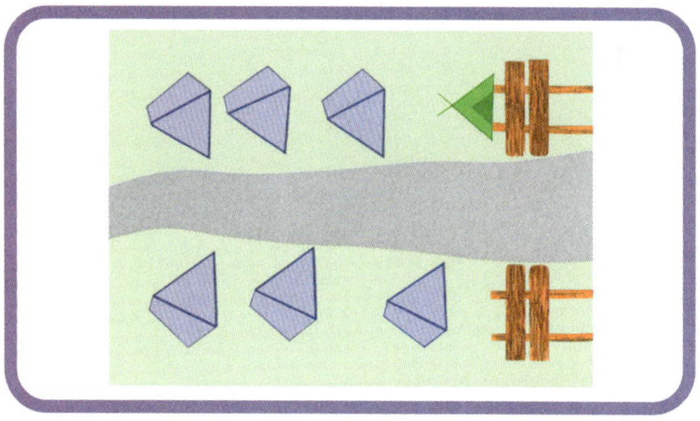

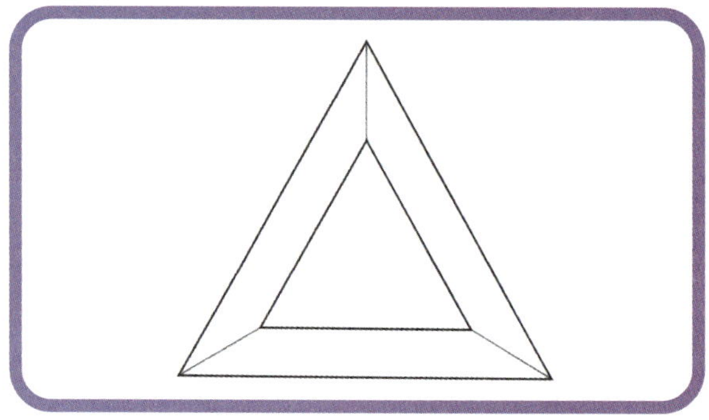

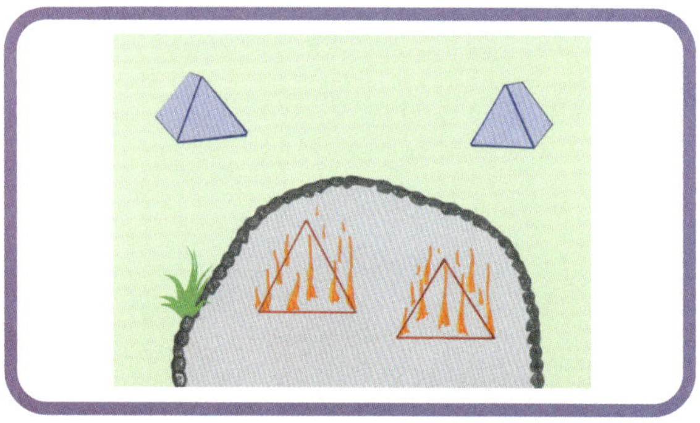

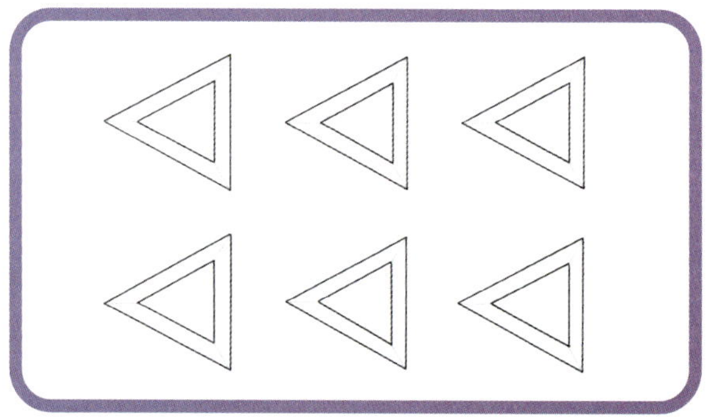

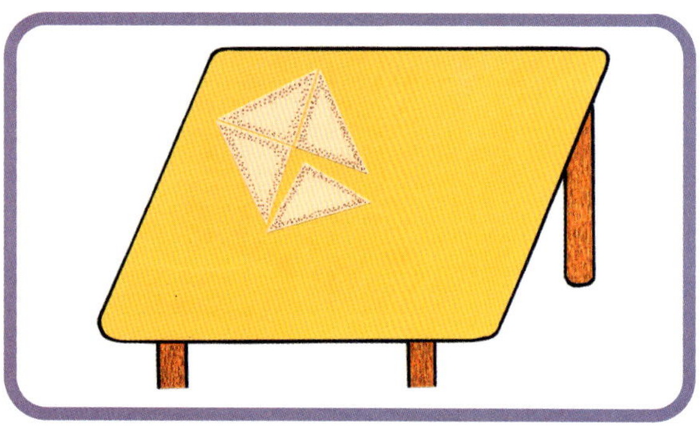

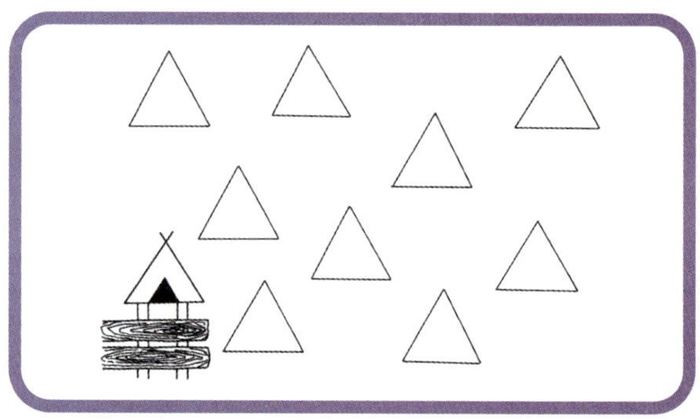

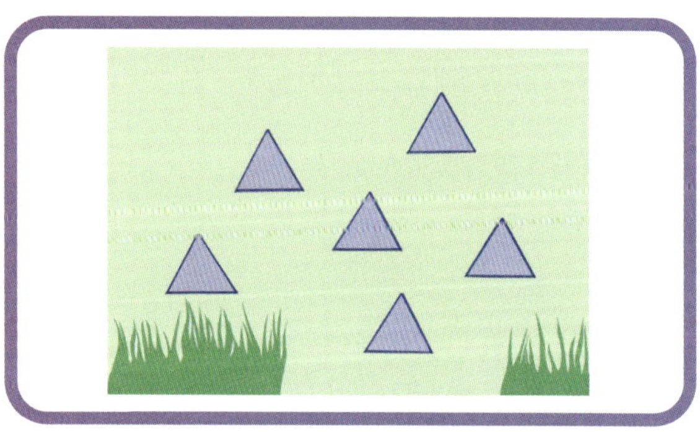

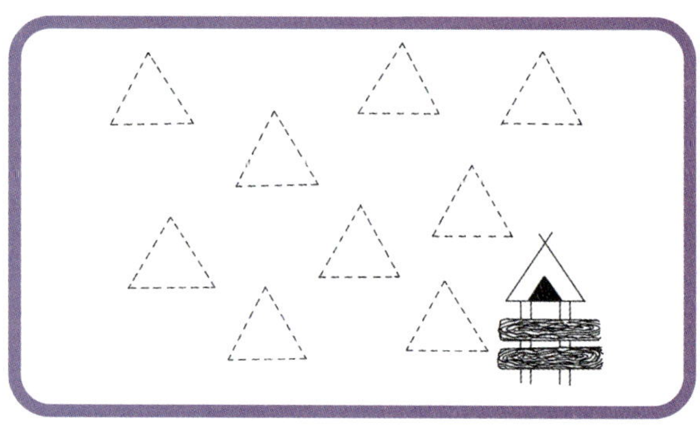

5.4.4 Auf der Baustelle

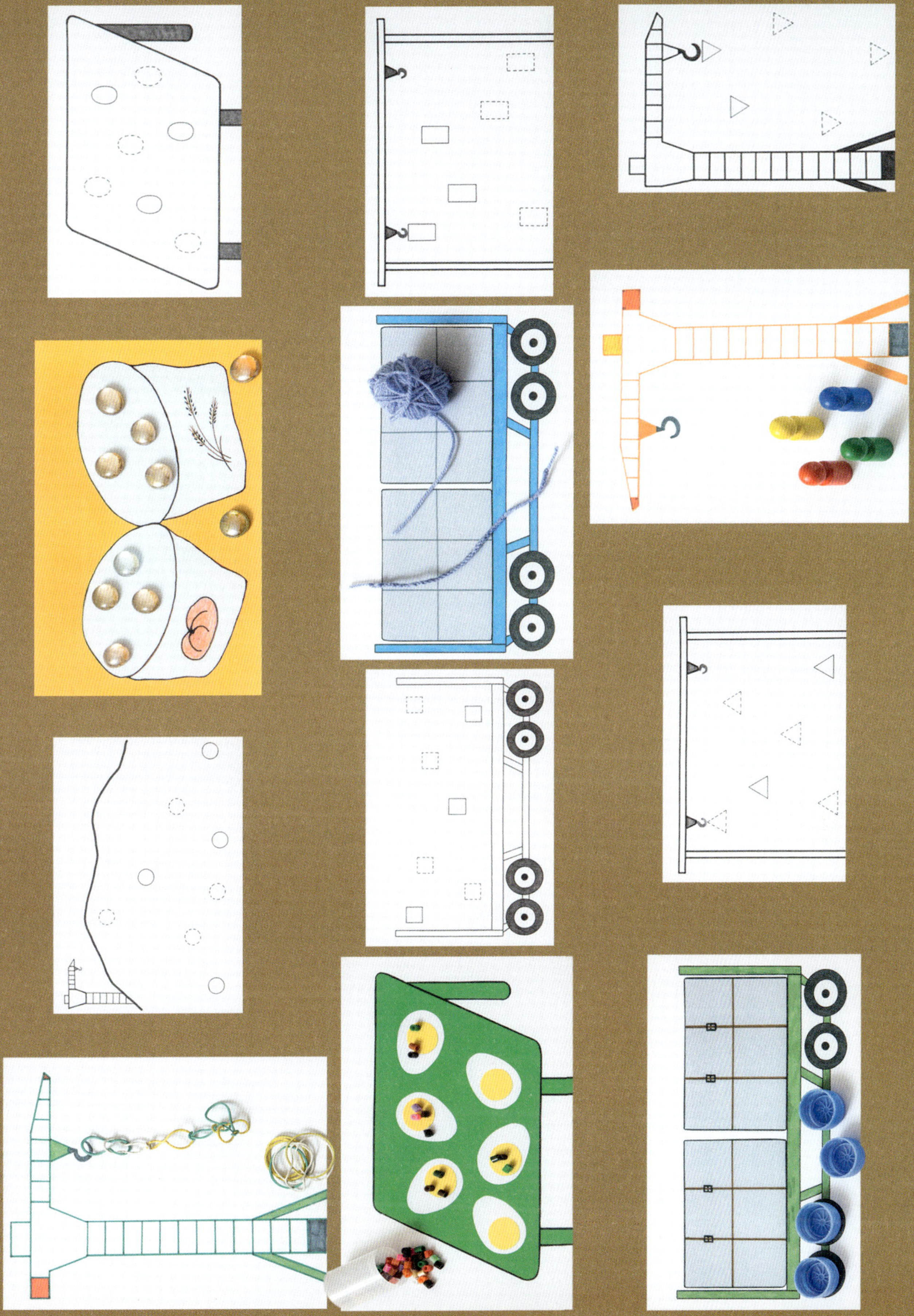

Thema Grafomotorik: Kreis – Oval / Quadrat – Rechteck / Dreieck – umgedrehtes Dreieck

Material aus der FeinMoKi:
Haushaltsgummiringe
10 Glasnuggets
Bügelperlen
1 Wollknäuel, klein
4 Flaschenschraubdeckel
4 Spielfiguren

Spielpläne:
Kran für die Transportkette
Tüten für die Brötchen
Pfeffer und Salz für die Eier
Verschnürte Bausteine
Die Räder stecken fest
Der Kranführer klettert zum Führerhaus

Übungsblätter:
Kreise – Lieferung der Kieselsteine
Ovale – Eier für die Pausenverpflegung
Quadrate – Anhänger zur Lieferung der Pflastersteine
Rechtecke – Werkstatt für die Türen
Dreiecke – Werkstatt für die Dächer
Auf der Spitze stehende Dreiecke – Dachtransport mit dem Kran

Spielkarten für die 12 Stationen

Dies Spiel enthält 6 Spielpläne und 6 Übungsblätter. Hiermit können Übungen zu folgenden Grundformen durchgeführt werden: Kreis – Oval / Quadrat – Rechteck / Dreieck – auf der Spitze stehendes Dreieck.

Die Spielpläne können passend zur Menge der Übungsblätter ausgewählt werden.

Der Schwierigkeitsgrad der Übungsblätter ist in diesem Spiel höher als in den Spielen zu den einzelnen Grundformen. Das Kind spurt zunächst die kleinen Grundformen auf der gestrichelten Linie nach und zeichnet weitere Formen in der gleichen Größe.

Beschreibung der Stationen:

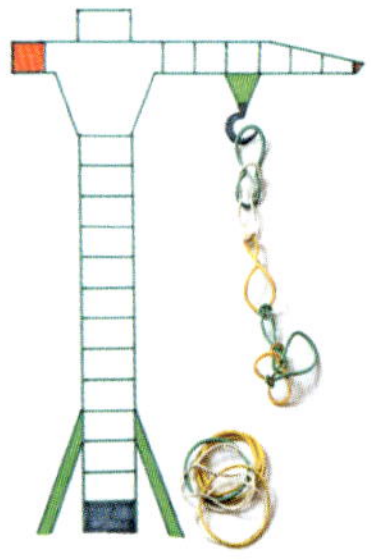

***SP** Kran für die Transportkette*
Das Kind schlauft Haushaltsgummiringe ineinander, sodass eine lange Kette entsteht (oder mehrere kurze).
Variation: Für die Transportkette können auch Büroklammern aneinander gehängt werden.

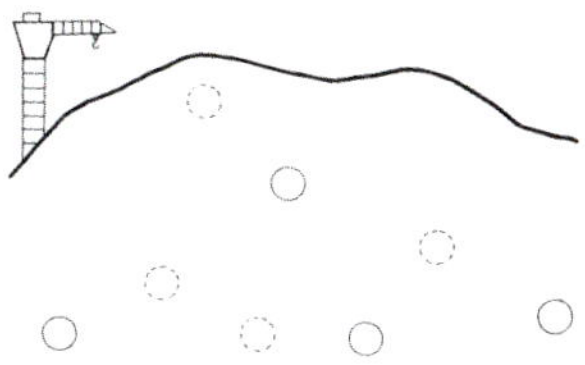

***ÜB** Lieferung der Kieselsteine*

Das Kind spurt mit Buntstiften oder Bleistift die Kreise auf der gestrichelten Linie nach und zeichnet weitere Kreise in gleicher Größe. Start ist oben, Arbeitsrichtung entgegen dem Uhrzeigersinn. Es ist wichtig, dies so zu üben, da runde Buchstaben in dieser Richtung geschrieben werden und das Kind somit darauf vorbereitet wird.
Zusätzlich können die Kreise angemalt werden.

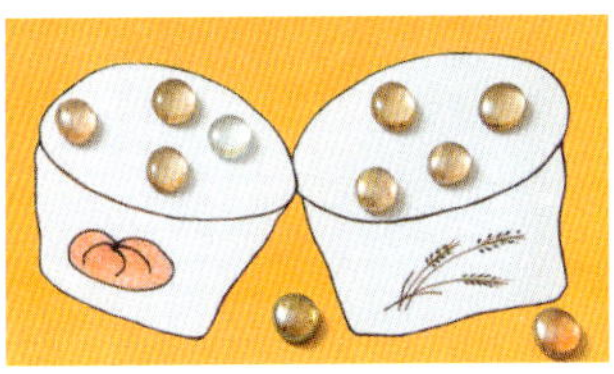

***SP** Die Arbeiter haben Brötchen mitgebracht*

Das Kind sammelt mit seiner dominanten Hand mehrere Glasnuggets (Brötchen) auf und legt sie ohne Hilfe der anderen Hand einzeln auf die Tüten.
Variation: Die „Brötchen" können auch mit dem Schiebestab auf die Tüten geschoben werden.

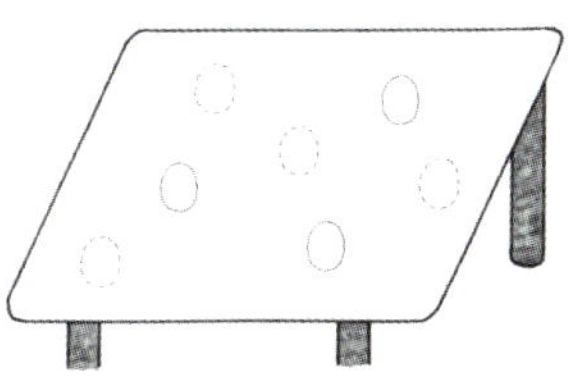

***ÜB** Zur Pause gibt es Eier*

Das Kind spurt mit Buntstiften oder Bleistift die gestrichelten Linien der Ovale nach und zeichnet weitere in gleicher Größe. Start ist wie bei den Kreisen oben, Arbeitsrichtung entgegen dem Uhrzeigersinn.
Zusätzlich können die „Eier" angemalt werden.

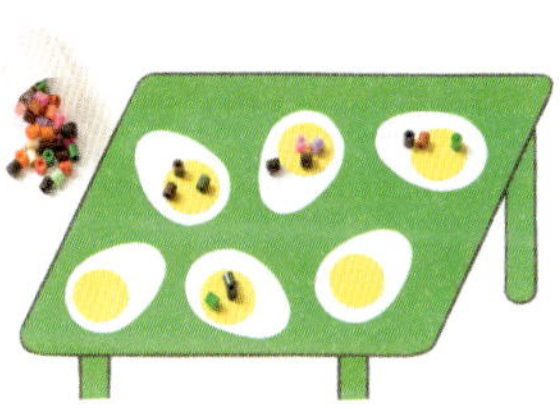

***SP** Pfeffer und Salz für die Eier*

Das Kind sammelt mit seiner dominanten Hand mehrere Bügelperlen auf und legt sie ohne Hilfe der anderen Hand einzeln auf die Eier.
Variation: Die Bügelperlen können auch mit einer Pinzette auf die Eier gelegt werden.

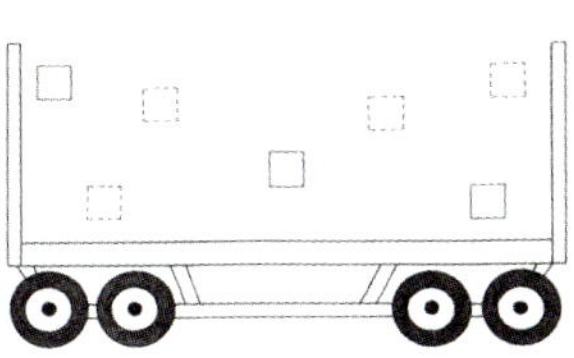

***ÜB** Die Pflastersteine werden geliefert*

Das Kind spurt mit Buntstiften oder Bleistift die gestrichelten Linien der Quadrate nach und zeichnet weitere in gleicher Größe.
Zusätzlich können die Quadrate angemalt werden.

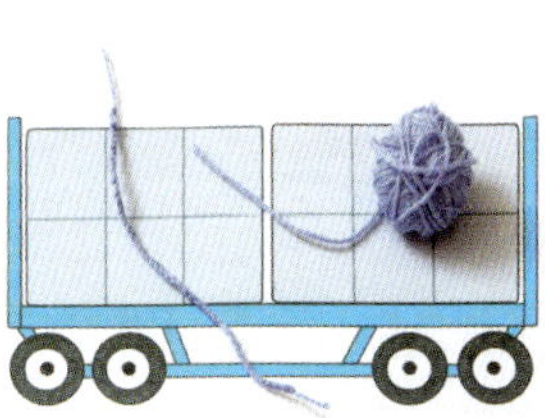

***SP** Die Bausteine müssen zum Transport gut verschnürt sein*

Das Kind „häkelt" aus dem Knäuel mit den Fingern (Fingerhäkeln) eine lange Schnur (oder mehrere kurze).
Dabei wird wie beim Häkeln mit der Häkelnadel der Faden stattdessen mit Zeigefinger und Daumen erfasst und durch die Schlaufe gezogen. Dazu muss die Schlaufe jeweils größer gezogen werden.

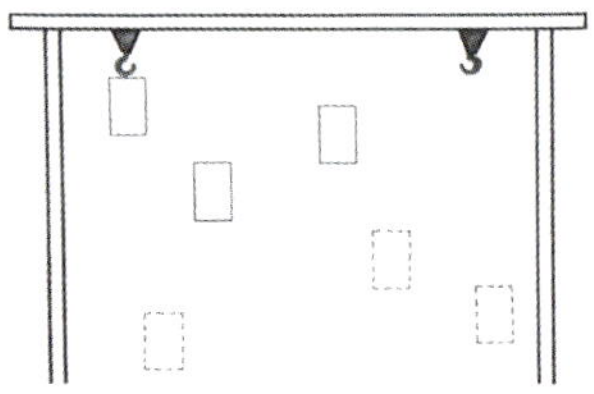

ÜB *Die Türen werden in der Werkstatt hergestellt*

Das Kind spurt mit Buntstiften oder Bleistift die gestrichelten Linien der Rechtecke nach und zeichnet weitere in gleicher Größe.
Zusätzlich können die Rechtecke angemalt werden.

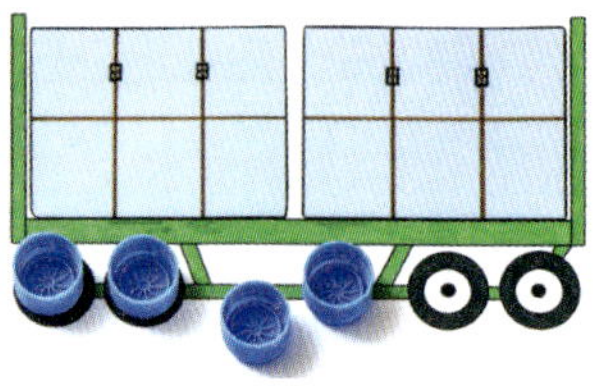

SP *Die Räder stecken im Kies fest*

Das Kind stellt Flaschenschraubdeckel auf die Räder, nimmt jeden mit der Öffnung nach oben in die Finger und dreht ihn durch fortlaufende Bewegungen mit Daumen, Zeige- und Mittelfinger mehrmals in beide Richtungen.
Variation: Die „Räder" können auch auf den Rädern des Spielplans liegend gedreht werden.

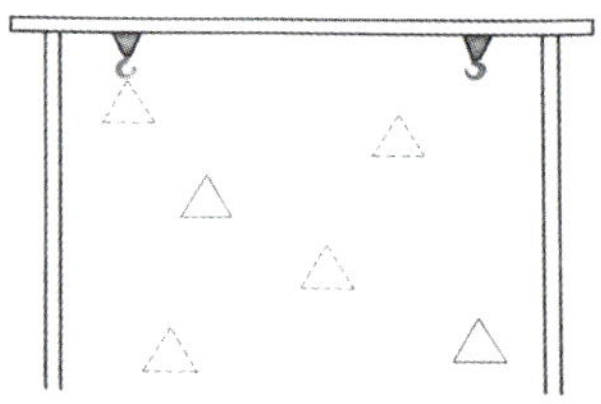

ÜB *In der Werkstatt werden die Dächer hergestellt*

Das Kind spurt mit Buntstiften oder Bleistift die gestrichelten Linien der Dreiecke nach und zeichnet weitere in gleicher Größe.
Zusätzlich können die Dreiecke angemalt werden.

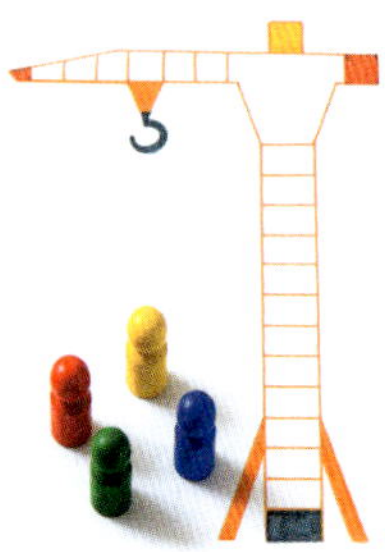

SP *Der Kranführer klettert zum Führerhaus*

Das Kind nimmt je eine Spielfigur in die Hand und hält sie mit dem Ringfinger und dem kleinen Finger fest. Mit Zeige- und Mittelfinger „klettert" es den Kran hinauf (Fingerlaufen) und stellt die Spielfigur im Führerhaus ab.

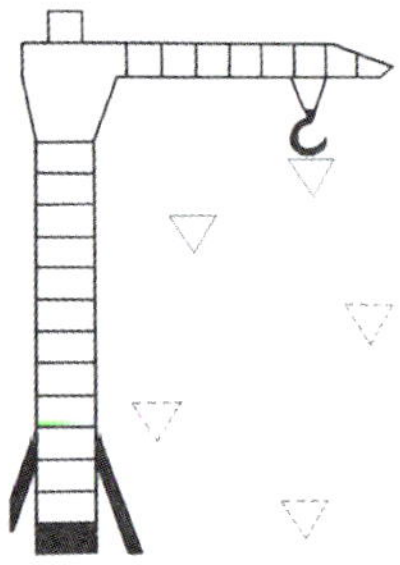

ÜB *Der Kran transportiert die fertigen Dächer zu den Häusern*

Das Kind spurt mit Buntstiften oder Bleistift die gestrichelten Linien der auf der Spitze stehenden Dreiecke nach und zeichnet weitere in gleicher Größe.
Zusätzlich können die Dreiecke angemalt werden.

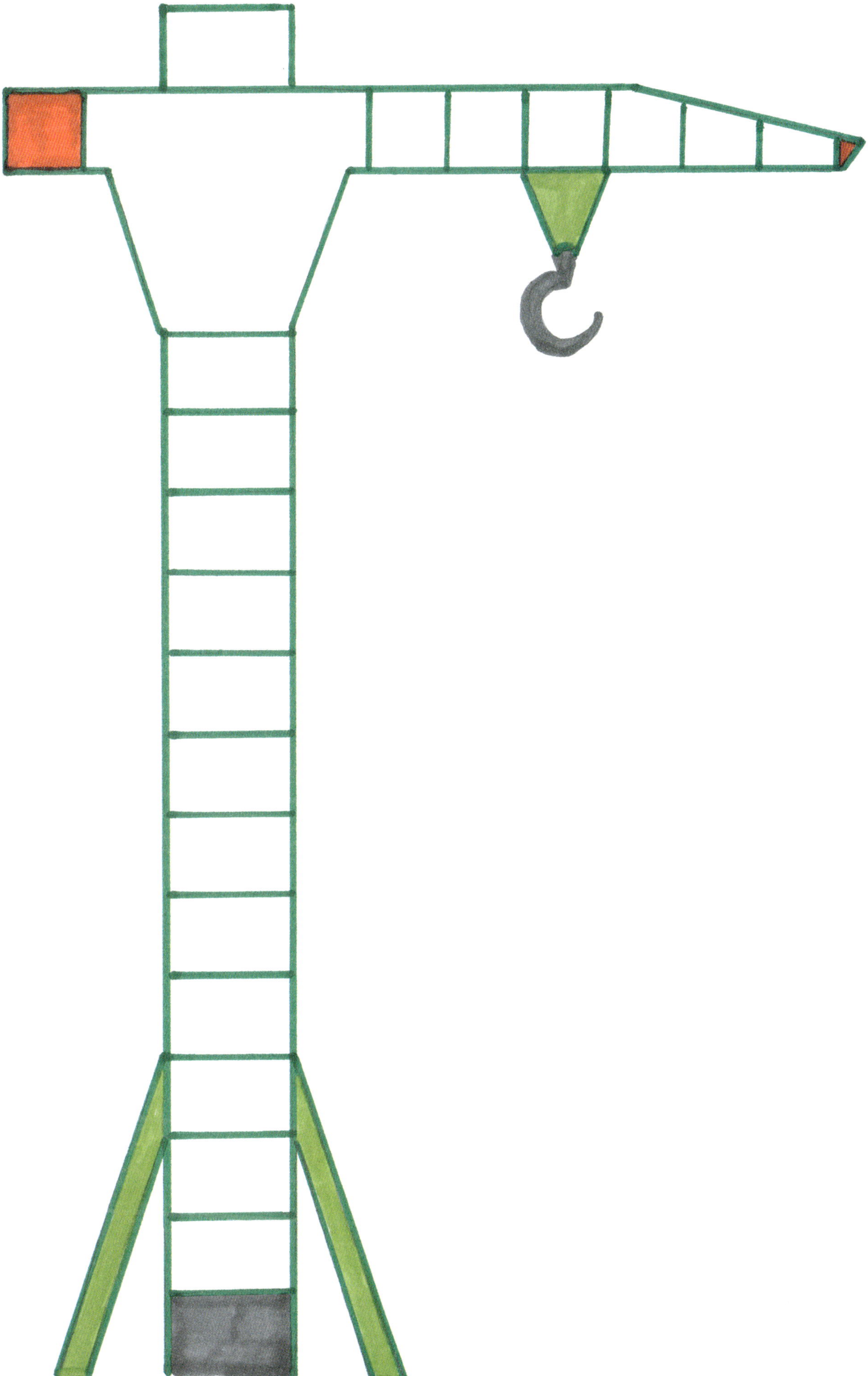

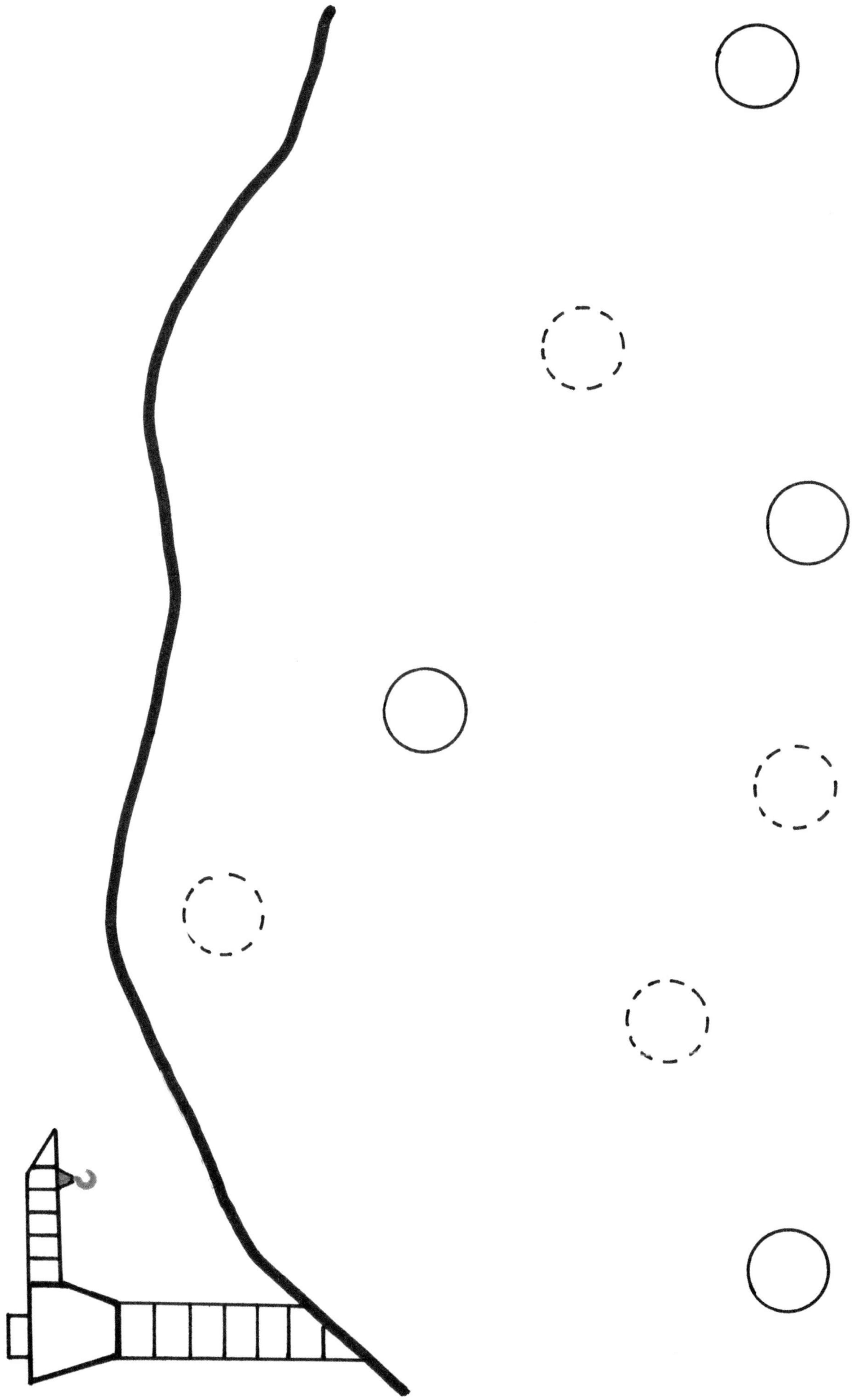

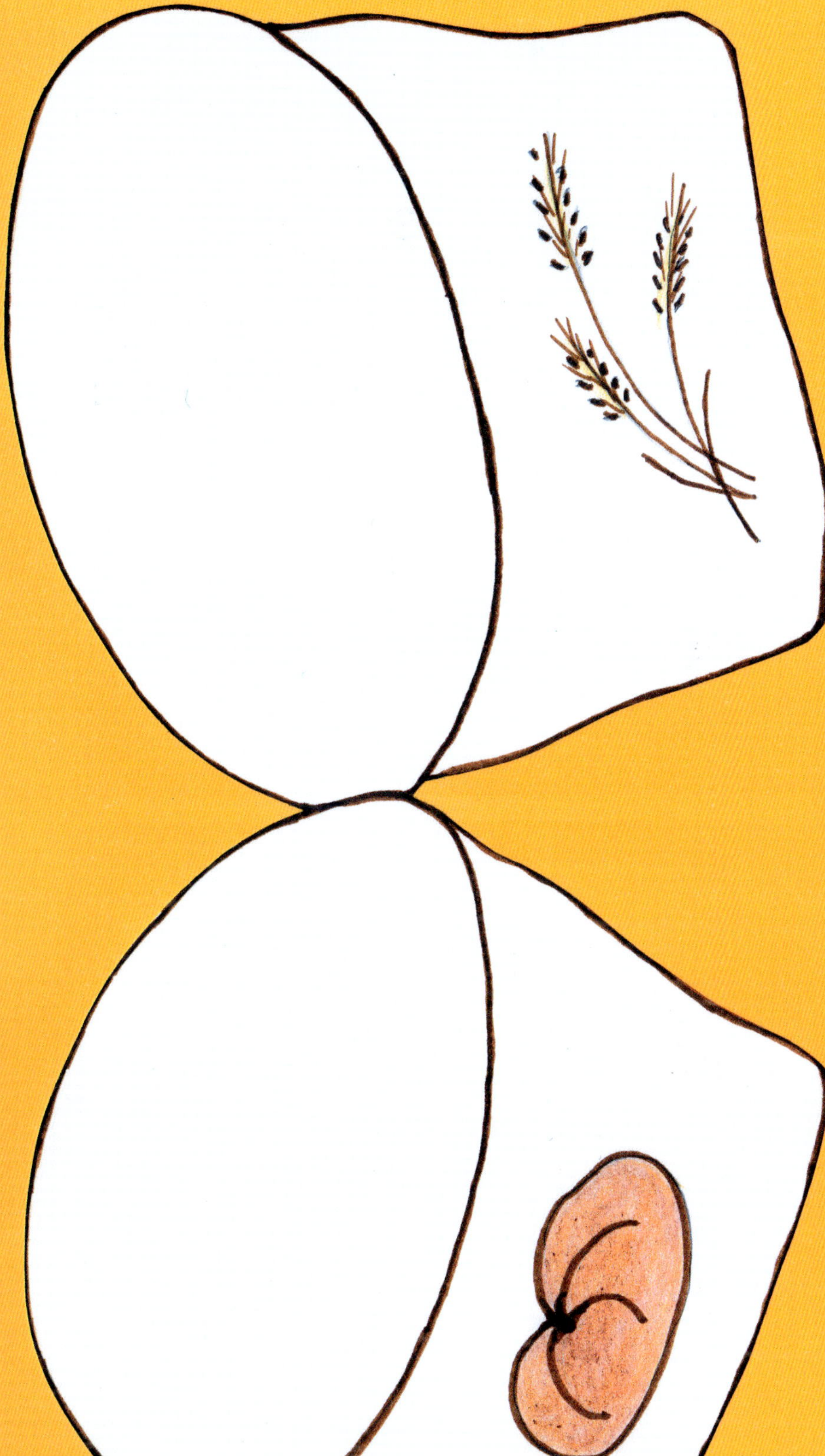

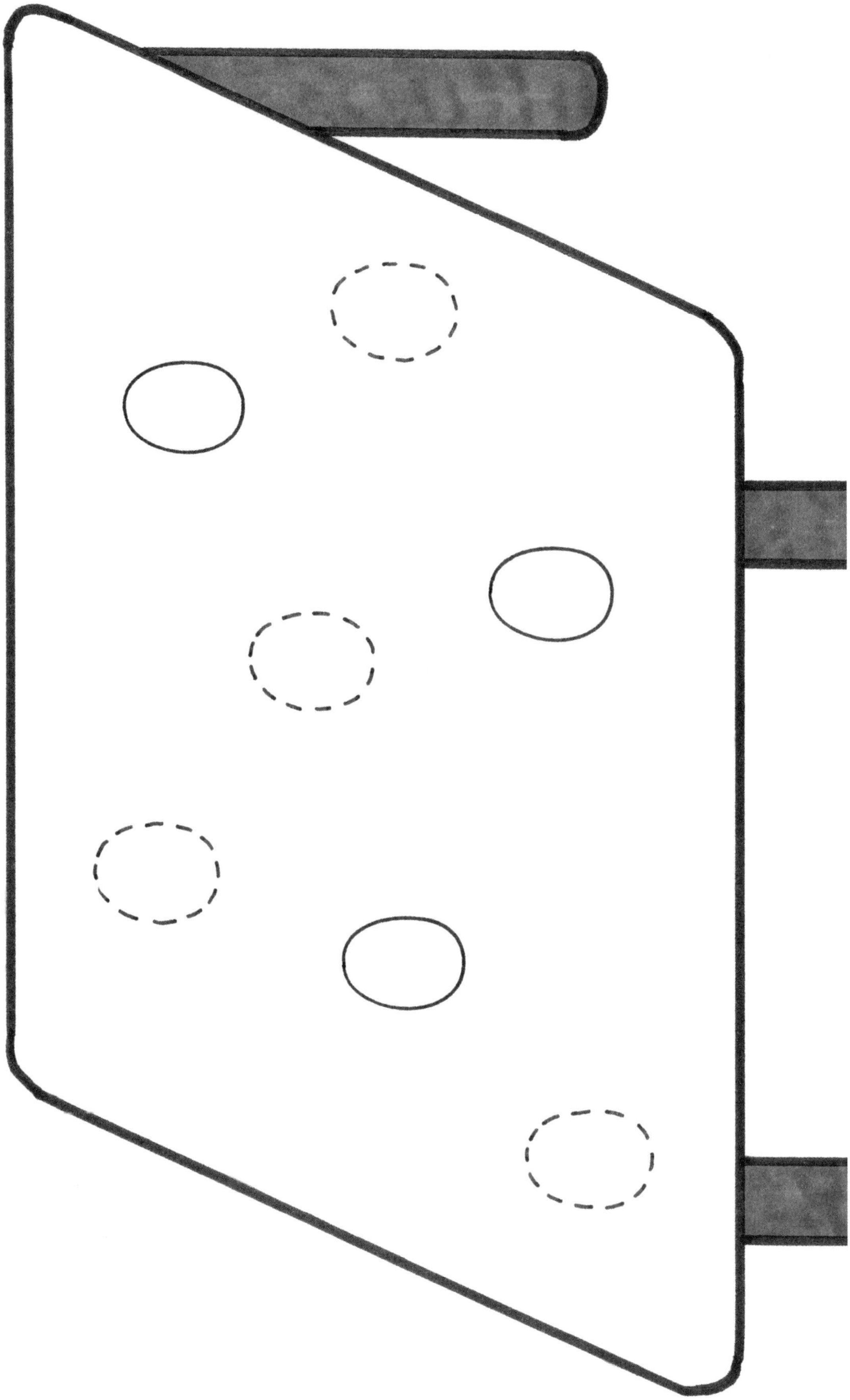

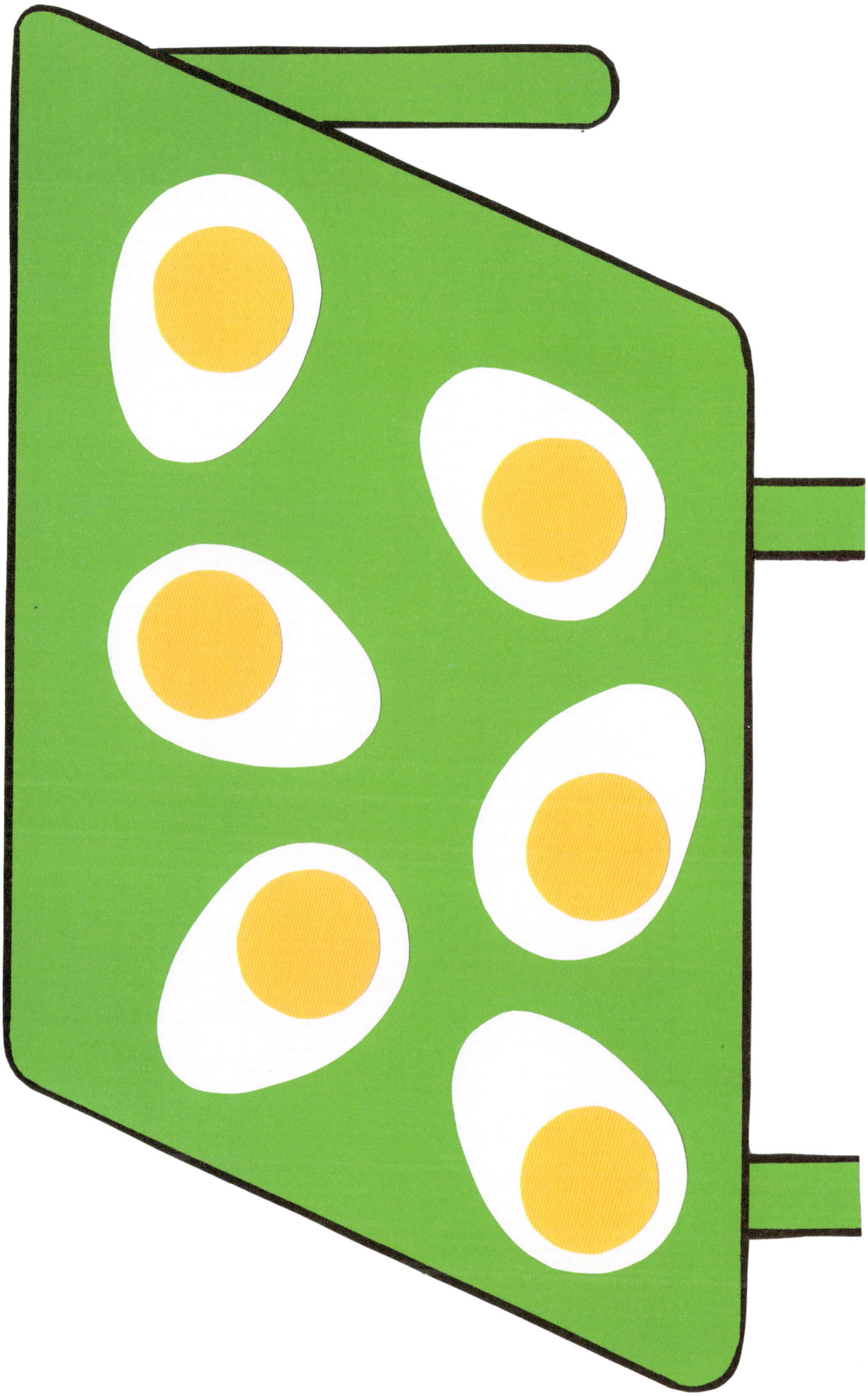

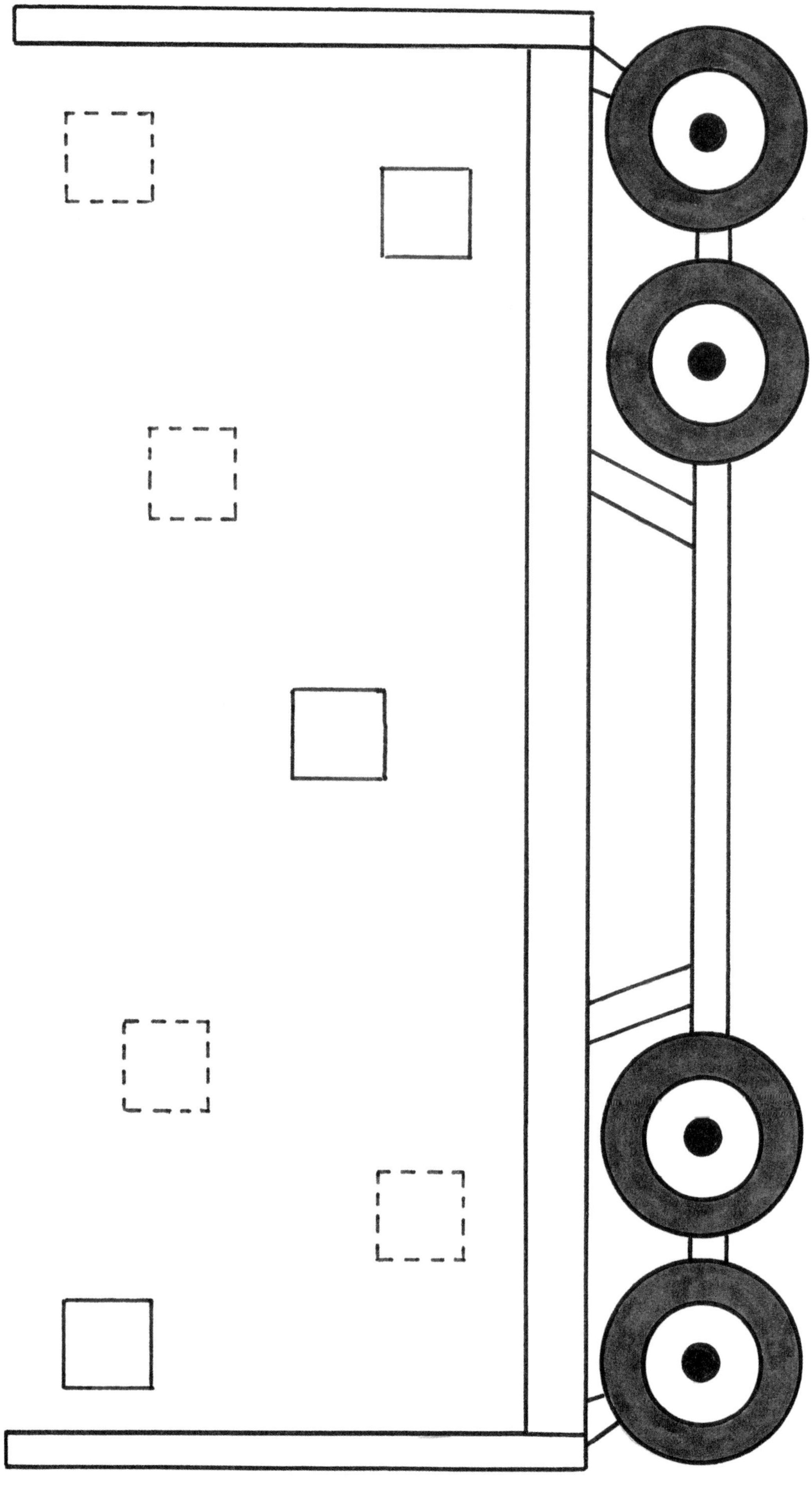

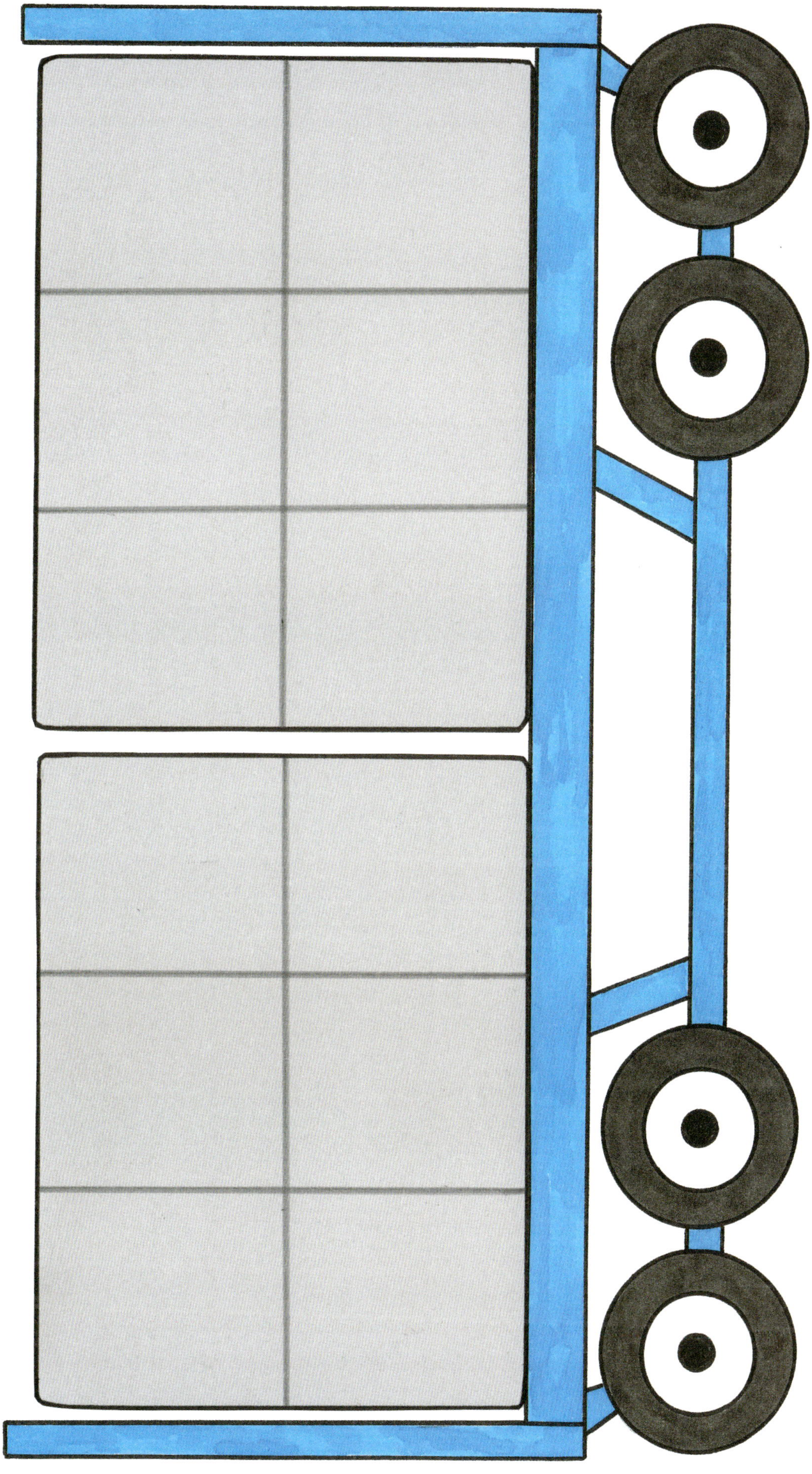

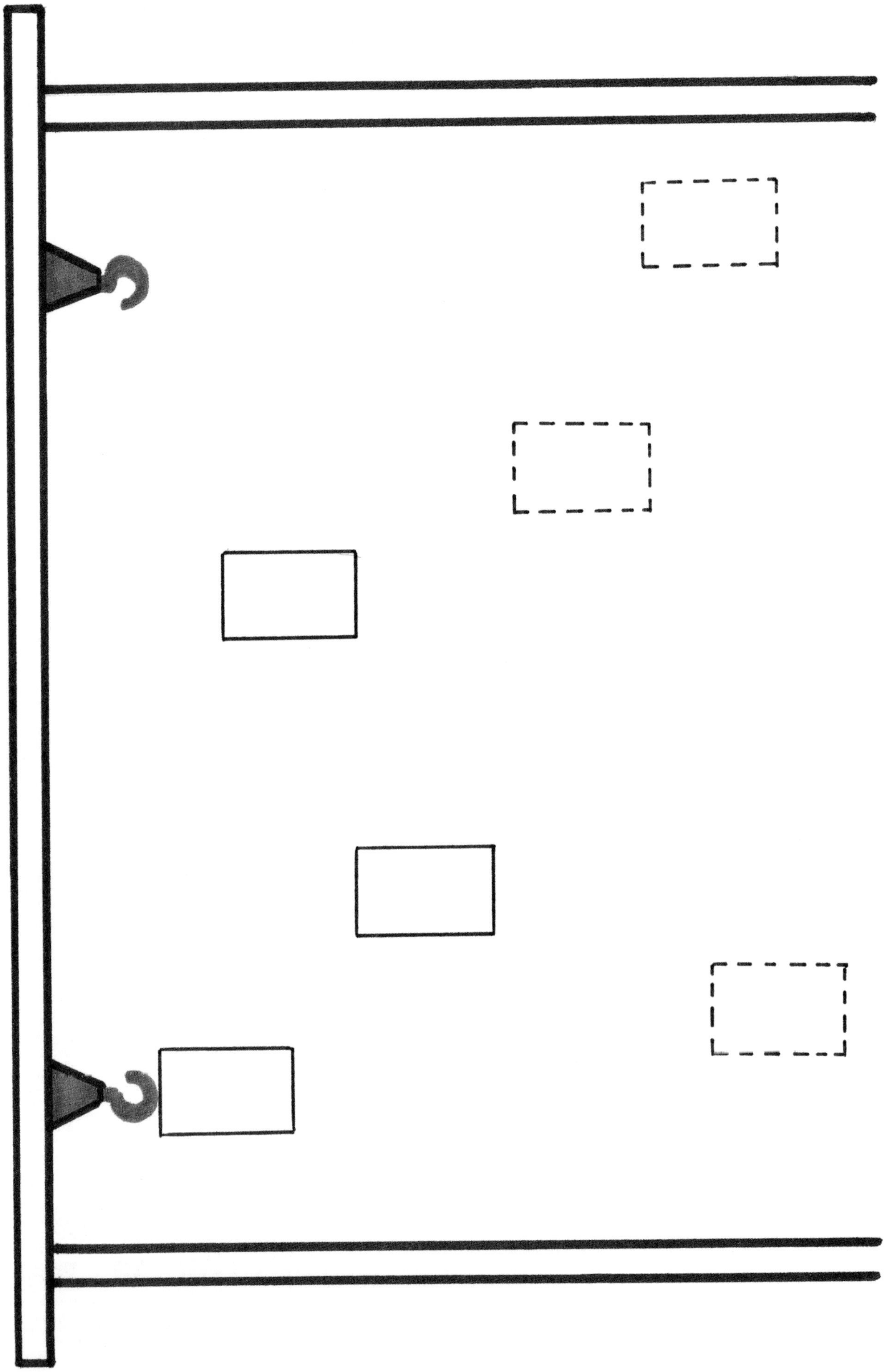

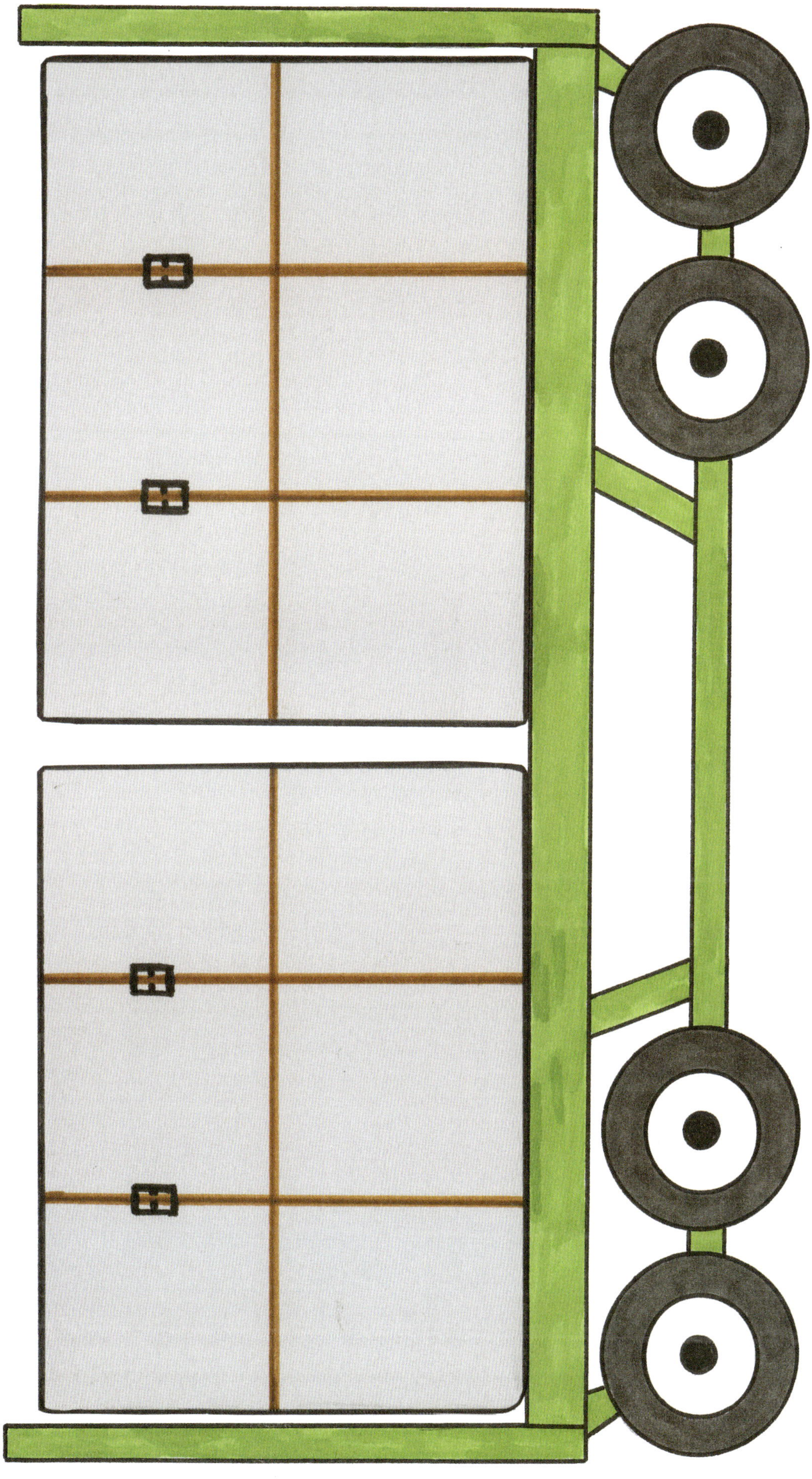

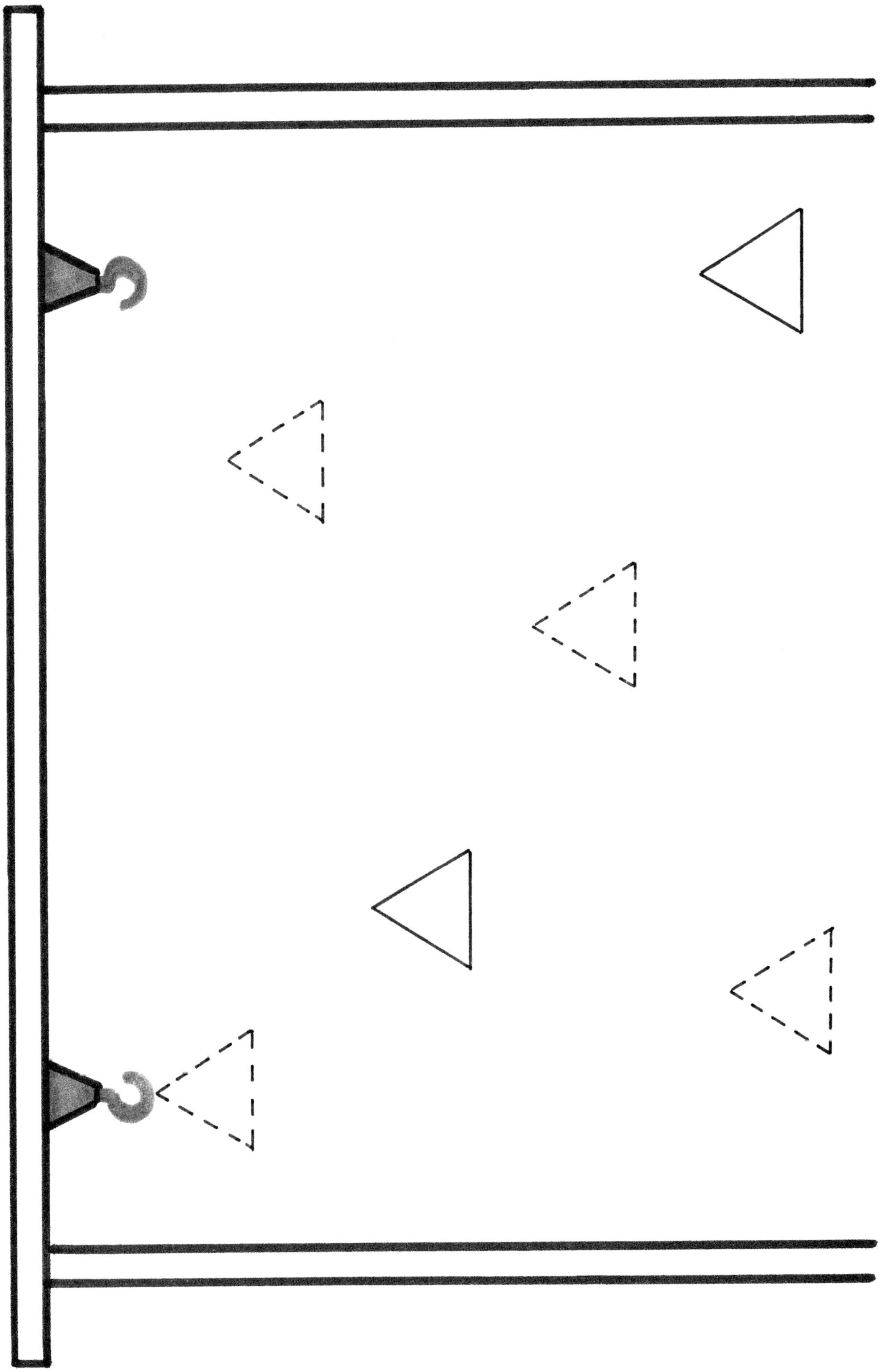

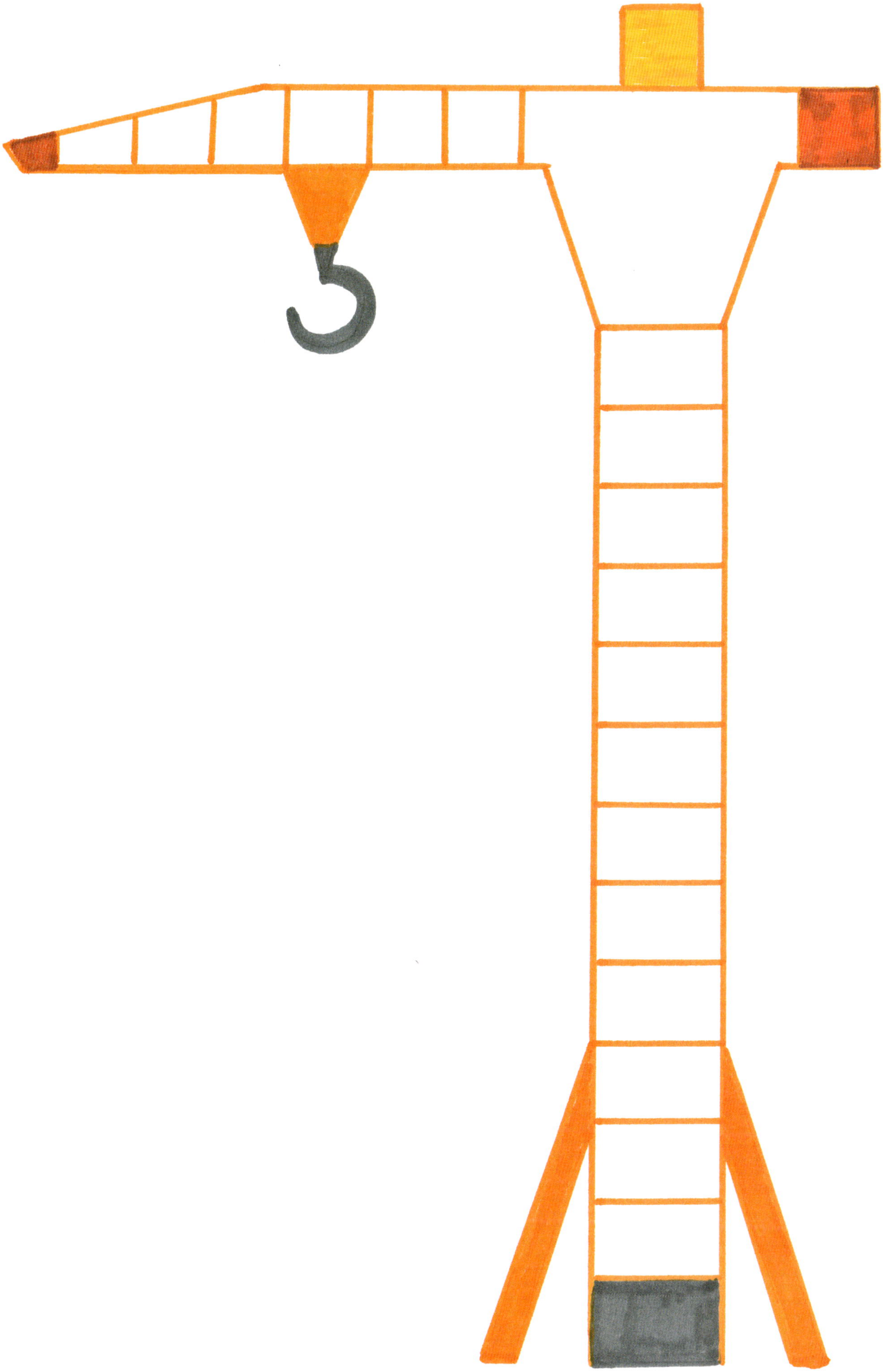

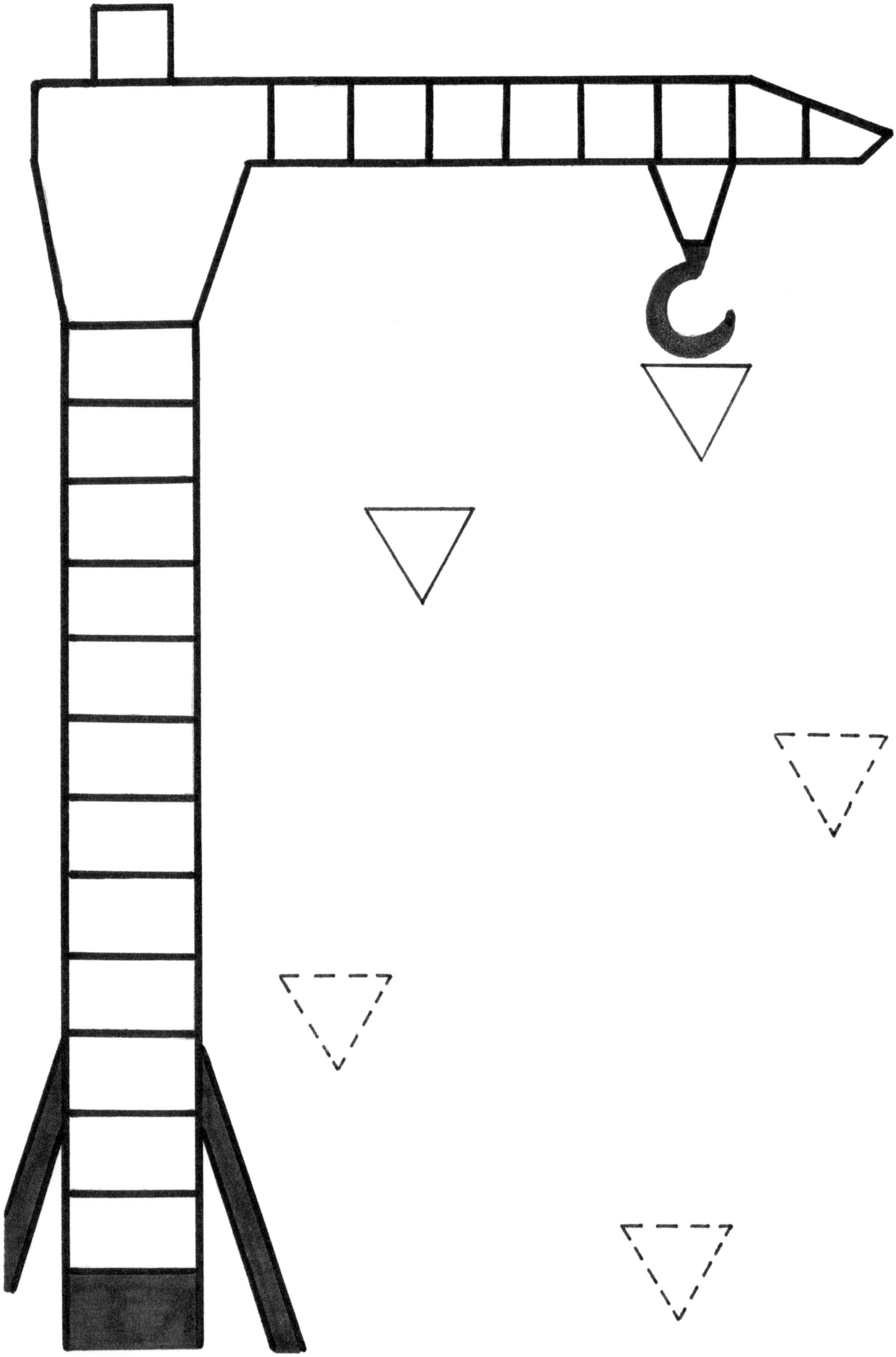

Spielkarten „Auf der Baustelle“

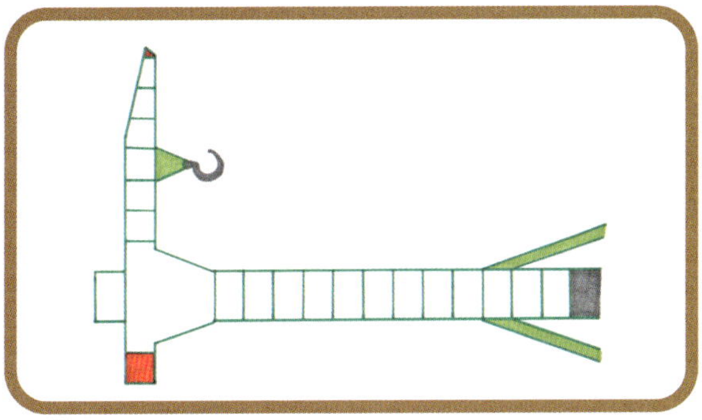

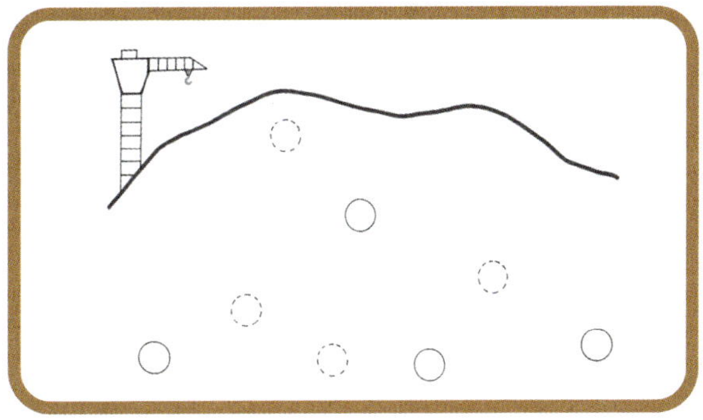

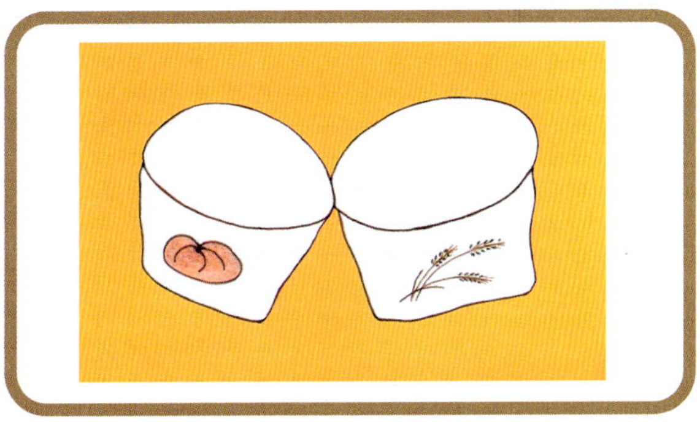

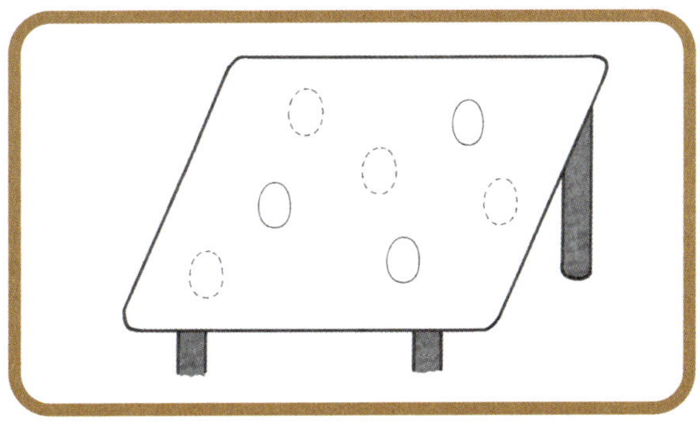

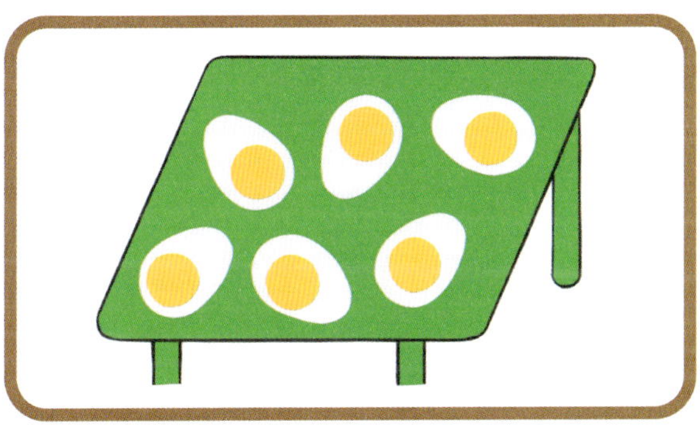

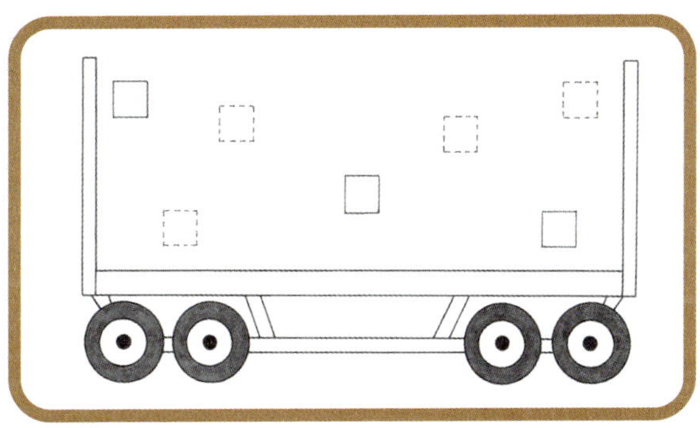

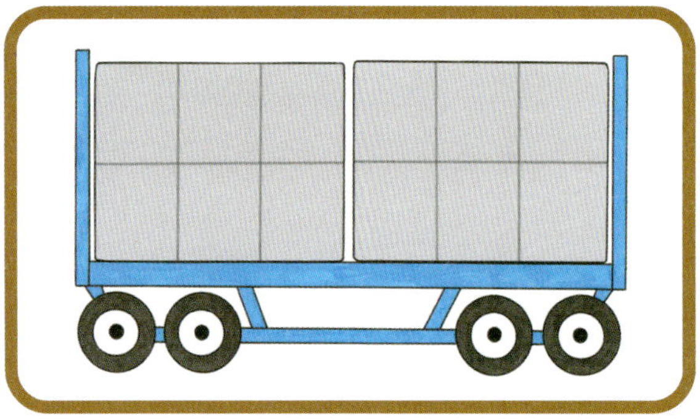
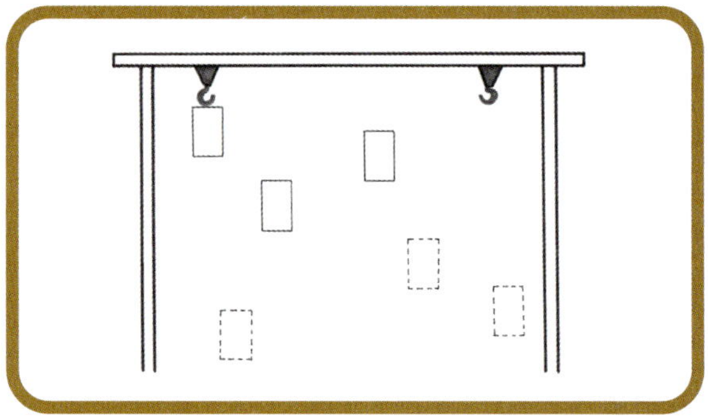
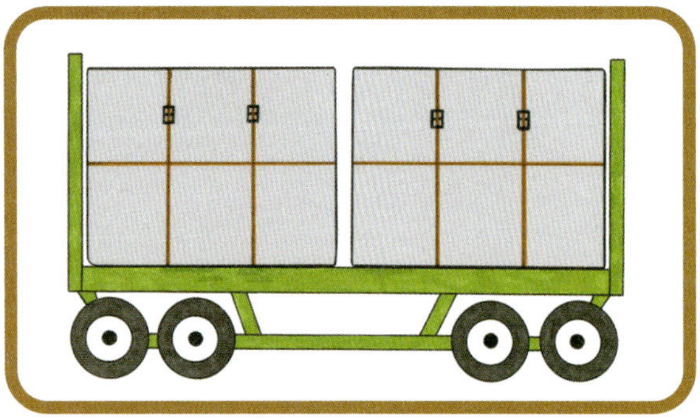
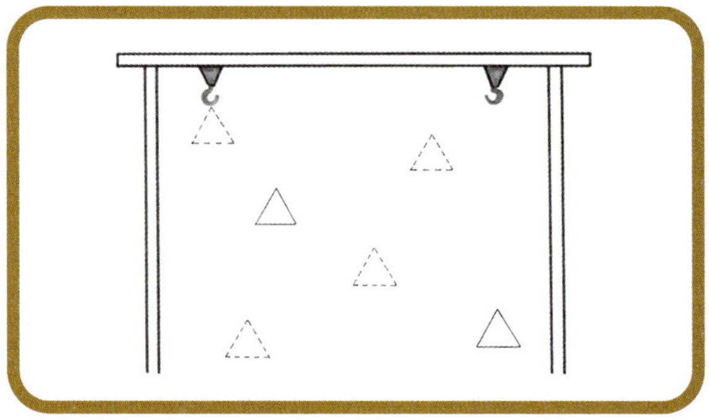
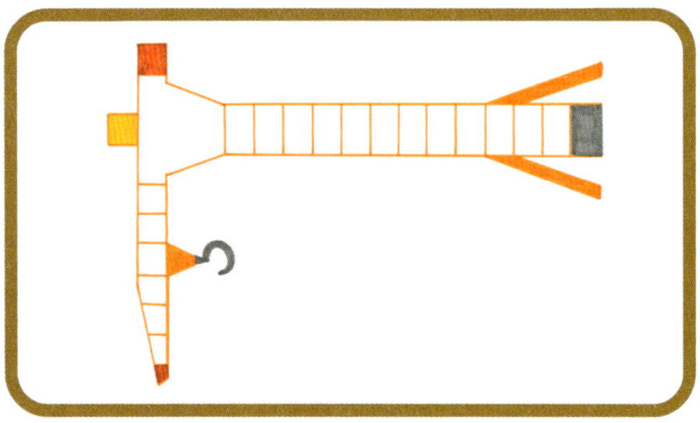
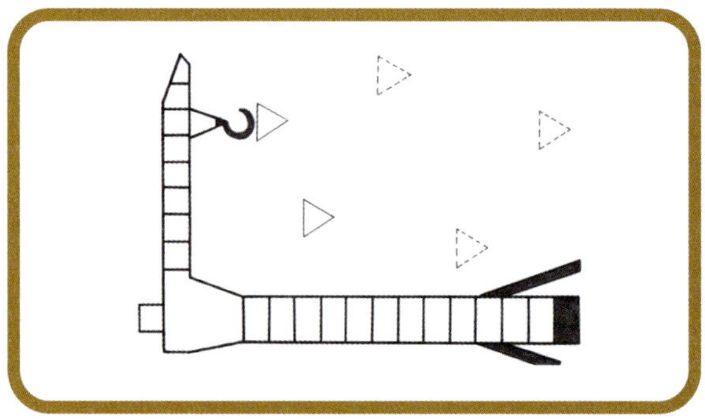

5.5 Spiele zu den Grundmustern

Kinder üben während der Malentwicklung beim Gestalten und Ausschmücken ihrer Bilder die Grundmuster der Schrift. Während in den ersten Spielen die Grundformen geübt werden, ist der Inhalt der folgenden Spiele Zinnen / Zickzack / Wellen / Arkaden und Girlanden / Schlaufen und umgedrehte Schlaufen.

Die ersten drei Spiele haben Zinnen, Zickzack und Wellen zum Thema. Jedes dieser drei Spiele besteht aus 4 Spielplänen und 4 Übungsblättern.

Im vierten Spiel werden Arkaden und Girlanden geübt, also die gleiche Form in umgedrehter Richtung. Es enthält 2 einzelne Spielpläne und 2 Doppelspielpläne, die inhaltlich sowohl zu den Arkaden als auch zu den Girlanden passen. Von den 8 Übungsblättern wird das Gewünschte dem Übungsziel entsprechend ausgewählt.

Im fünften Spiel werden Schlaufen und umgedrehte Schlaufen geübt, also die gleiche Form in umgedrehter Richtung. Es enthält 3 einzelne Spielpläne und 1 Doppelspielplan, der inhaltlich sowohl zu den Schlaufen als auch zu den umgedrehten Schlaufen passt. Von den 8 Übungsblättern wird das Gewünschte dem Übungsziel entsprechend ausgewählt.

Im sechsten Spiel werden alle Grundmuster in einem gesteigerten Schwierigkeitsgrad ausgeführt. Es enthält 6 Spielpläne und 3 Übungsblätter mit Linien in verschiedenen Abständen. In diesen werden die Grundmuster ohne Vorgabe ausgeführt.
Die Linienabstände werden je nach Leistungsstand des Kindes zunächst größer, dann zunehmend kleiner gewählt.

Die Muster sind auf Spielkarten abgebildet und werden entsprechend des vorbereiteten Kartenstapels im Wechsel mit den feinmotorischen Tätigkeiten ausgeführt.

Hinweis: Zur Orientierung werden in der Beschreibung der einzelnen Stationen folgende Abkürzungen verwendet:

SP = Spielplan
ÜB = Übungsblatt

5.5.1 Auf der Ritterburg

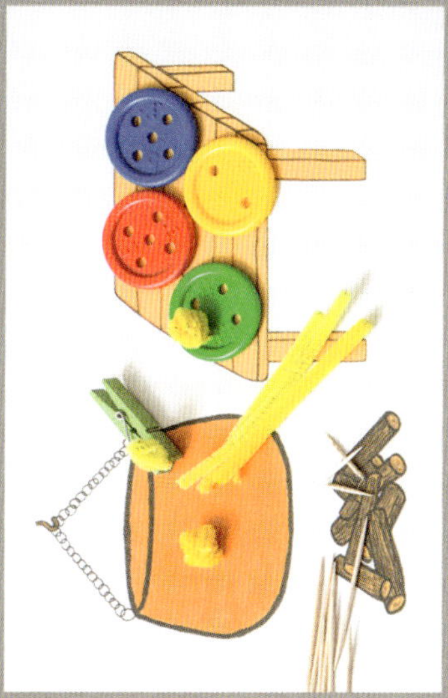

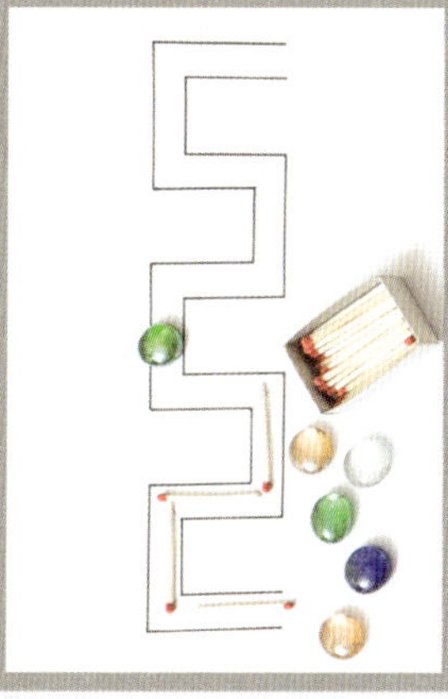

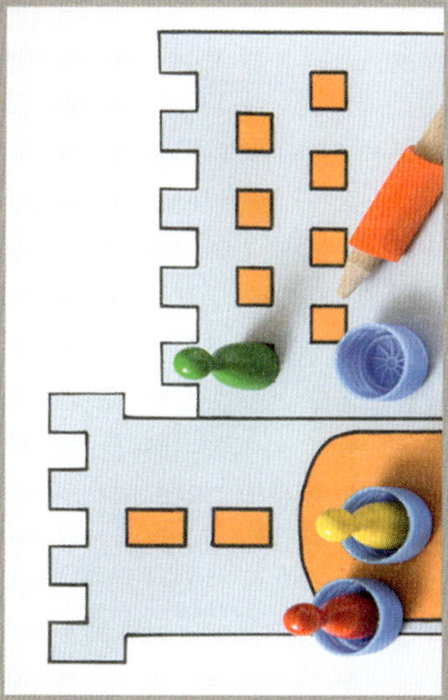

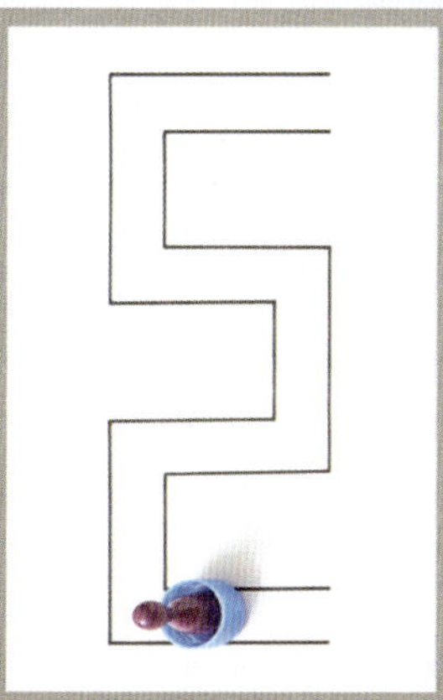

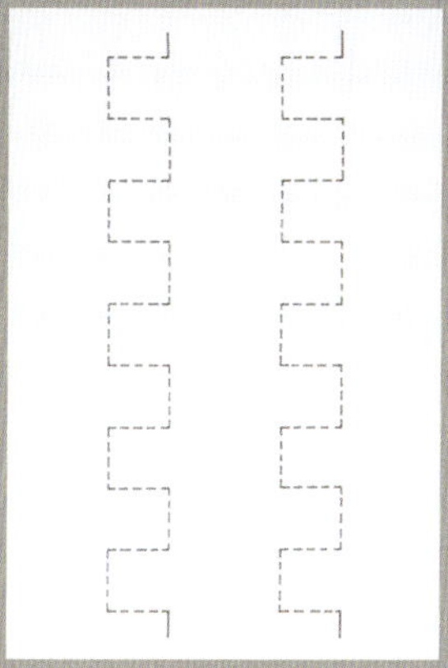

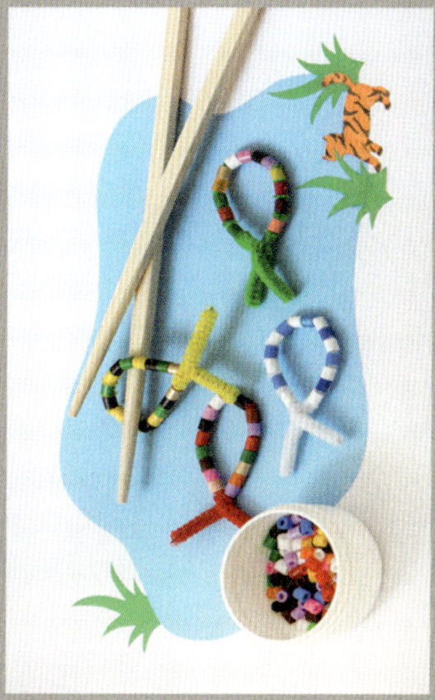

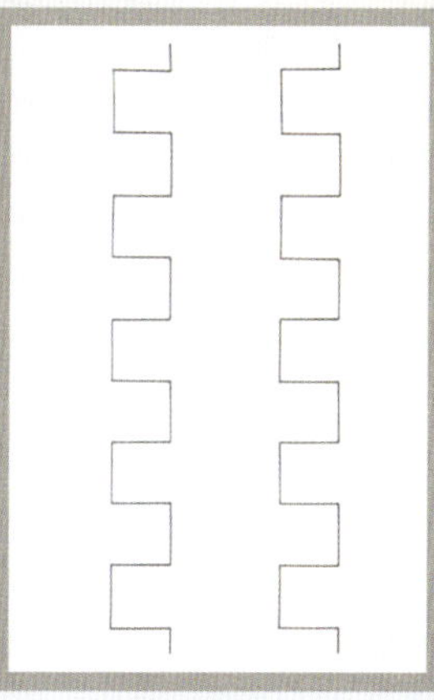

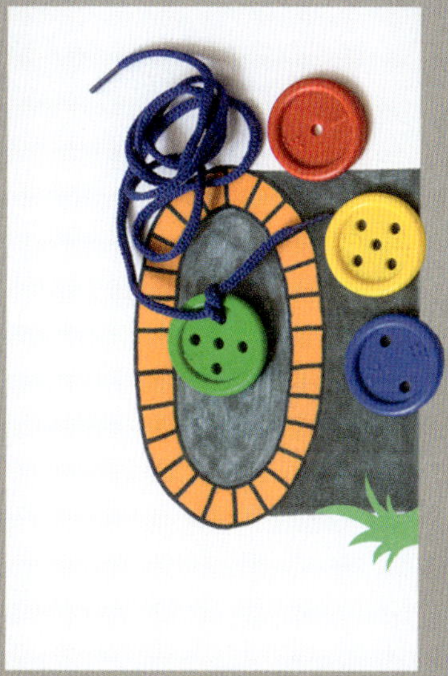

Thema Grafomotorik: Zinnen

Material aus der FeinMoKi:
6 Flaschenschraubdeckel
6 Spielfiguren
1 Schiebestab
6 Glasnuggets
Streichhölzer
Zahnstocher
6 Pfeifenputzer, kurz
2 Essstäbchen
Bügelperlen
1 Klammer
4 Knöpfe
1 Schnur

Spielpläne:
Burg
Burgküche
Brunnen
Burgteich

Übungsblätter:
Große Zinnen Doppellinie – Rückkehr vom Ausritt
Kleine Zinnen Doppellinie – verwinkelte Burggänge
Kleine Zinnen durchgehende Linie – Weg zum Fischteich
Kleine Zinnen gestrichelte Linie – Weg der Katze

Spielkarten für die 8 Stationen

Beschreibung der Stationen:

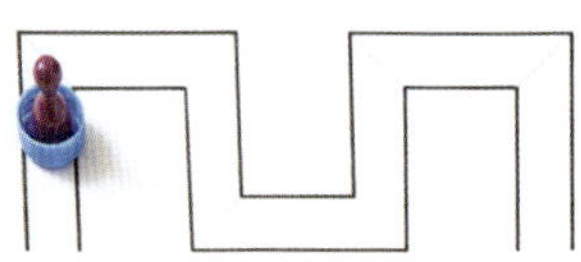

***ÜB** Die Ritterfamilie kehrt vom Ausritt zurück*

Das Kind stellt eine Spielfigur (Ritter) in einen Flaschenschraubdeckel (Pferd) und schiebt diesen durch die Doppellinie der großen Zinnen (Heimweg). Die „Spur, die jeder Ritter hinterlässt", zeichnet es mit Buntstiften oder Bleistift zwischen der Doppellinie der großen Zinnen. An den grauen Linien in den Ecken soll es abbremsen und den Richtungswechsel bewusst ausführen.

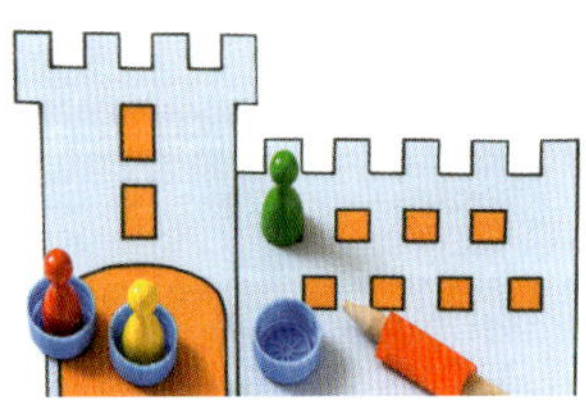

***SP** Ankunft in der Burg*

Am Ende des Heimwegs angekommen, stellt das Kind das Pferd in das Tor der Burg, holt die Spielfigur aus dem Flaschenschraubdeckel und schiebt diese mit dem Schiebestab in ein Fenster (Zimmer des Ritters).

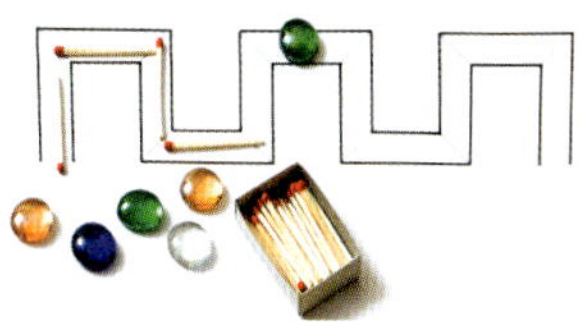

ÜB *Die Ritterkinder spielen in den verwinkelten Burggängen*

Das Kind schiebt je ein Glasnugget durch die Doppellinie der kleinen Zinnen. Damit „sich das Ritterkind den Weg merken kann", zeichnet das Kind den Weg mit Buntstiften oder Bleistift zwischen der Doppellinie der kleinen Zinnen. An den grauen Linien in den Ecken soll es abbremsen und den Richtungswechsel bewusst ausführen.

Variation: Das Kind baut die Spur mit Streichhölzern nach (die Ritterkinder merken sich den Weg, damit sie sich nicht verlaufen).

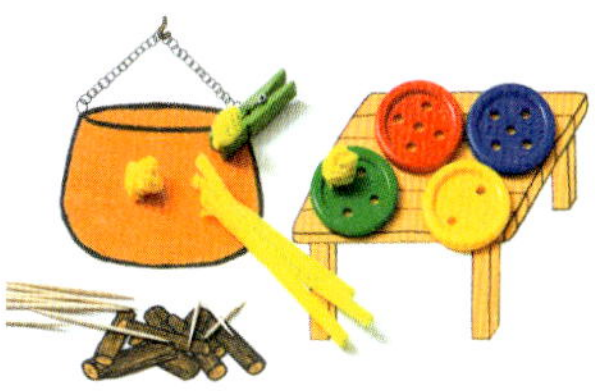

SP *In der Burgküche wird gekocht*

„Um das Feuer anzufachen", zerbricht das Kind Zahnstocher und legt sie auf die Feuerstelle. Es rollt aus kurzen Pfeifenputzern kleine, feste „Knubbel" und legt sie auf den Topf (Knödel, das Lieblingsessen der Ritterkinder).

Das Kind holt die „heißen, fertigen Knödel" mit der Klammer aus dem Kessel und legt sie auf die Teller, die auf dem Tisch stehen (Knöpfe).

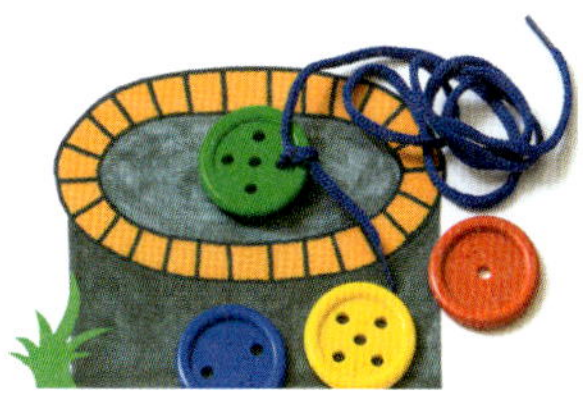

SP *Spielsachen sind in den Burgbrunnen gefallen*

Das Kind befestigt einen Knopf am Ende einer Schnur, rafft vom anderen Ende her die Schnur ohne Hilfe der anderen Hand mit Daumen und Zeigefinger unter die Handfläche und bindet anschließend den Knopf wieder los.

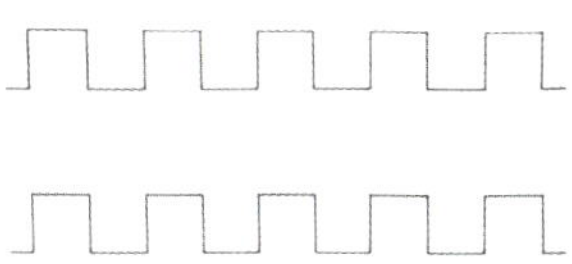

ÜB *Die Ritterkinder gehen zum Fischteich*

Das Kind spurt mit Buntstiften oder Bleistift die durchgehende Linie der kleinen Zinnen nach.

Variation: Das Kind hält je 1 Spielfigur (Ritterkind) mit Ring- und kleinem Finger fest und spurt die Linie mit dem Stift nach.

Am Ende angekommen, stellt es das Ritterkind zum Teich.

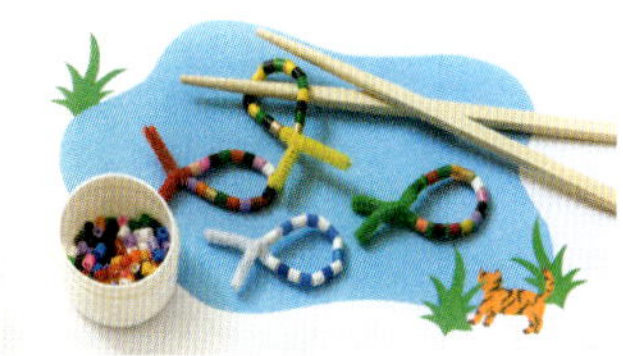

SP *Die Ritterkinder fangen Fische*

Das Kind fädelt Bügelperlen auf Pfeifenputzer, lässt aber die Enden frei. Danach formt es Fische daraus, indem es die Pfeifenputzer kurz vor deren Enden verdreht und legt sie in den Teich. Mit 2 Essstäbchen versucht es, die Fische aus dem Teich zu heben (fangen).

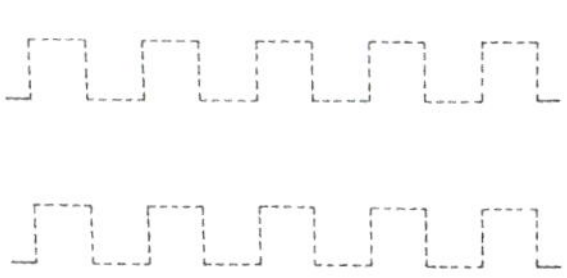

ÜB *Die Katze klaut Fische*

Das Kind nimmt einen Fisch in die hinteren Finger der dominanten Hand (oder in die andere Hand), spurt mit Buntstiften oder Bleistift die gestrichelte Linie der kleinen Zinnen nach (der Weg, den die Katze zum Fischteich geht) und legt den Fisch am Ende ab.

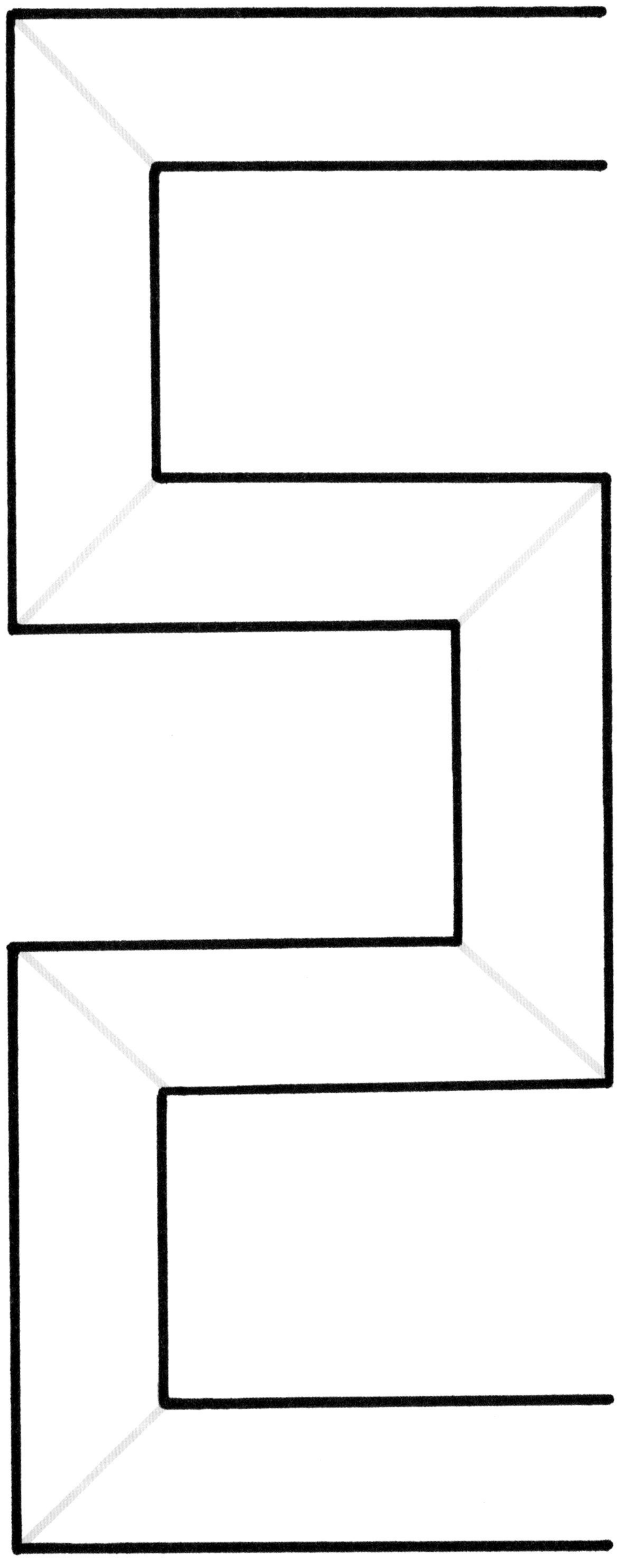

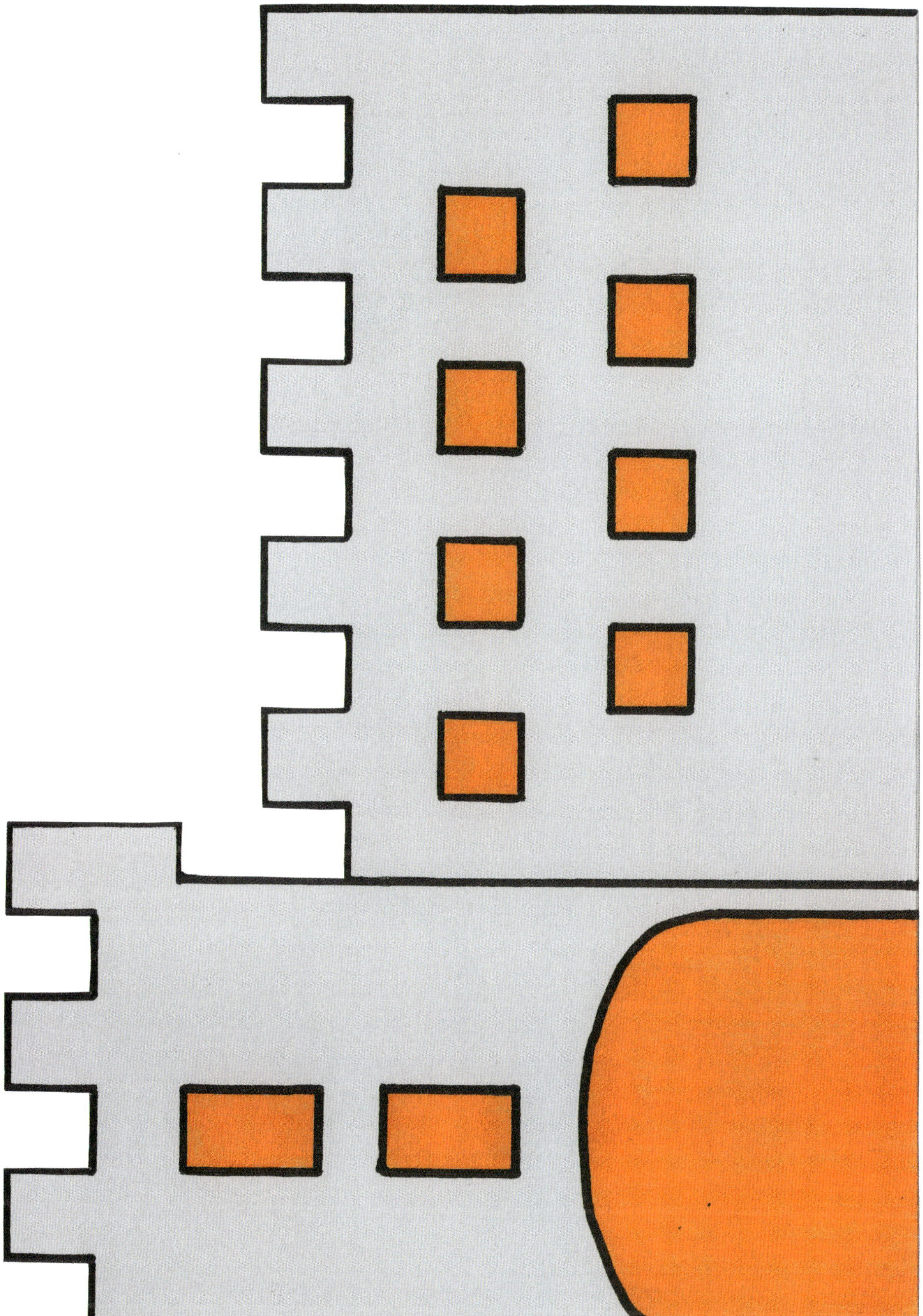

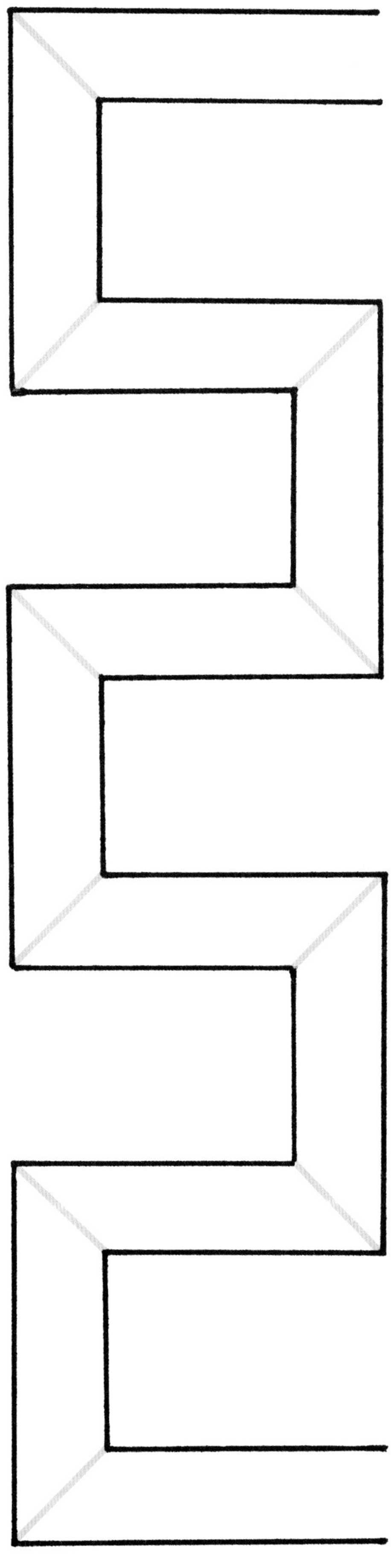

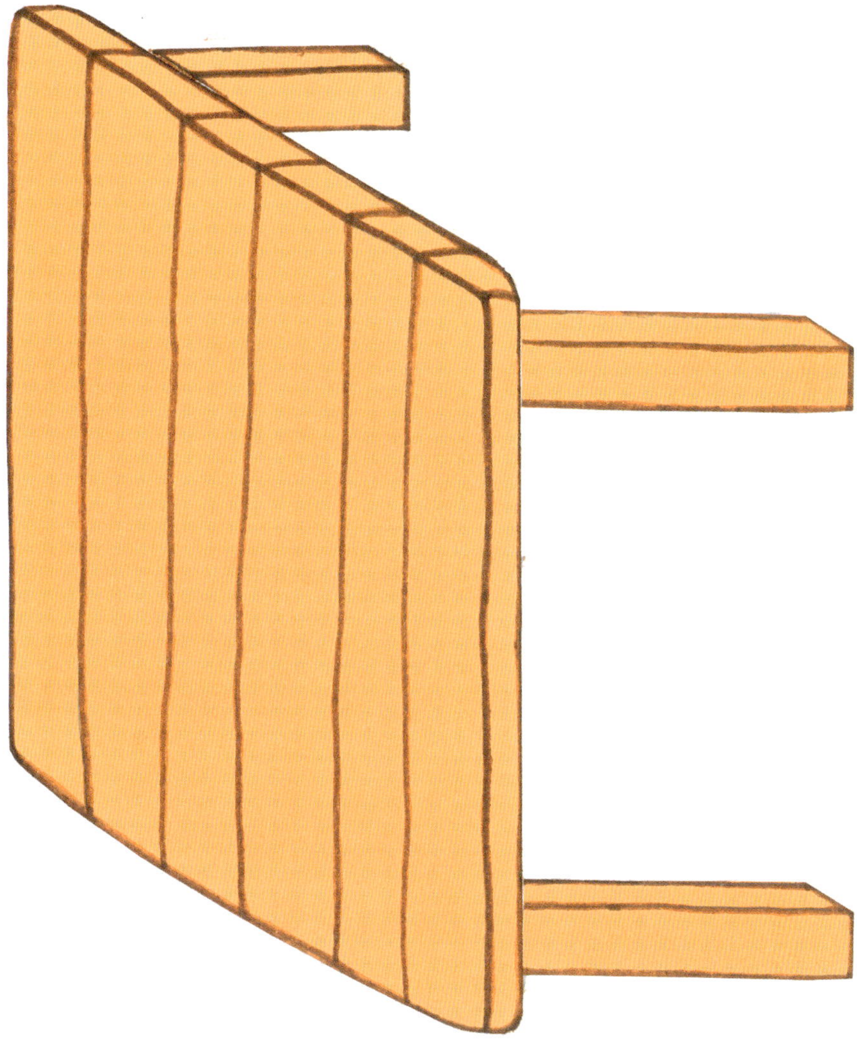

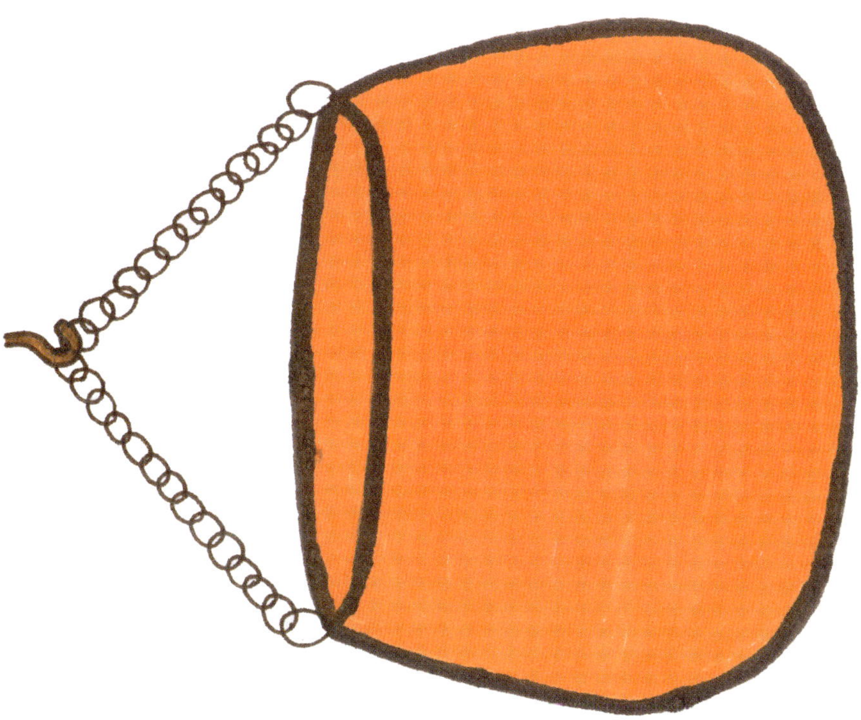

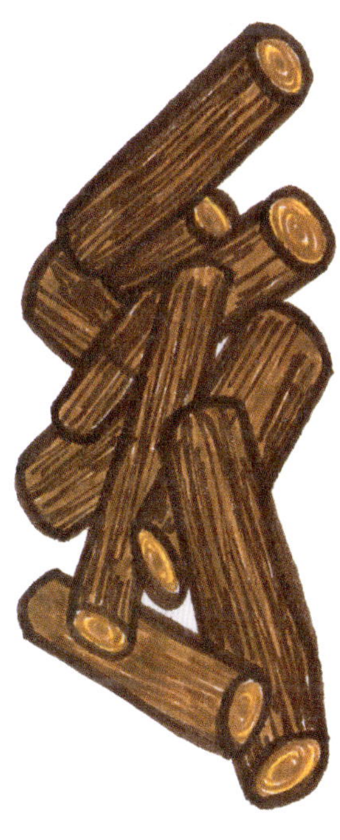

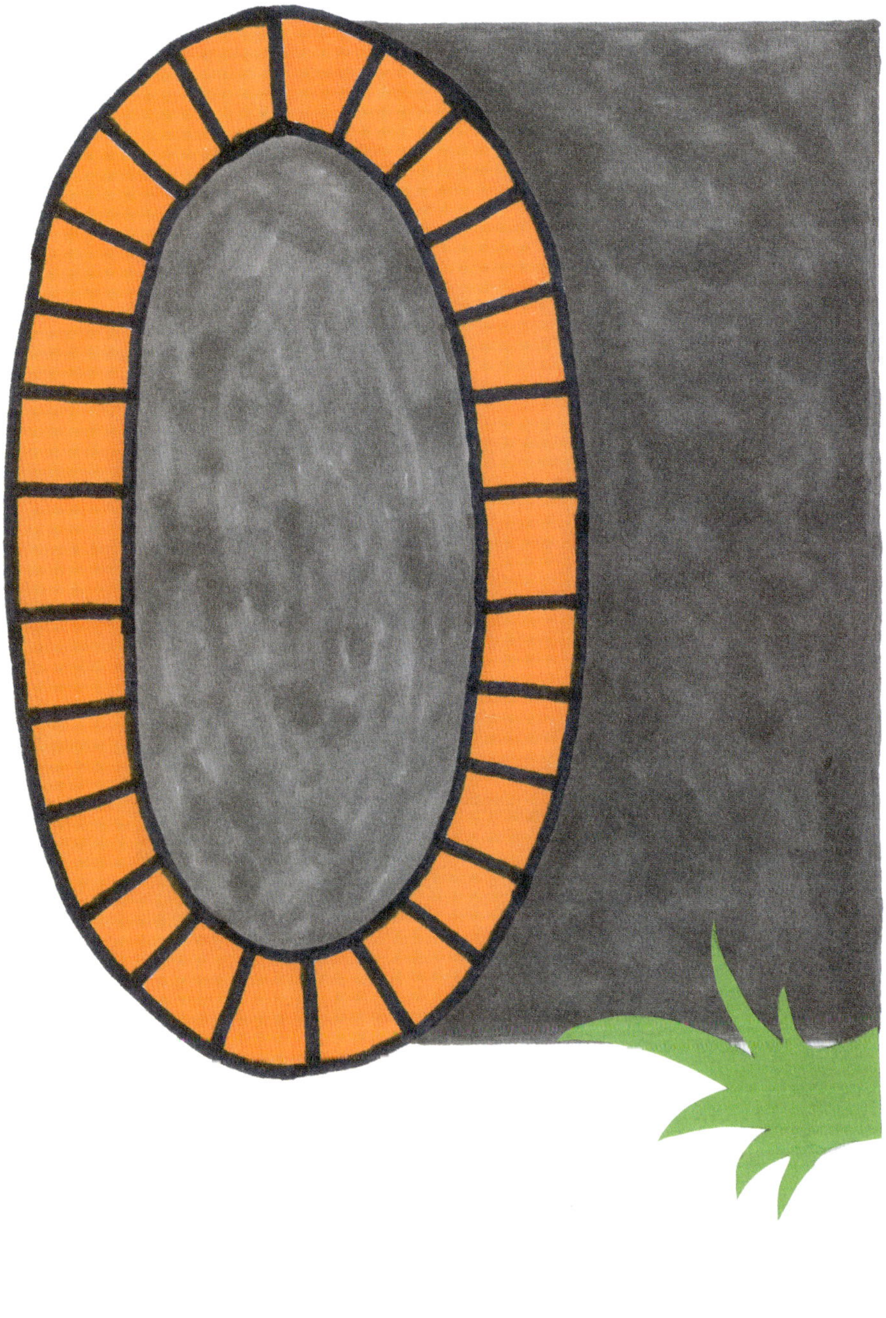

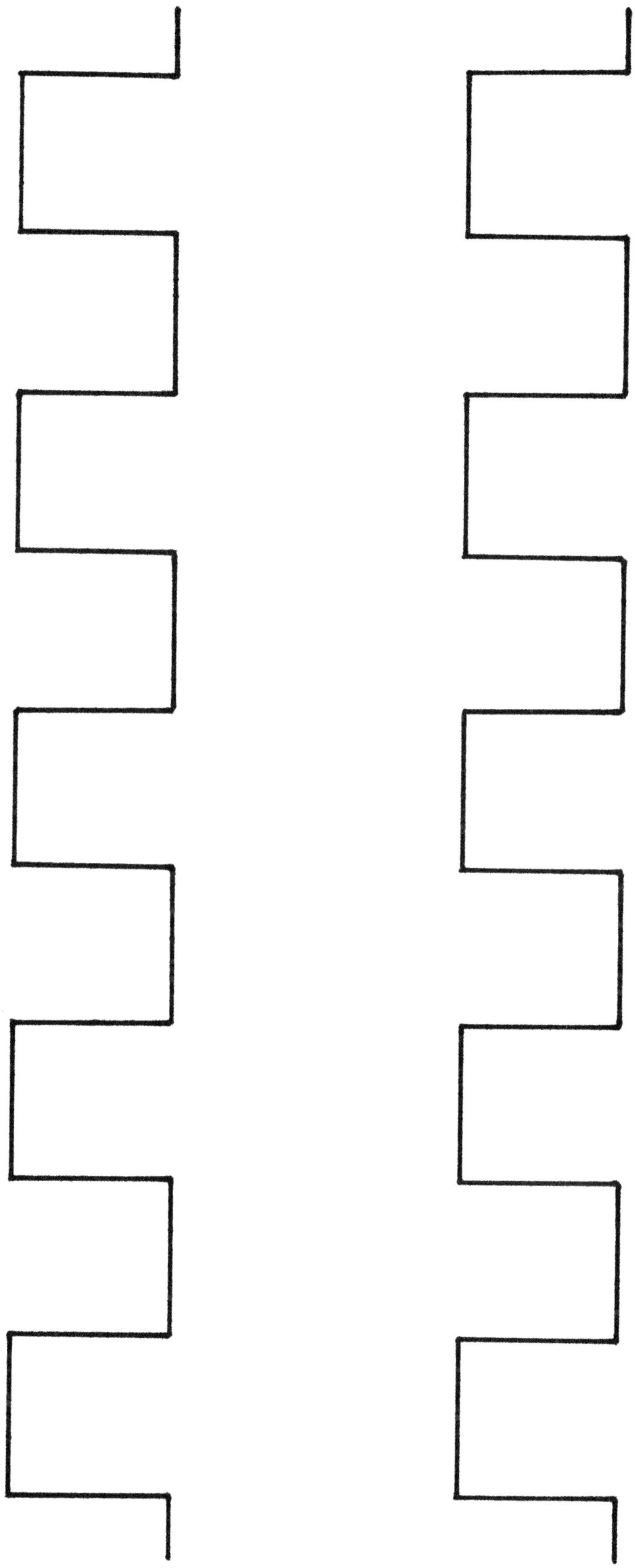

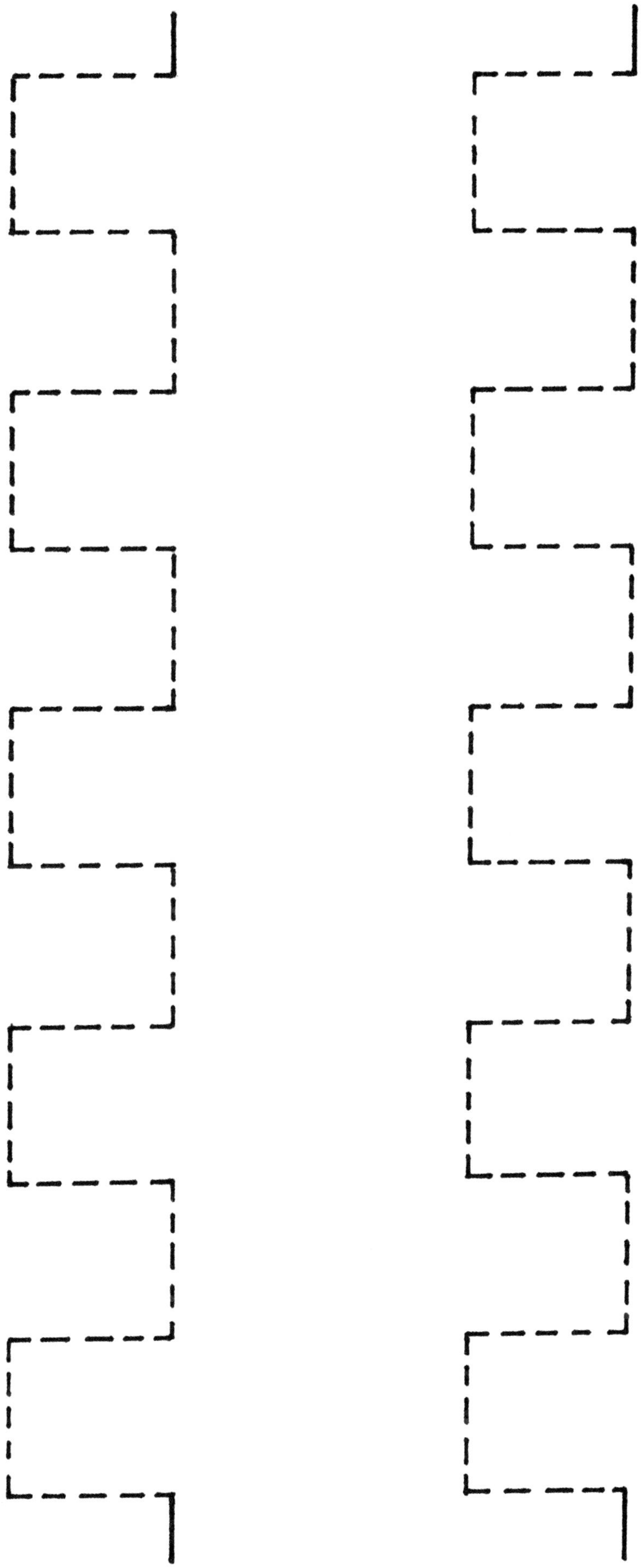

Spielkarten „Auf der Ritterburg“

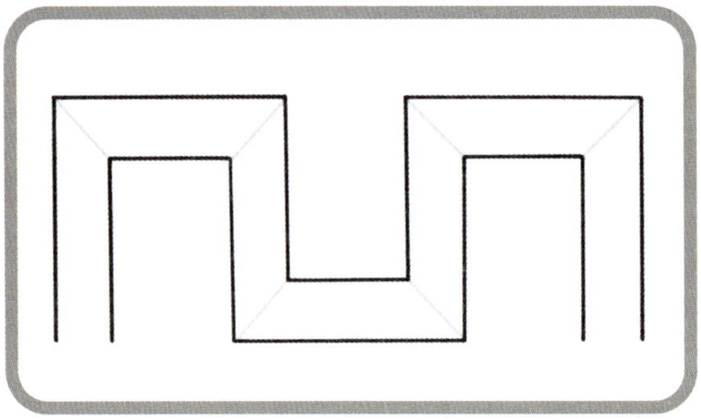

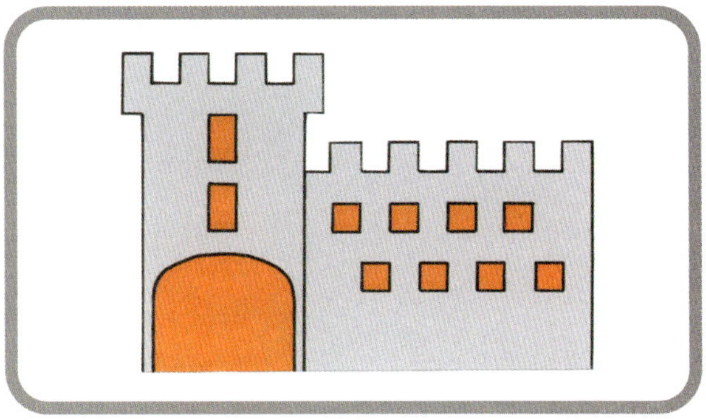

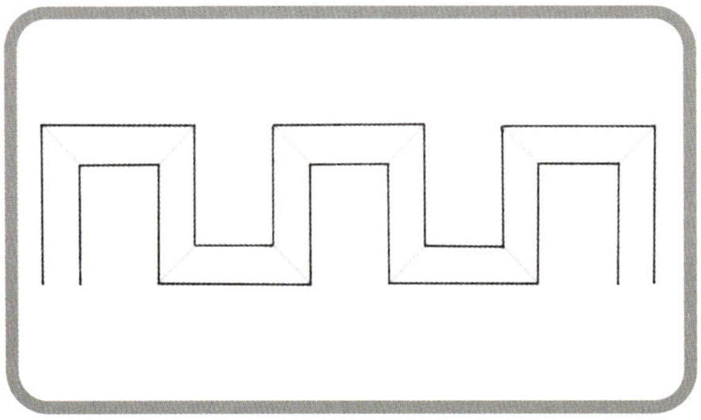

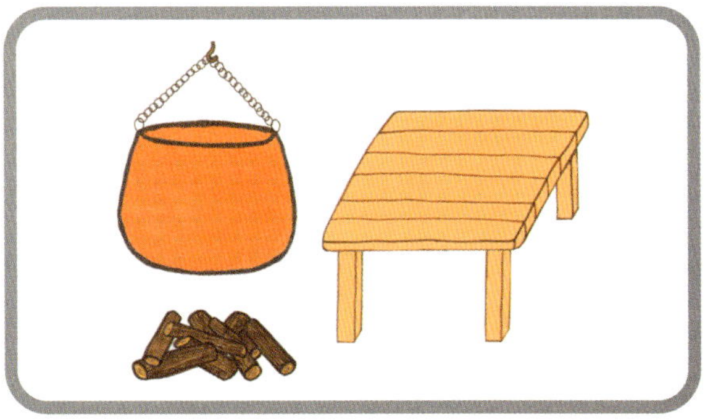

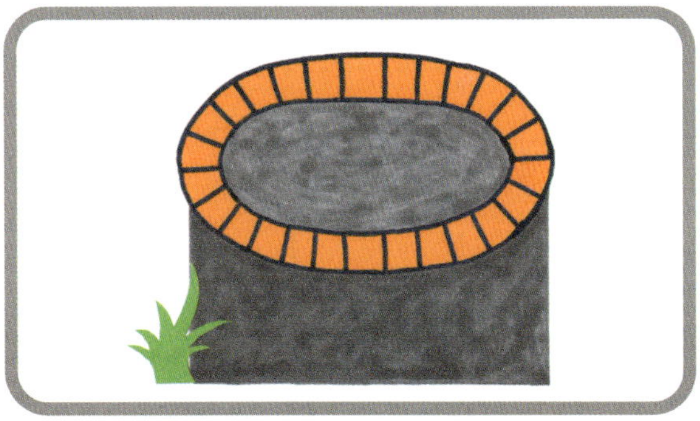

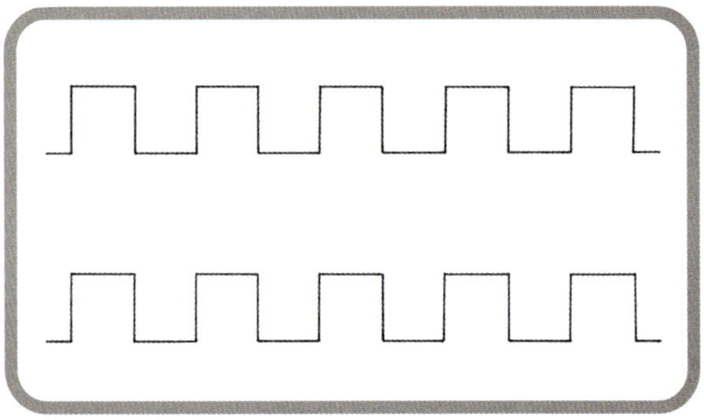

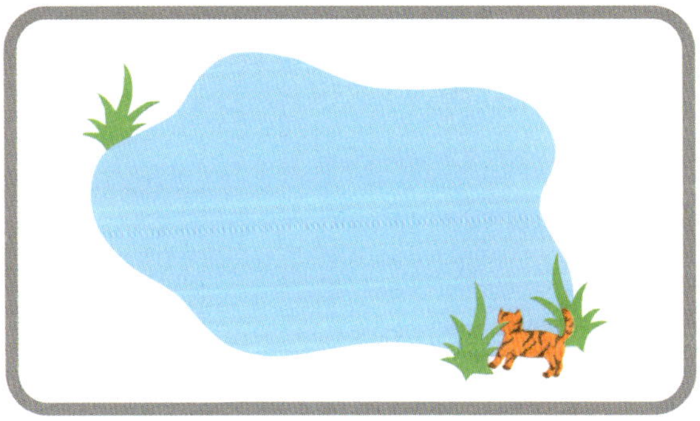

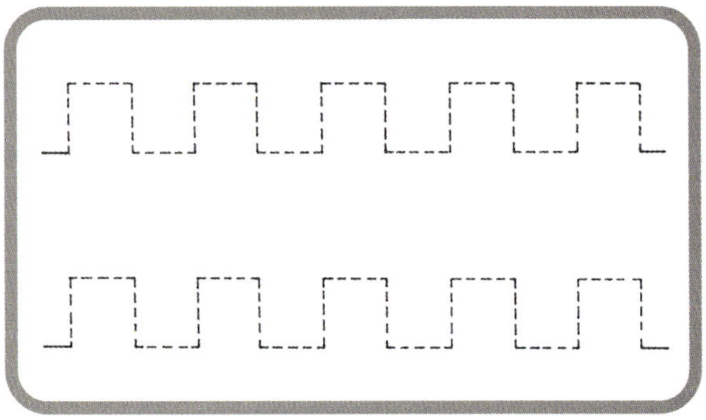

5.5.2 Wanderung in den Bergen

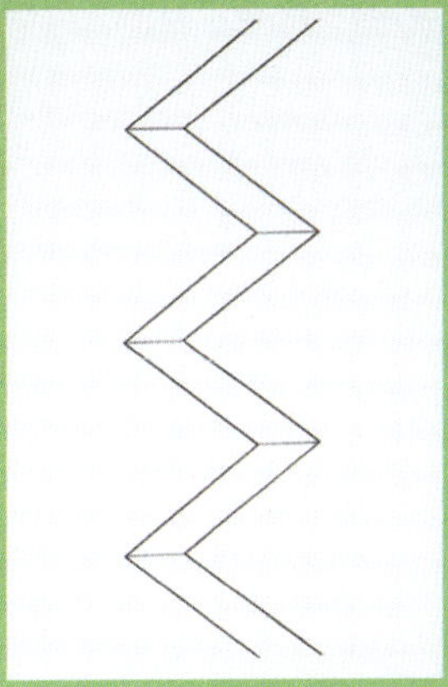

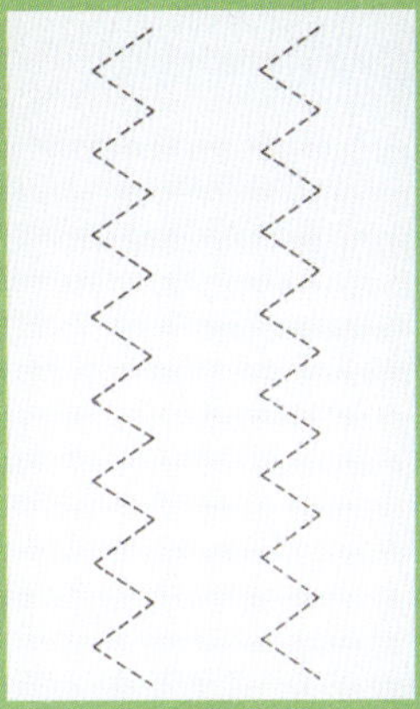

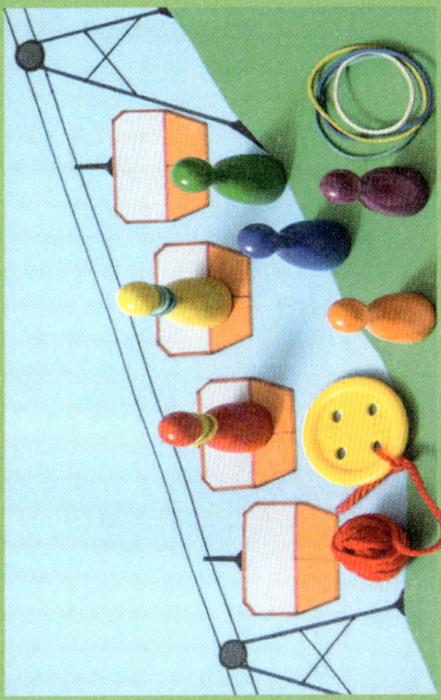

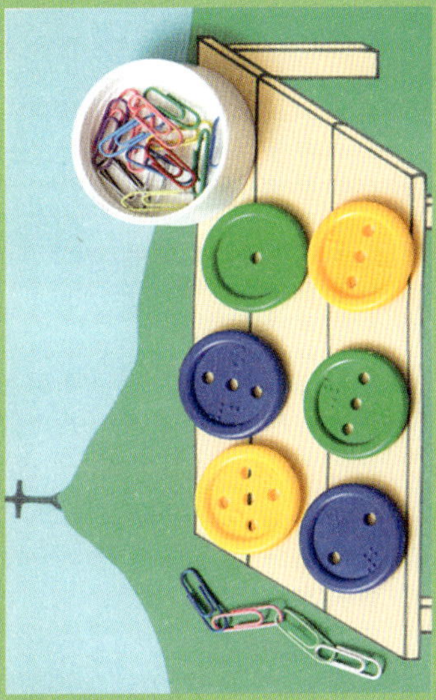

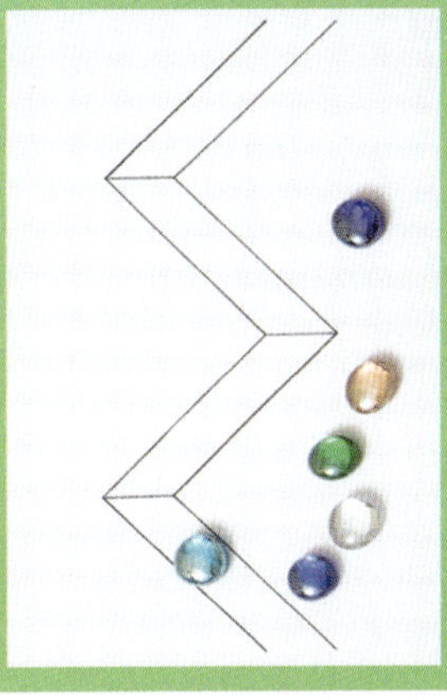

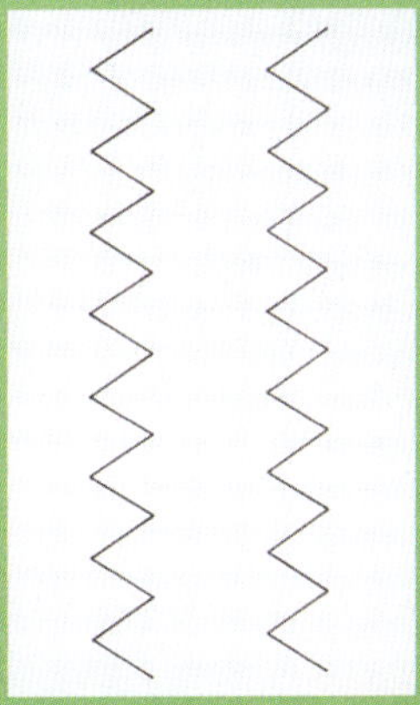

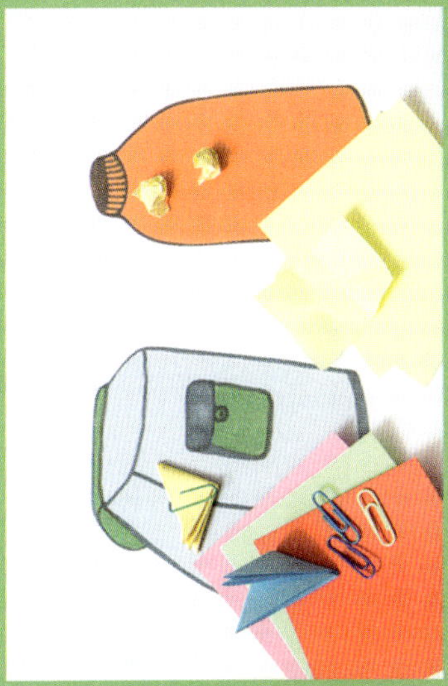

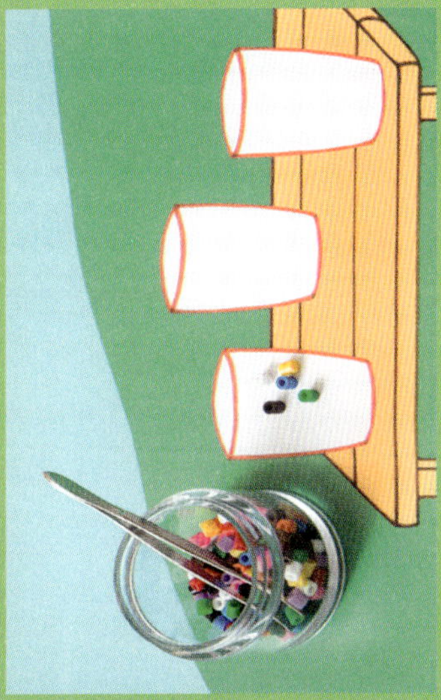

Thema Grafomotorik: Zickzack

Material aus der FeinMoKi:
Notizzettel
6 Spielfiguren
Haushaltsgummiringe
7 Knöpfe
1 Garnknäuel, klein
1 Pinzette
6 Glasnuggets
Büroklammern

Spielpläne:
Rucksack und Flasche
Bergbahn
Tisch mit Bechern
Tisch am Gipfelkreuz

Übungsblätter:
Großer Zickzack Doppellinie – Wanderung beginnt
Kleiner Zickzack Doppellinie – weiter zu den Berggipfeln
Kleiner Zickzack durchgehende Linie – balancieren auf dem Bergkamm
Kleiner Zickzack gestrichelte Linie – durchs Geröll zum Tal zurück

Spielkarten für die 8 Stationen

Beschreibung der Stationen:

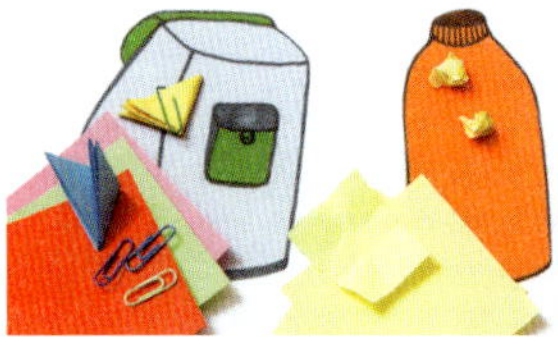

***SP** Der Rucksack wird gepackt und die Getränkeflasche gefüllt*

Das Kind faltet Notizzettel diagonal mehrfach zusammen, fixiert die Bündel (gefaltete Kleidung) mit Büroklammern und legt sie auf den Rucksack. Es reißt von einem Notizzettel Streifen ab, knüllt diese zusammen und legt die Knubbel „als Getränk“ auf die Flasche.

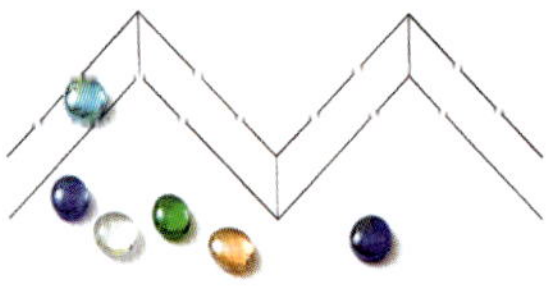

***ÜB** Die Wanderung über die Berge beginnt*

Das Kind schiebt mit dem Finger je ein Glasnugget zwischen der Doppellinie des großen Zickzacks und zeichnet mit Buntstiften oder Bleistift „die Spur der Wanderer“. An den grauen Linien in den Ecken soll es abbremsen und den Richtungswechsel bewusst ausführen.

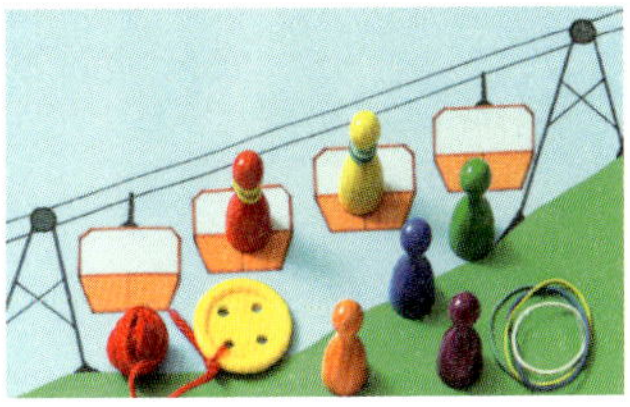

***SP** Fahrt mit der Bergbahn*

Das Kind bindet zunächst einen Knopf an das Ende des Garnknäuels und wickelt das Garn etwas ab. Es wickelt um eine Spielfigur einen Gummiring „als Schal“ und stellt sie in eine der Kabinen. Dann stellt es die Spielfigur auf den Knopf und zieht diesen durch behutsames Aufwickeln des Garns zu sich heran (Fahrt der Bergbahn).

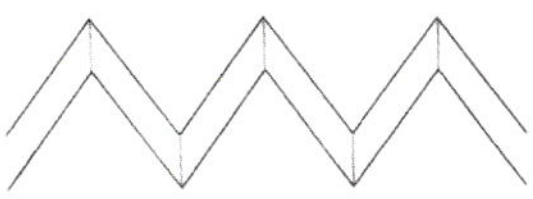

***ÜB** Weiter geht`s zu den hohen Berggipfeln*

Das Kind zeichnet mit Buntstiften oder Bleistift die „Spur der Wanderer“ zwischen der Doppellinie des kleinen Zickzacks. An den grauen Linien in den Ecken soll es abbremsen und den Richtungswechsel bewusst ausführen.

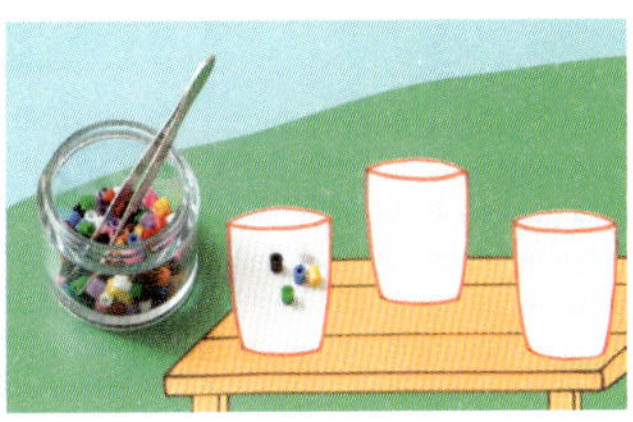

***SP** Pause auf der Alm*

Das Kind ergreift Bügelperlen mit der Pinzette (evtl. von einer rutschfesten Unterlage) und legt sie „als Fruchtstückchen im Milchmixgetränk“ auf die Becher.

Variation: Das Kind „spießt“ mehrere Bügelperlen auf einen Zahnstocher und legt sie auf die Becher.

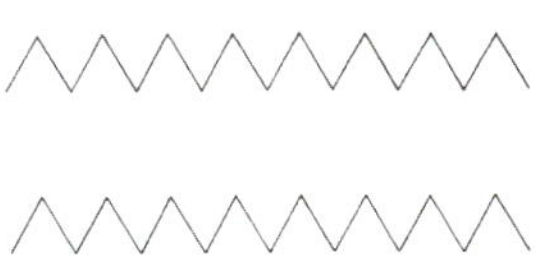

***ÜB** Auf dem Bergkamm wird vorsichtig balanciert*

Das Kind spurt mit Buntstiften oder Bleistift den kleinen Zickzack mit der durchgehenden Linie nach.

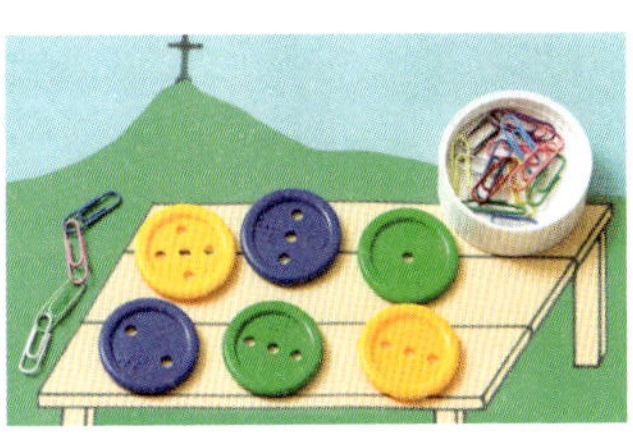

***SP** Einkehr auf dem Gipfel*

Das Kind hängt mehrere Büroklammern aneinander (Spaghetti) und legt sie auf die Knöpfe, die auf dem Tisch liegen (Teller).

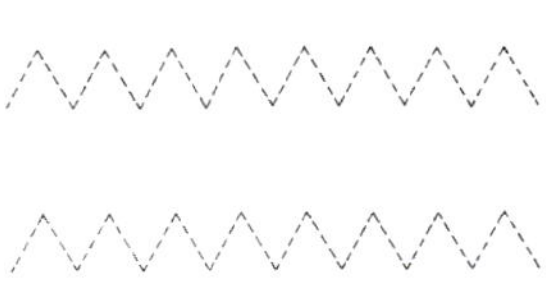

***ÜB** Durchs Geröll geht es zurück ins Tal*

Das Kind spurt mit Buntstiften oder Bleistift den kleinen Zickzack mit der gestrichelten Linie nach.

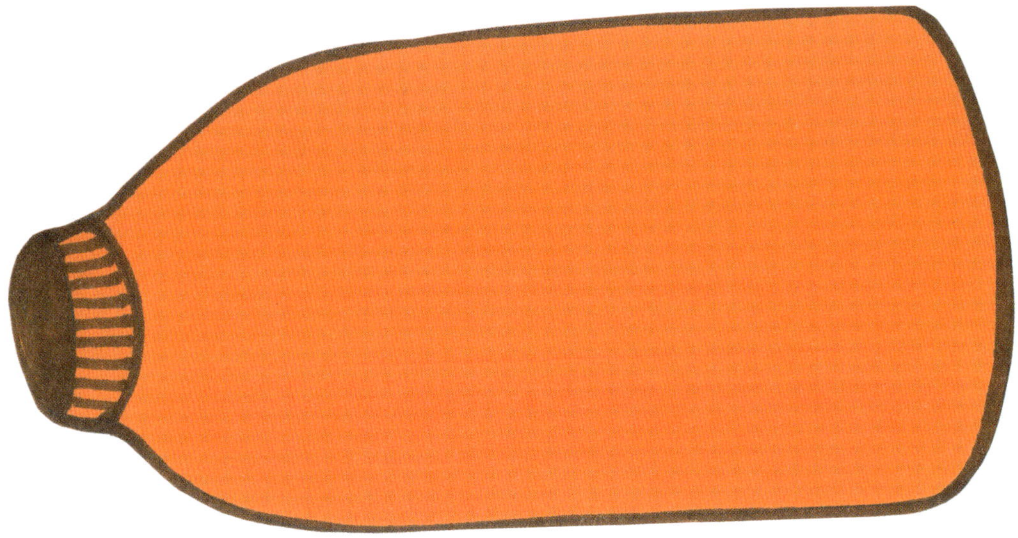

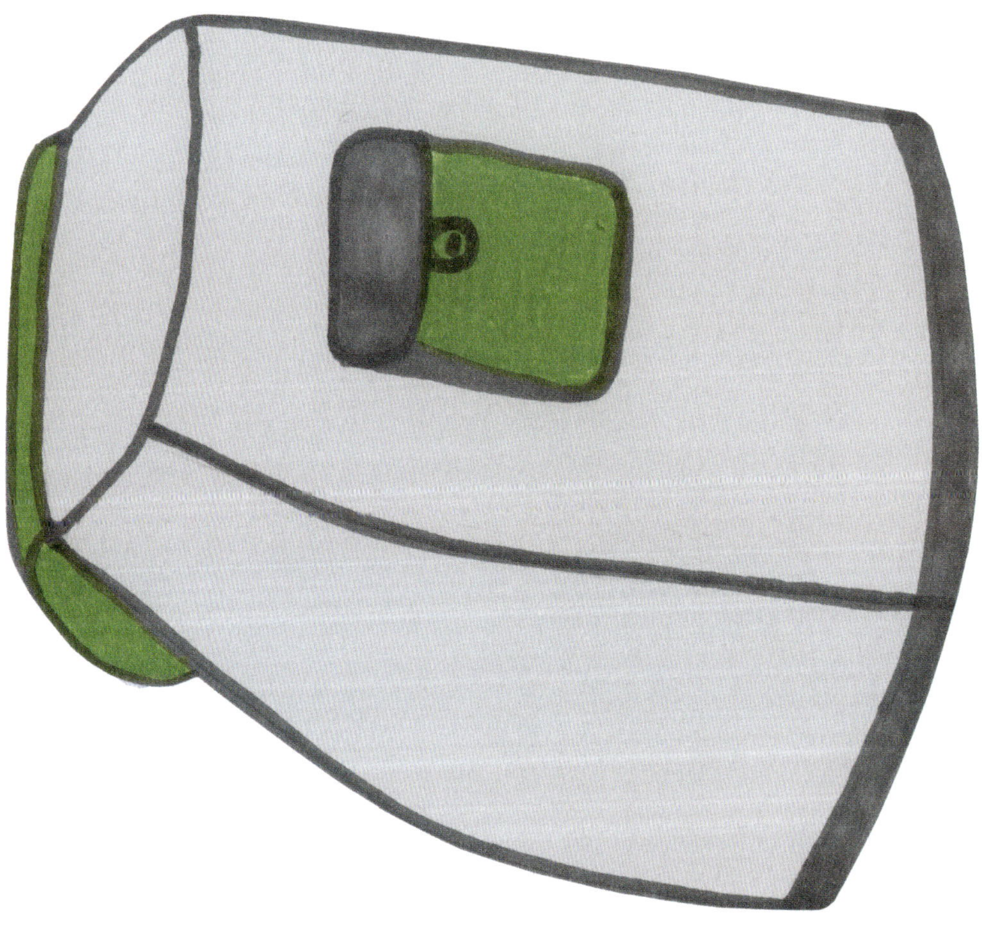

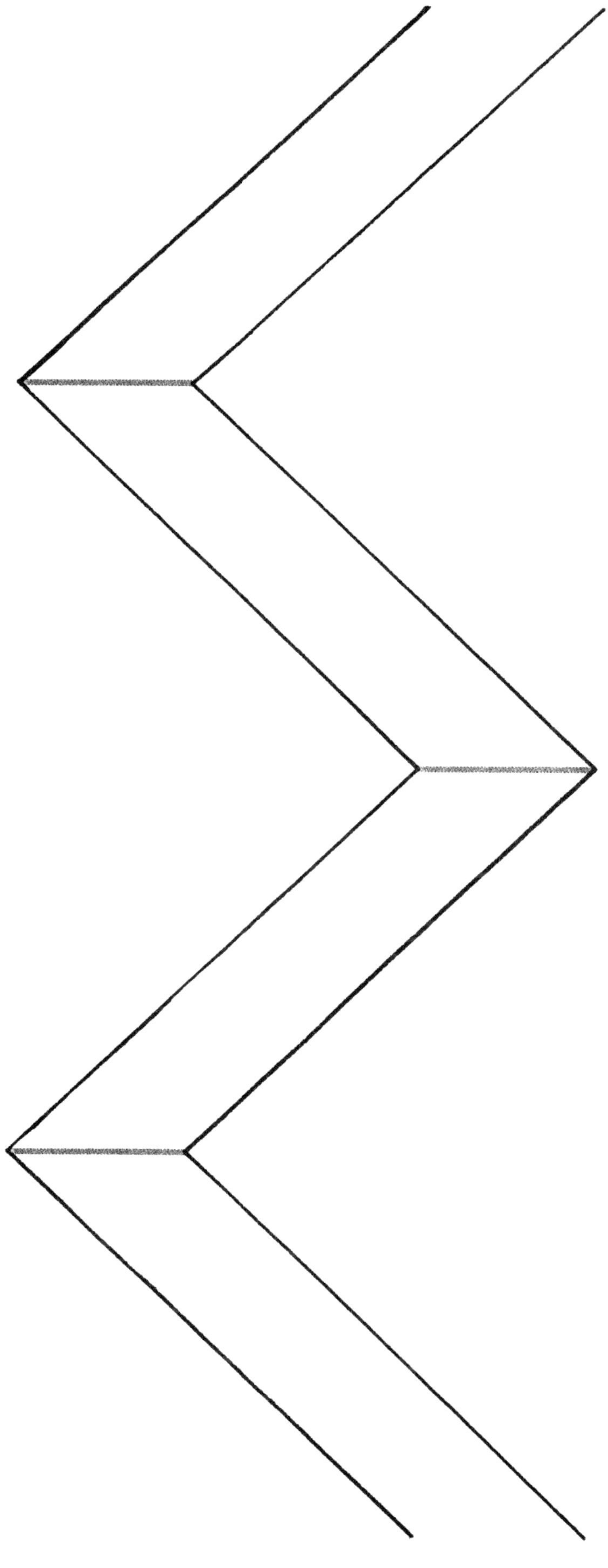

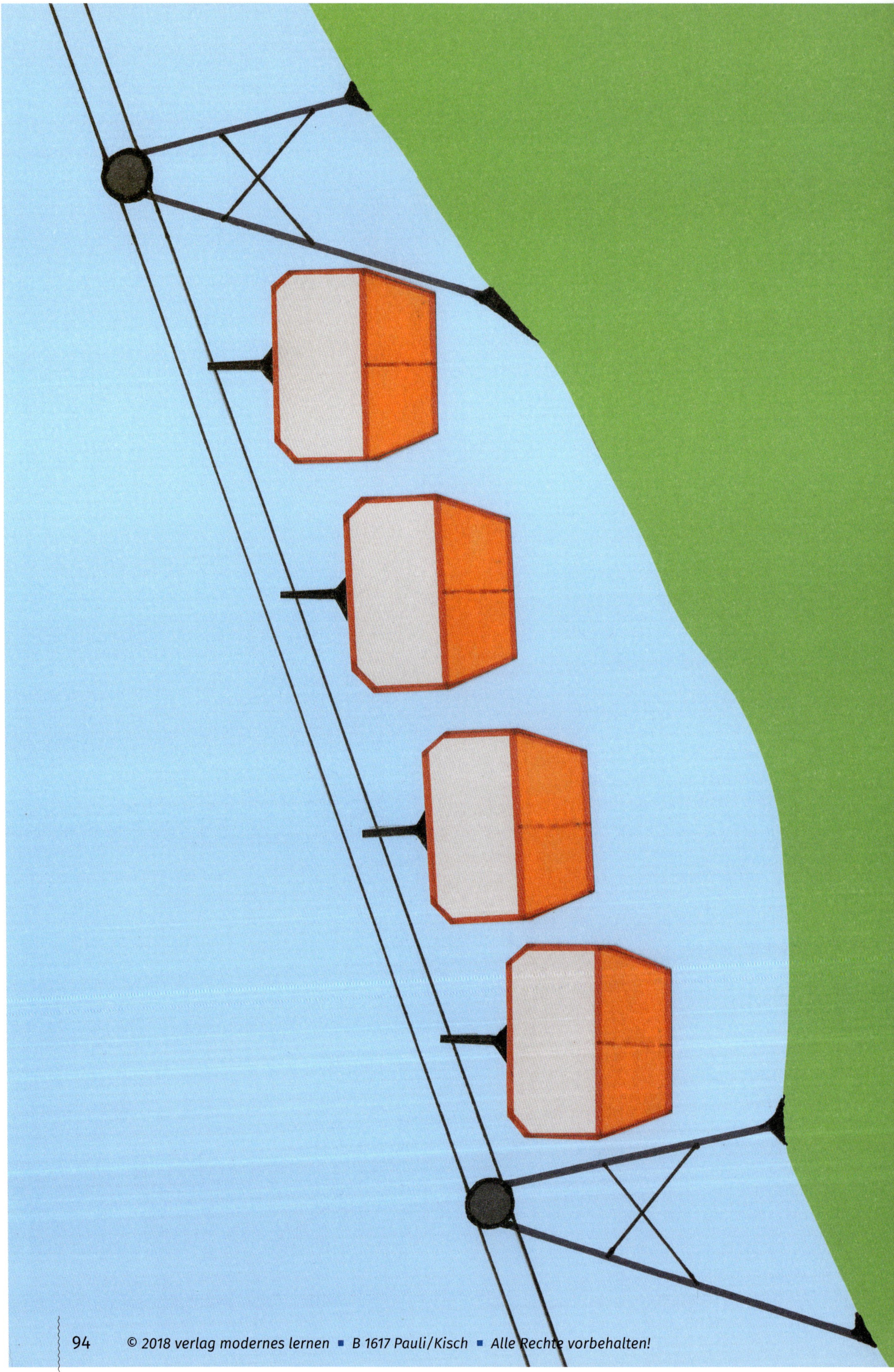

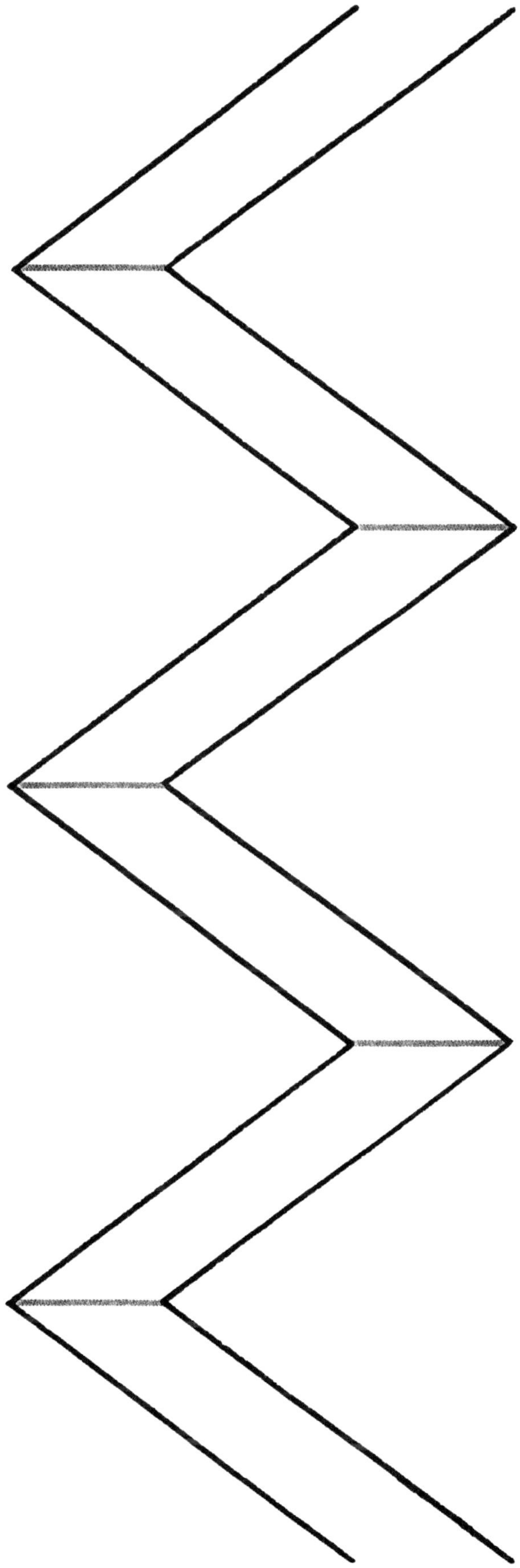

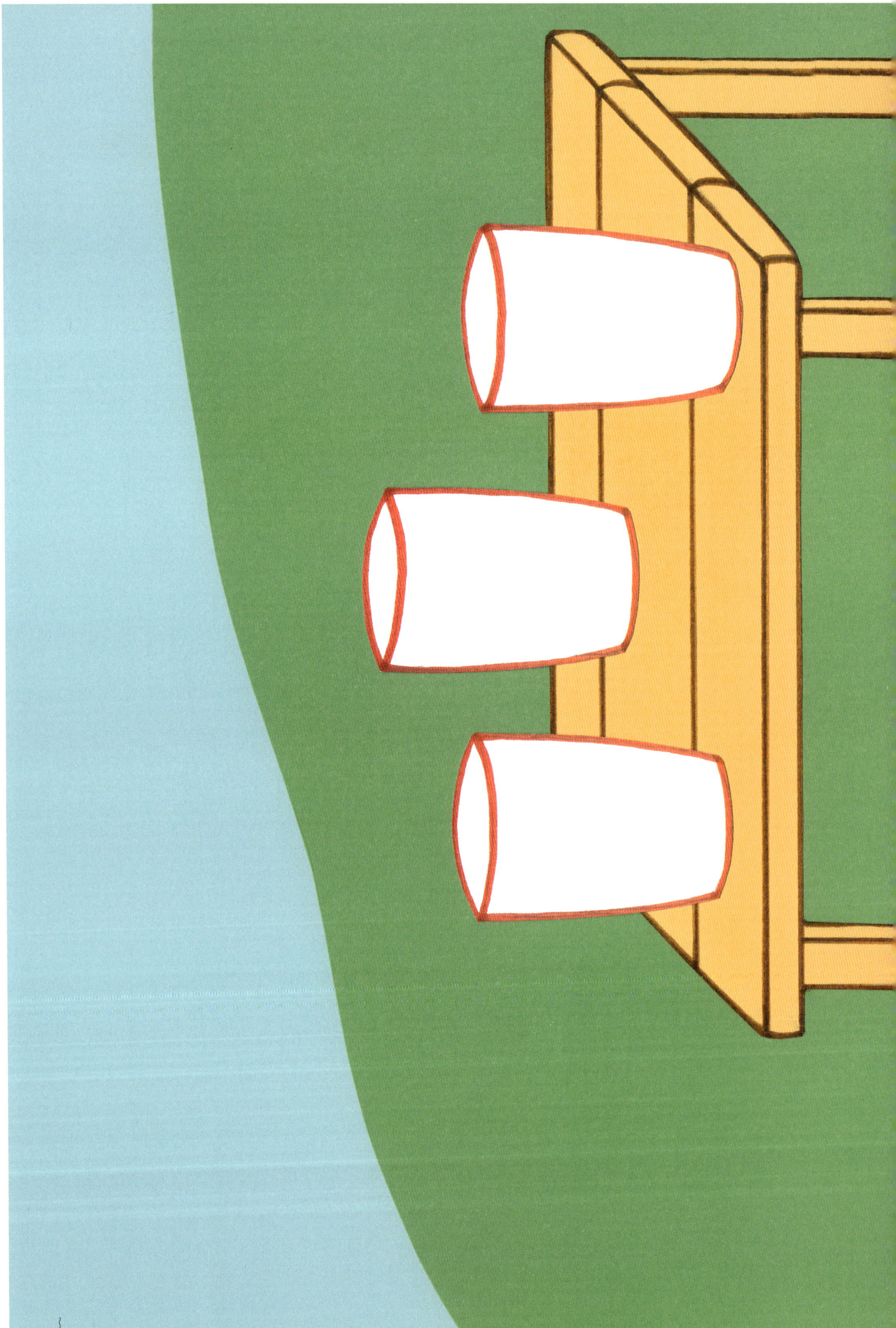

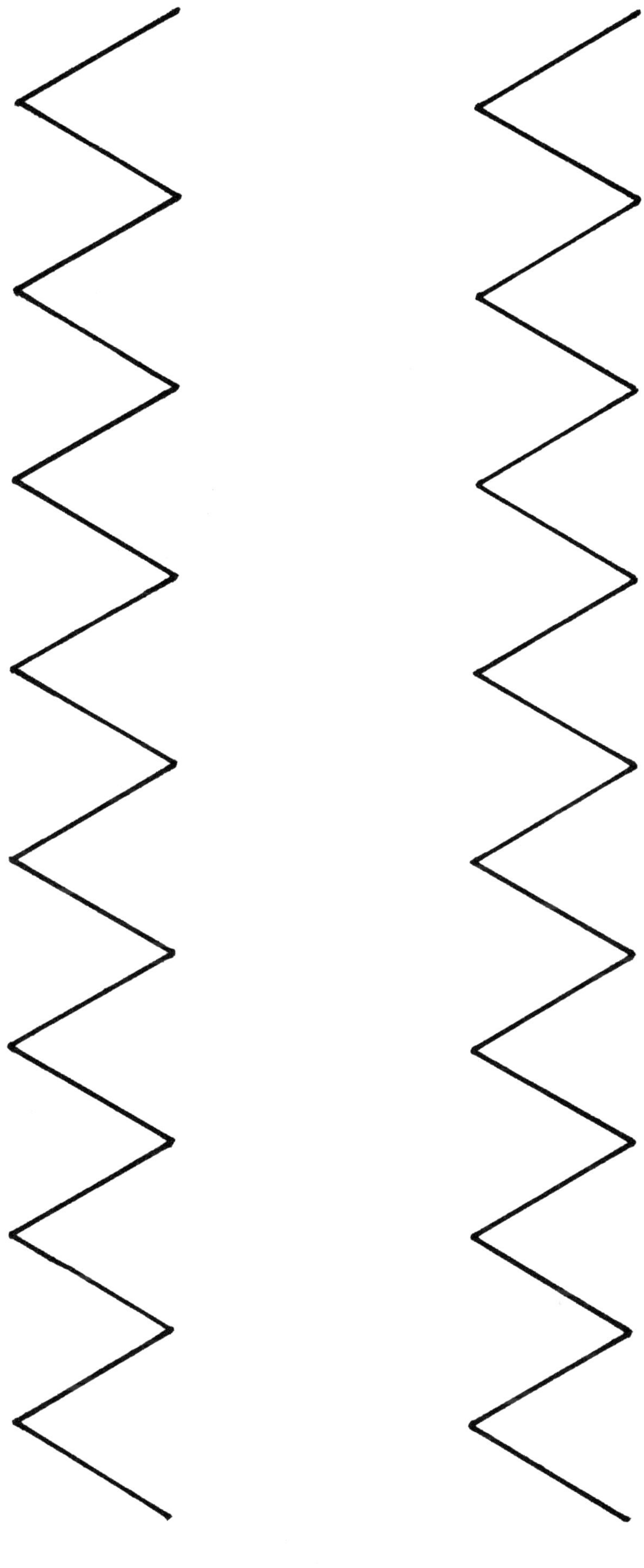

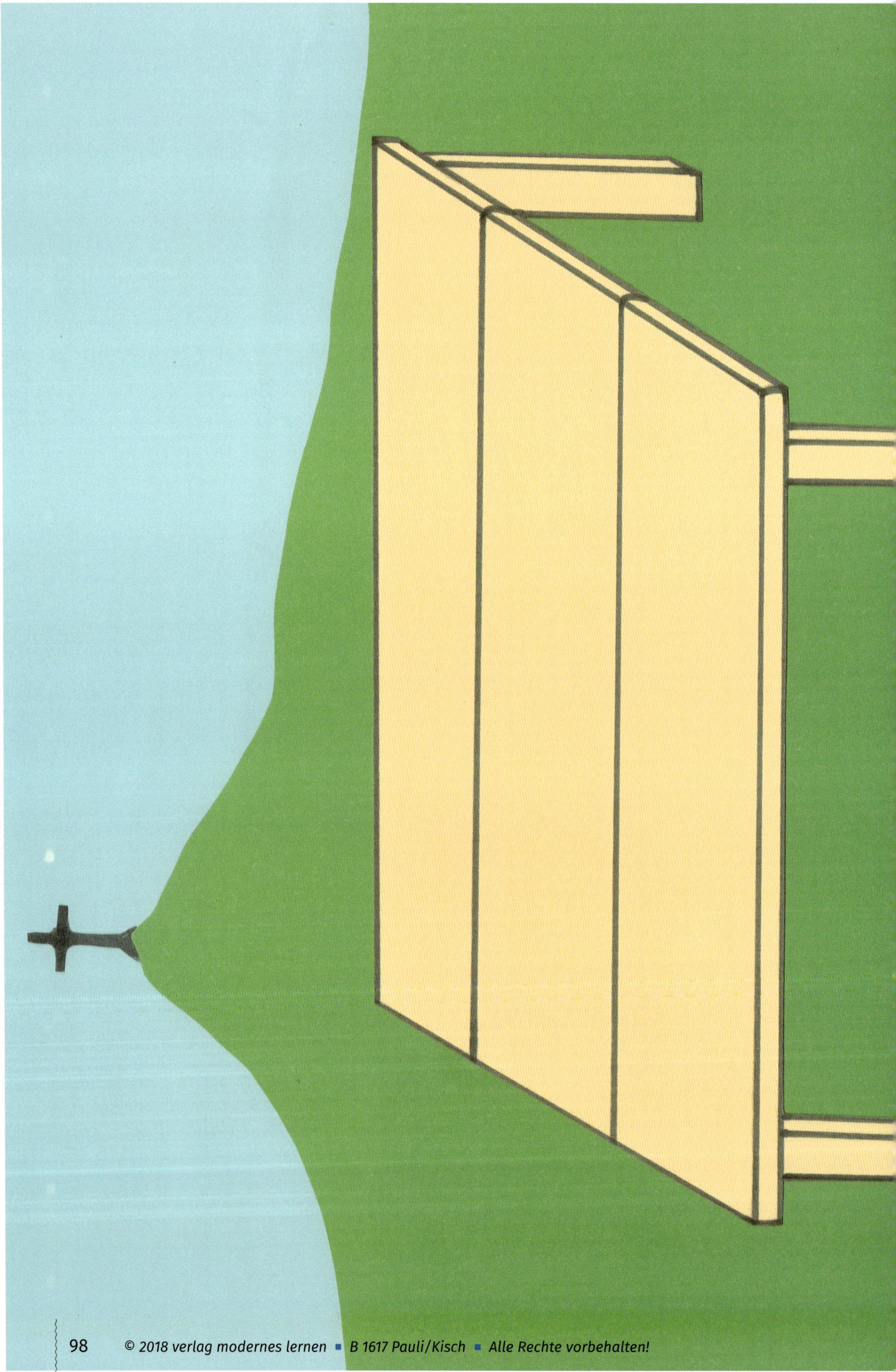

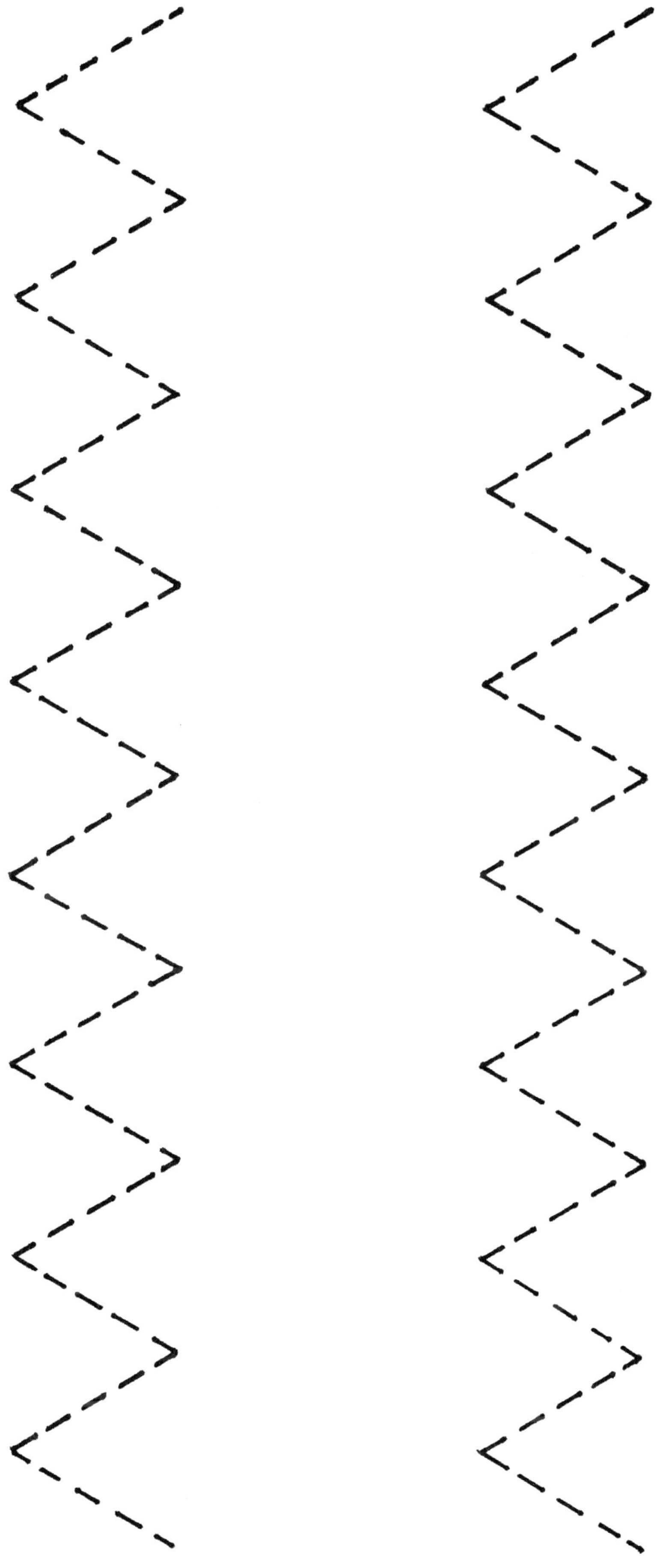

Spielkarten „Wanderung in den Bergen“

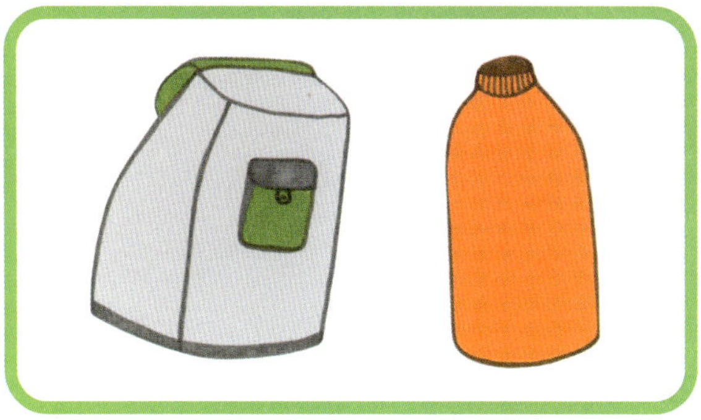

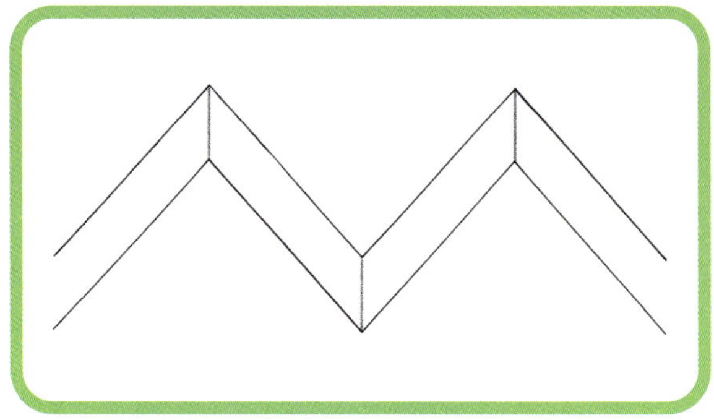

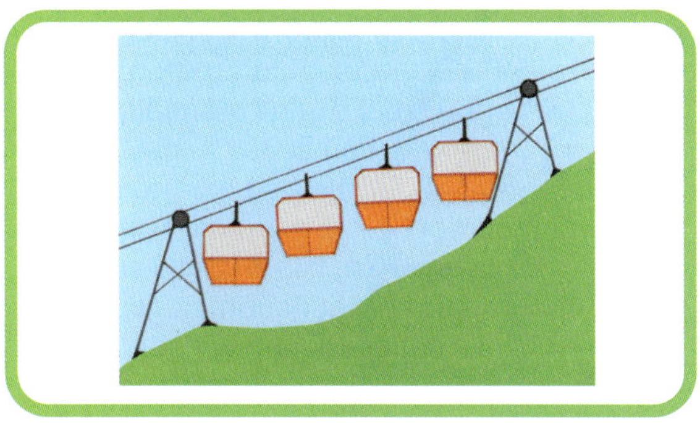

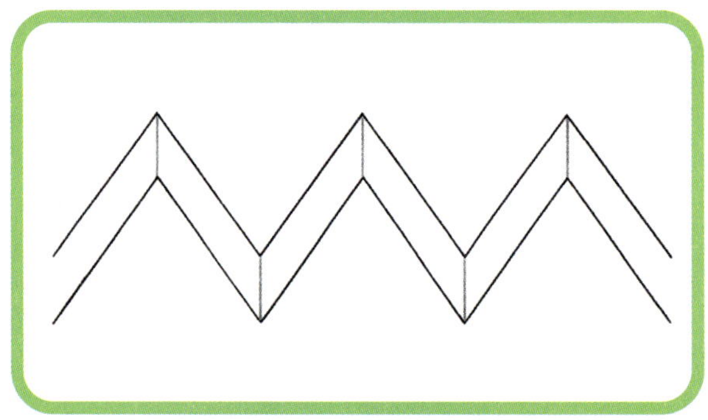

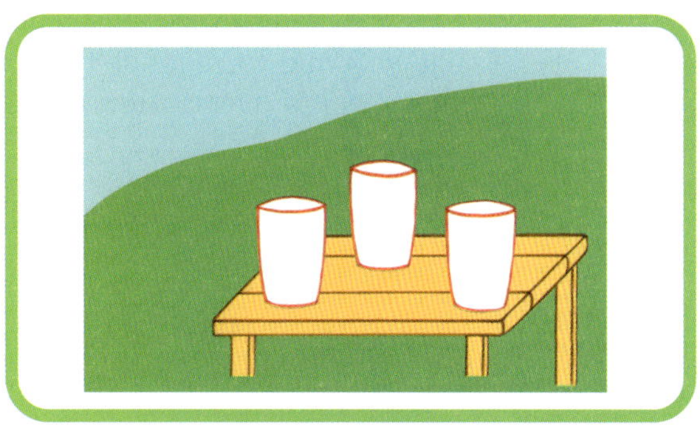

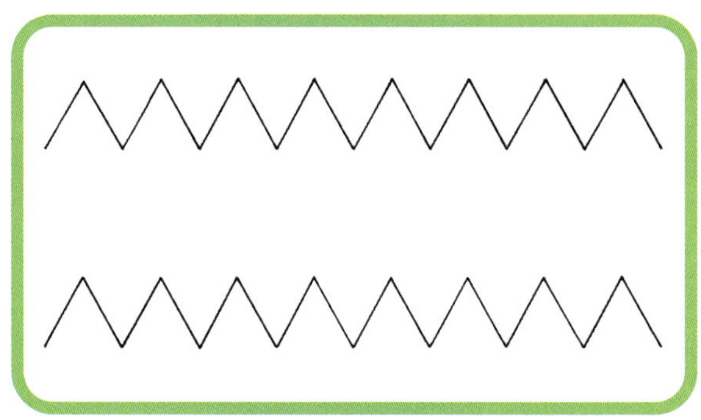

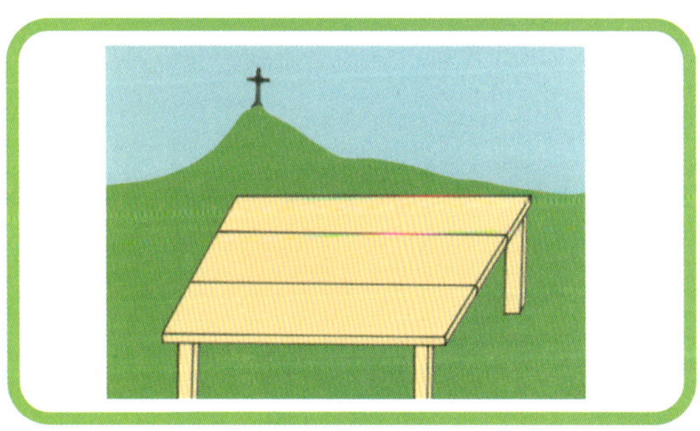

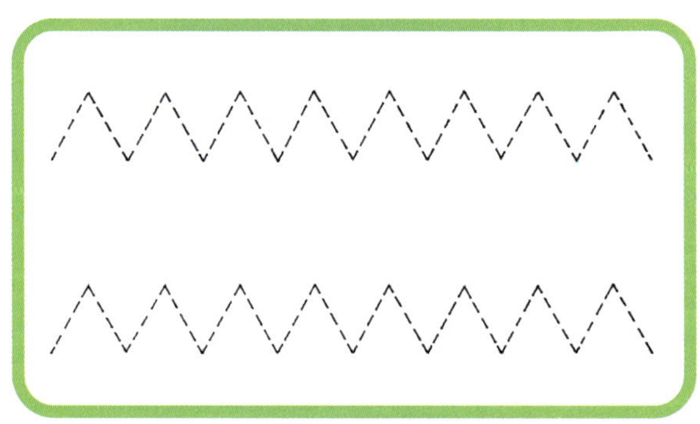

5.5.3 Schiffsreise

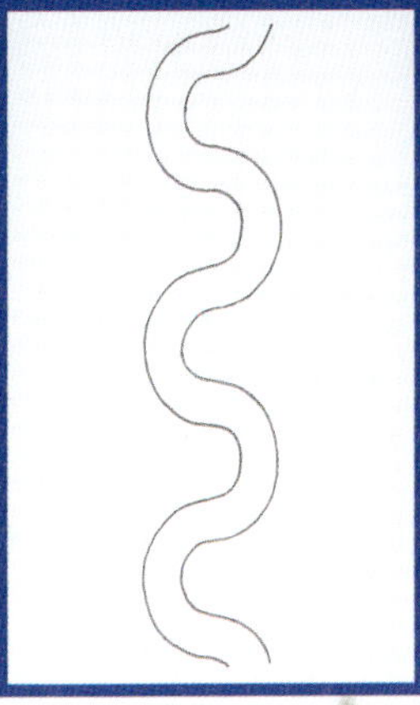

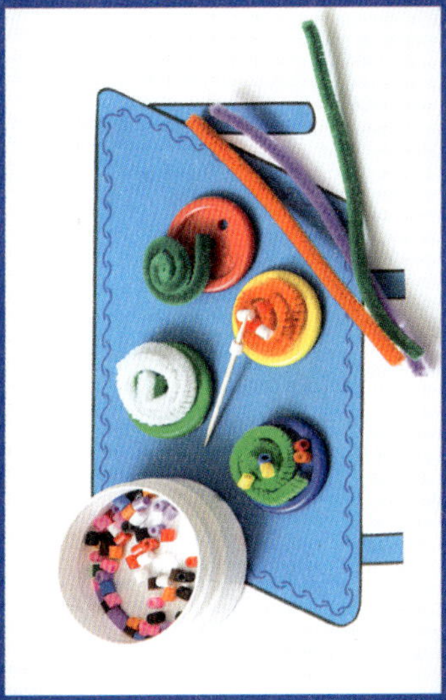

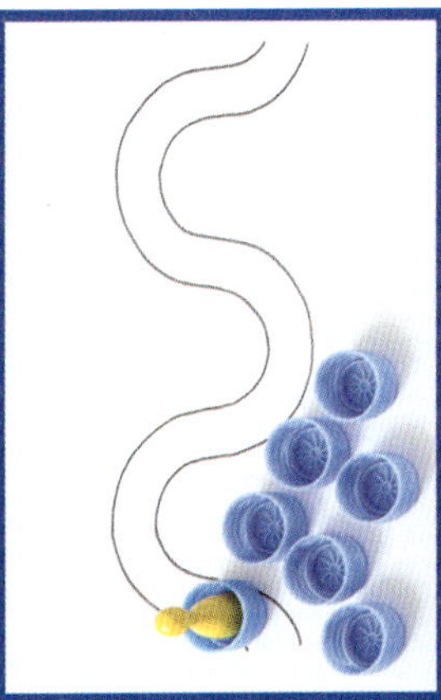

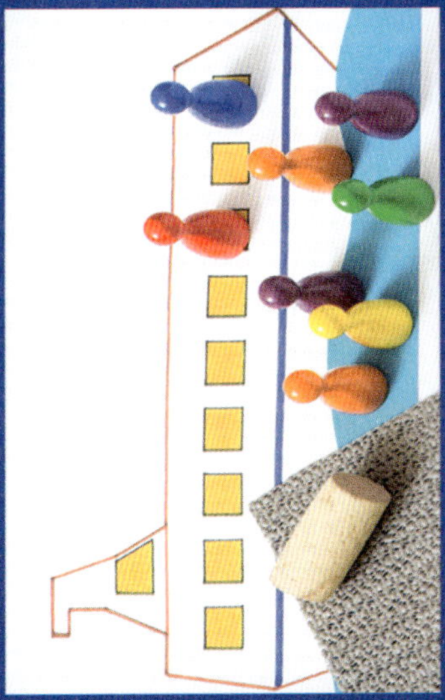

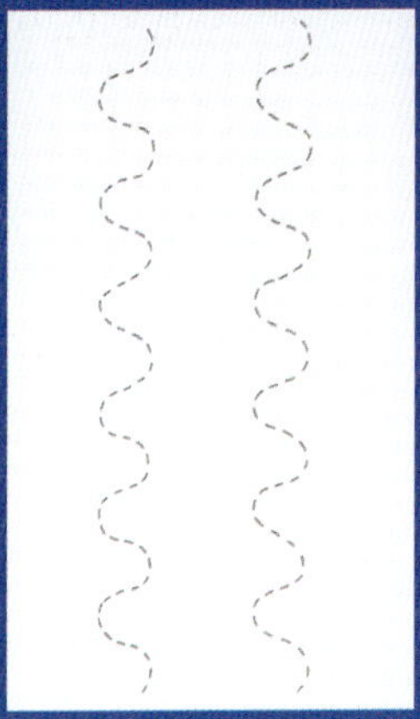

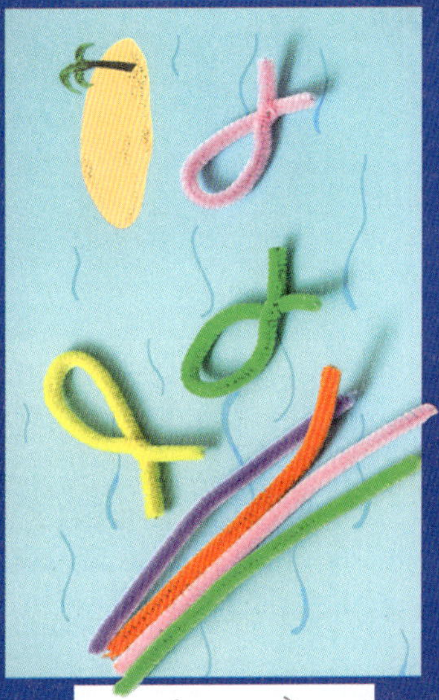

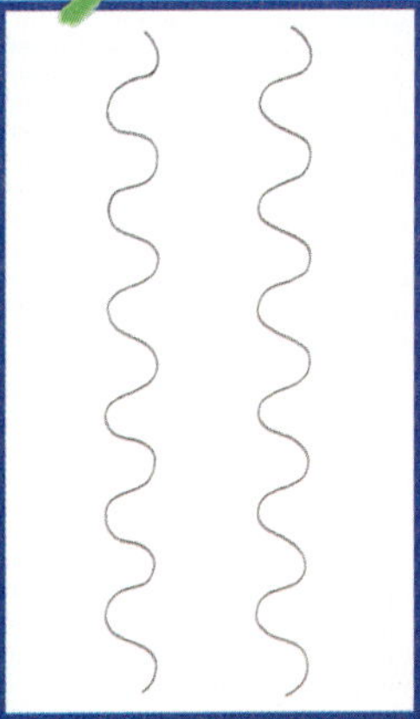

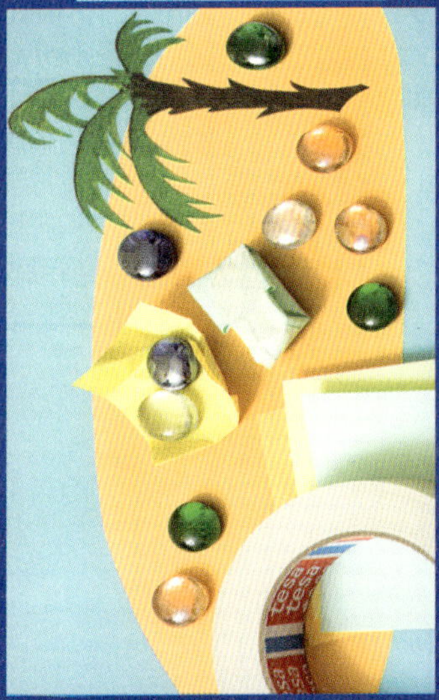

Thema Grafomotorik: Wellen

Material aus der FeinMoKi:
1 rutschfeste Unterlage
1 Korken
6 Spielfiguren
6 Flaschenschraubdeckel
4 Knöpfe
1 Zahnstocher
10 Glasnuggets
Notizzettel
Kreppklebeband
Pfeifenputzer, kurz
Bügelperlen

Spielpläne:
Schiff
Tisch
Palmeninsel - Muschelsuche
Meer mit Insel - Reisende sehen bunte Fische

Übungsblätter:
Große Wellen Doppellinie – das Schiff schaukelt in den Wellen
Kleine Wellen Doppellinie – Schifffahrt zur Palmeninsel
Kleine Wellen durchgehende Linie – Bootsfahrt vor der Insel
Kleine Wellen gestrichelte Linie – Bootsfahrt zurück zum Schiff

Spielkarten für die 8 Stationen

Beschreibung der Stationen:

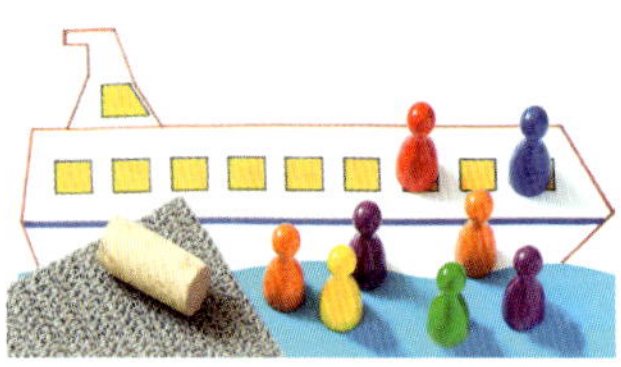

***SP** Die Reisenden fahren zum Schiff*

Das Kind hält je eine Spielfigur mit dem Ringfinger und dem kleinen Finger fest. Dann rollt es mit Zeige- und Mittelfinger einen quer liegenden Korken über die rutschfeste Unterlage zum Schiff. Dort stellt es die Spielfiguren (Reisenden) auf die Fenster (Kabinen).

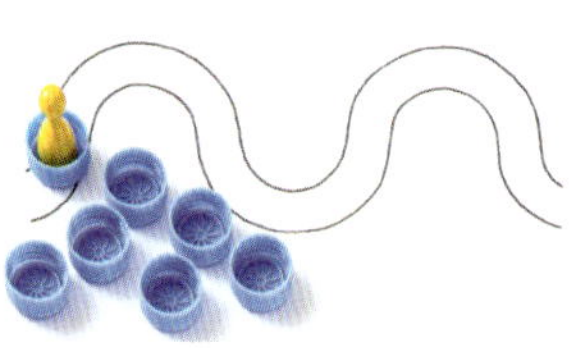

***ÜB** Das Schiff schaukelt durch die Wellen*

Das Kind stellt die Spielfiguren in Flaschenschraubdeckel (die Reisenden) und schiebt sie durch die Doppellinie der großen Wellen. Anschließend zeichnet es mit Buntstiften oder Bleistift die „Spur des Schiffs“ zwischen der Doppellinie nach.

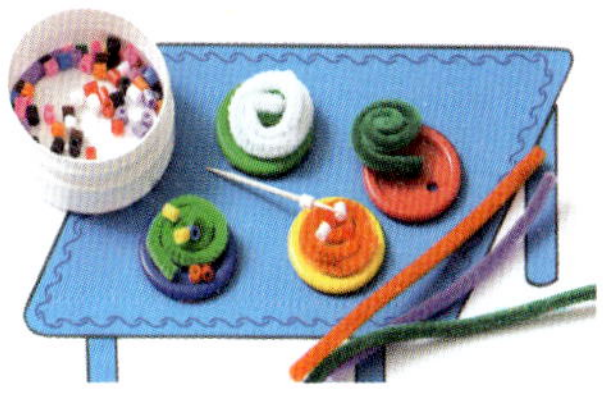

SP *Essen im Schiffsrestaurant*

Das Kind legt je einen Knopf auf den Tisch, den es mehrfach zwischen den Fingern der dominanten Hand ohne Hilfe der anderen Hand umdreht (um festzustellen, ob der Teller sauber ist). Es rollt Spiralen aus den Pfeifenputzern (Spaghetti) und legt sie auf die Teller. Mit dem Zahnstocher „spießt" es Bügelperlen auf (evtl. von einer rutschfesten Unterlage) und legt sie darauf (geriebener Käse).

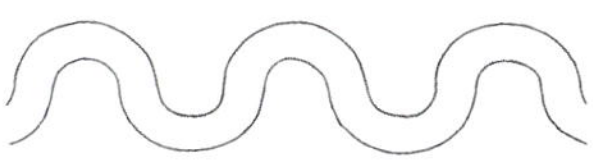

ÜB *Die Schifffahrt geht weiter zur Palmeninsel*

Das Kind schiebt je einen Reisenden (Spielfigur, die im Flaschenschraubdeckel steht) durch die Doppellinie der kleinen Wellen. Anschließend zeichnet es mit Buntstiften oder Bleistift die „Spur des Schiffs" zwischen der Doppellinie nach.

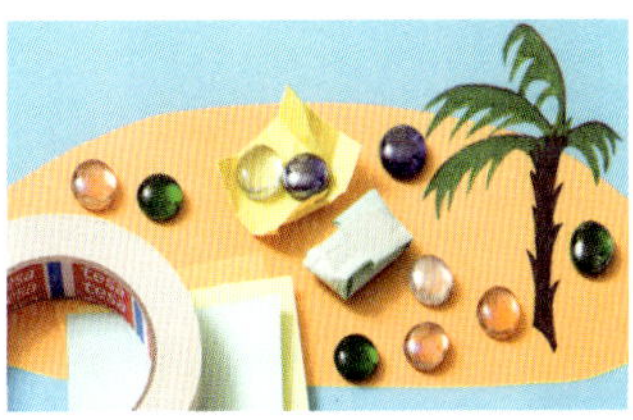

SP *Auf der Palmeninsel sammeln die Reisenden Muscheln*

Das Kind sammelt mit der dominanten Hand mehrere Glasnuggets (Muscheln) und legt sie im Zangengriff ohne Hilfe der anderen Hand einzeln auf einem Notizzettel ab. Es kann einige Glasnuggets mit dem Notizzettel verpacken und das Päckchen mit Kreppklebeband zukleben (für den geschützten Transport nach Hause).

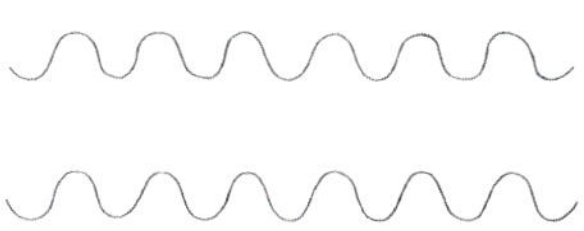

ÜB *Vor der Insel gibt es eine Bootsfahrt*

Das Kind spurt mit Buntstiften oder Bleistift die kleinen Wellen mit der durchgehenden Linie nach.

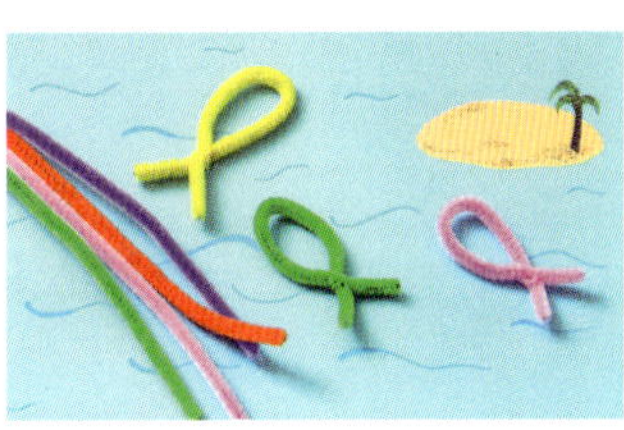

SP *Die Reisenden tauchen und sehen bunte Fische*

Das Kind formt Fische aus Pfeifenputzern, indem es die Enden verdreht.
Variation: Das Kind fädelt zuvor Bügelperlen auf die Pfeifenputzer.

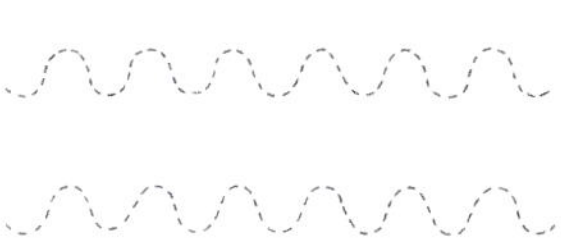

ÜB *Das Boot fährt zurück zum großen Schiff*

Das Kind spurt mit Buntstiften oder Bleistift die gestrichelte Linie der kleinen Wellen nach.

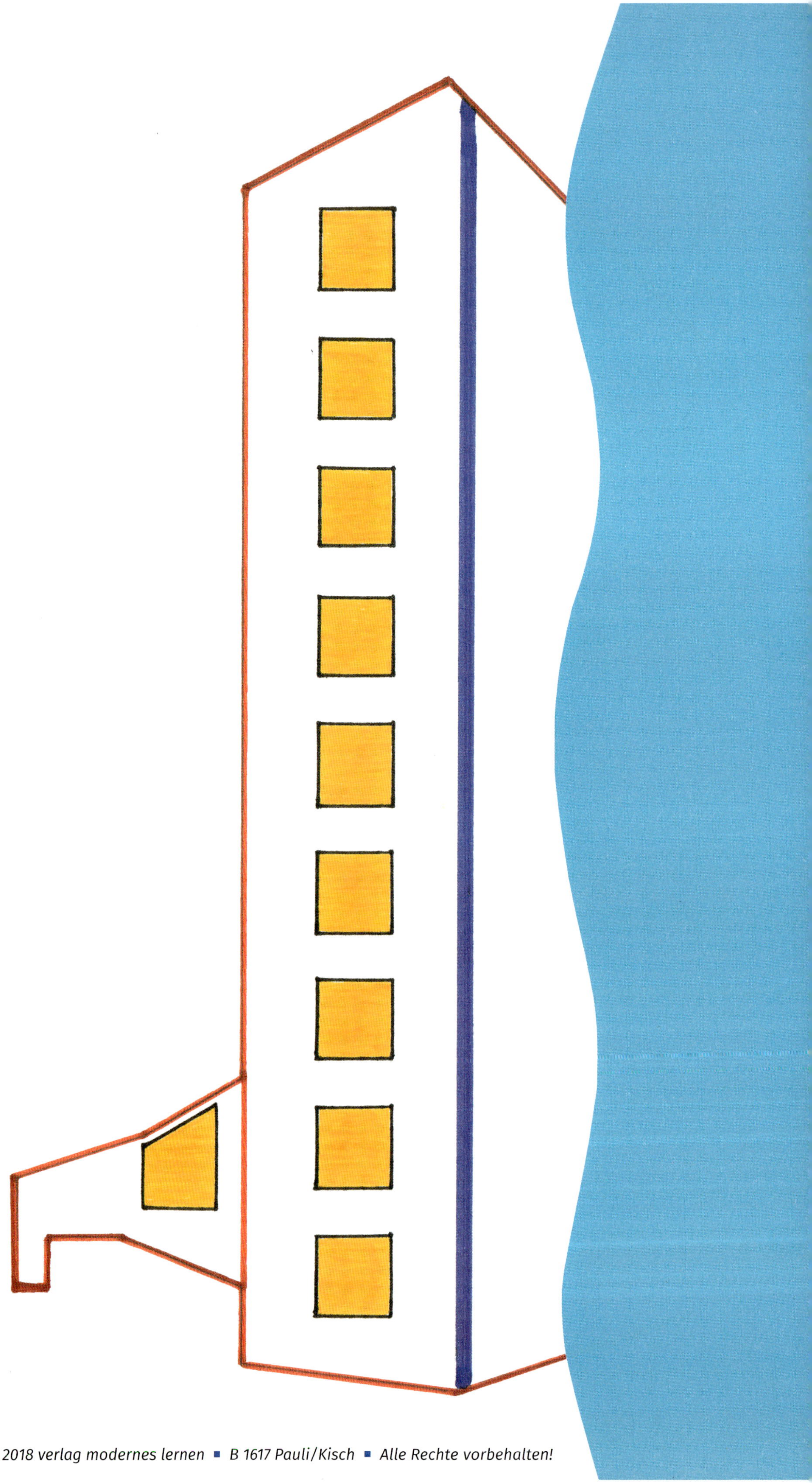

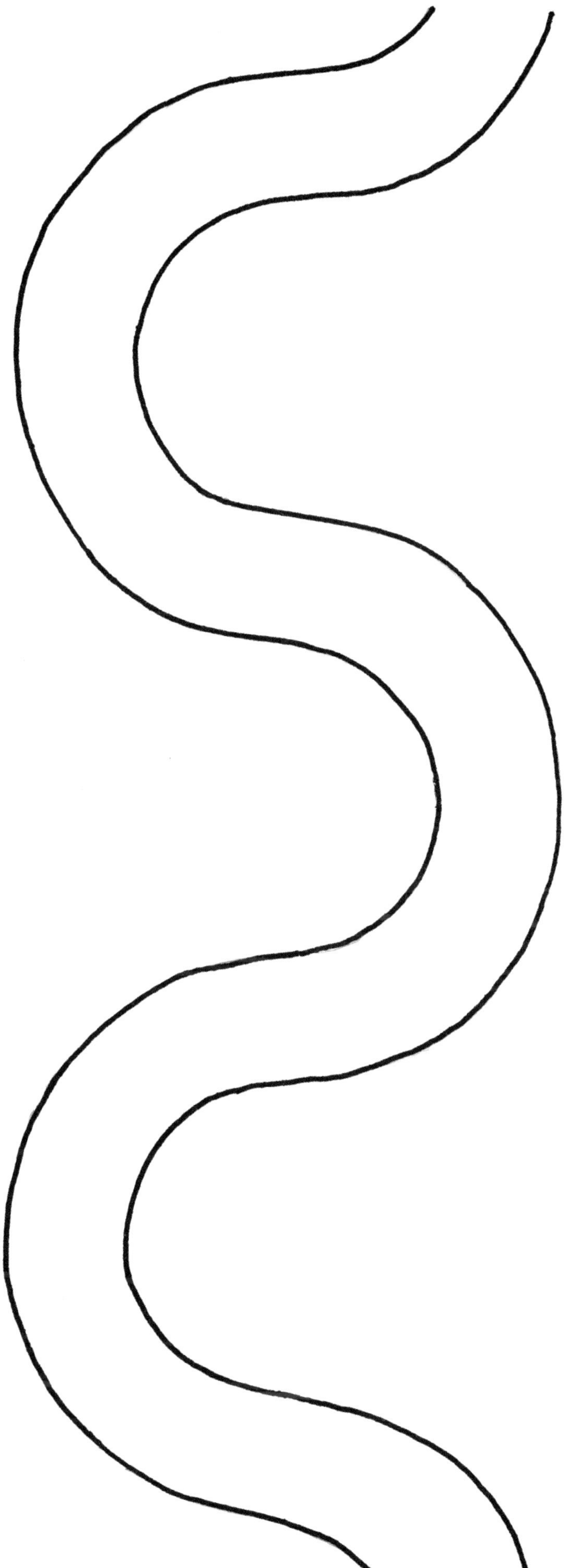

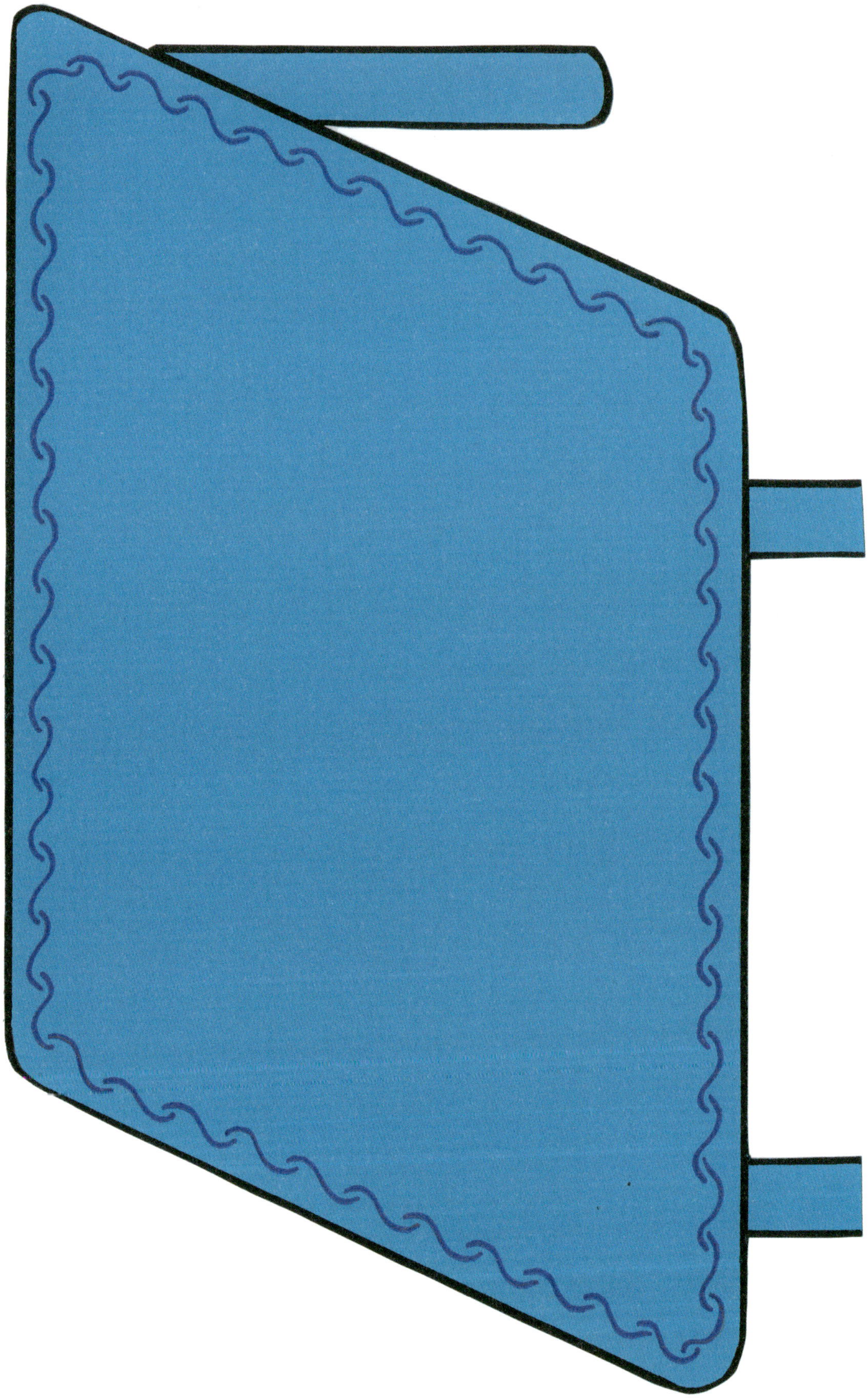

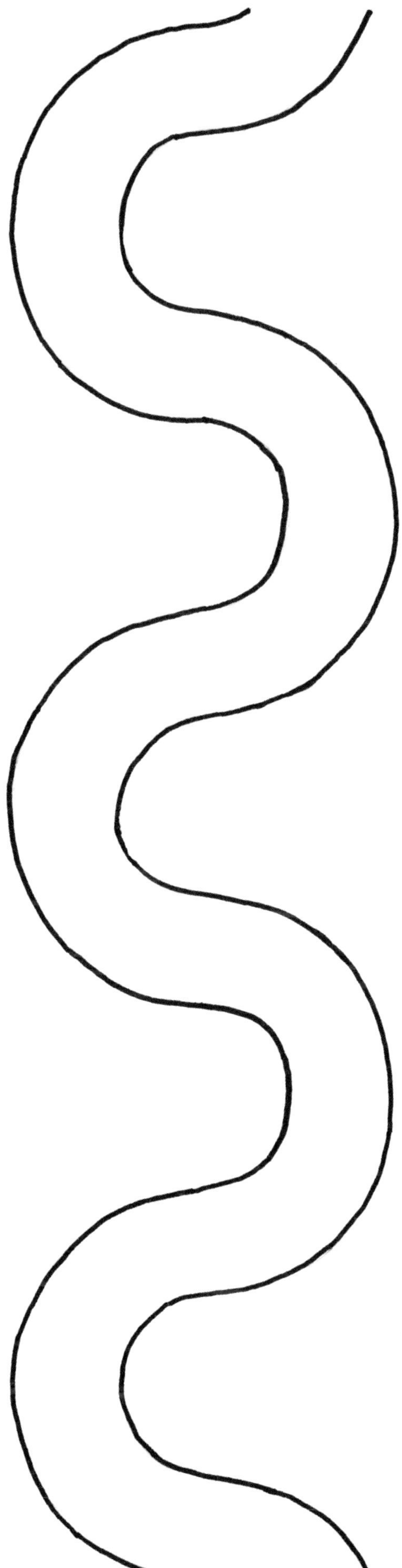

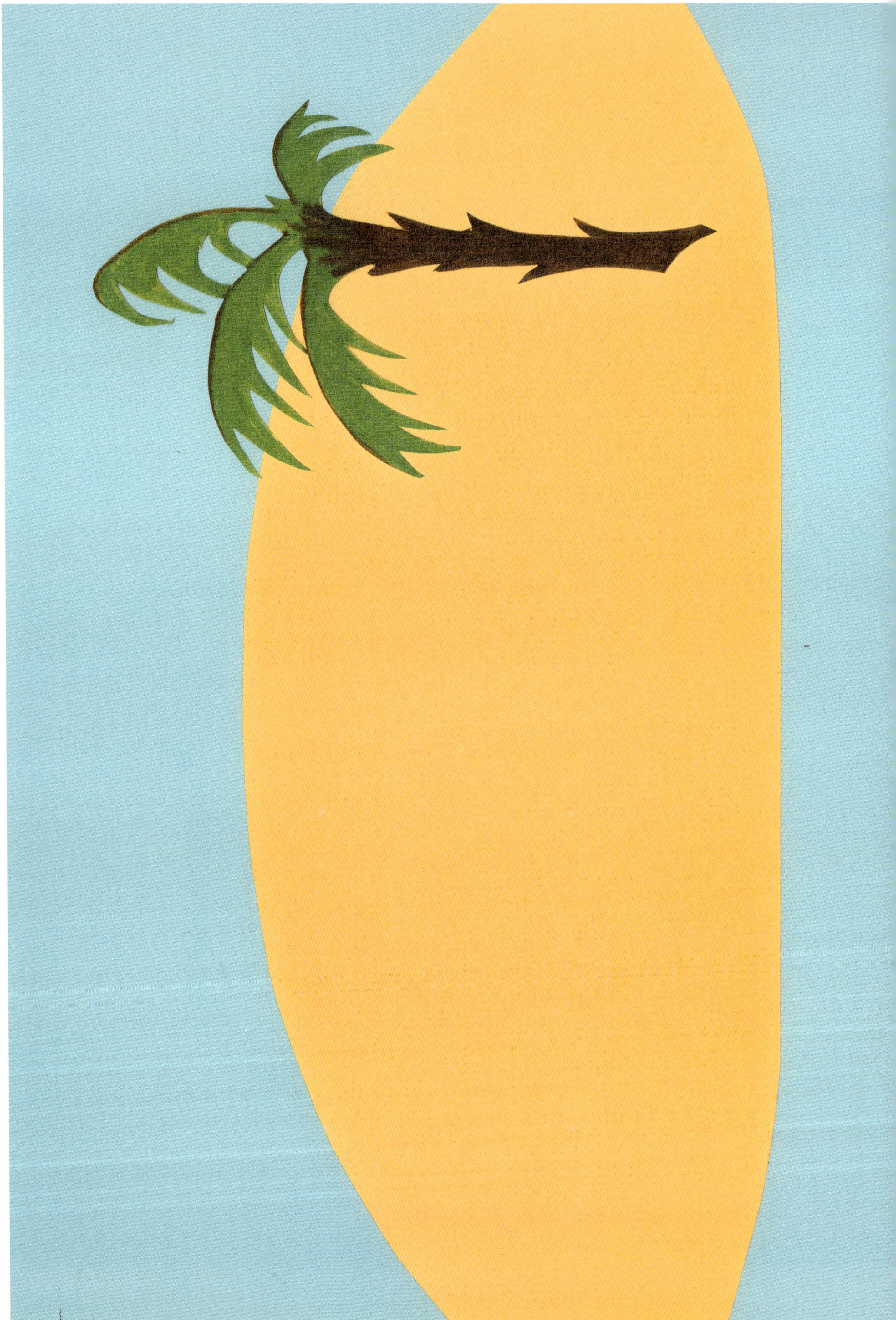

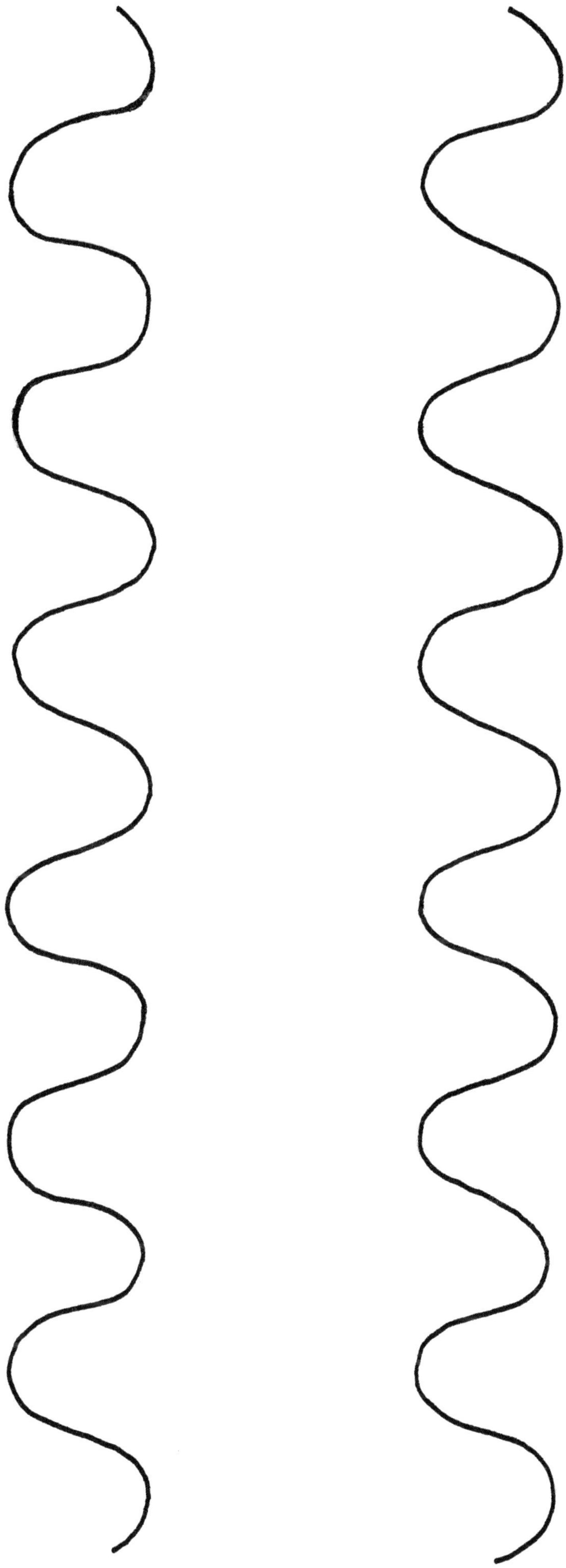

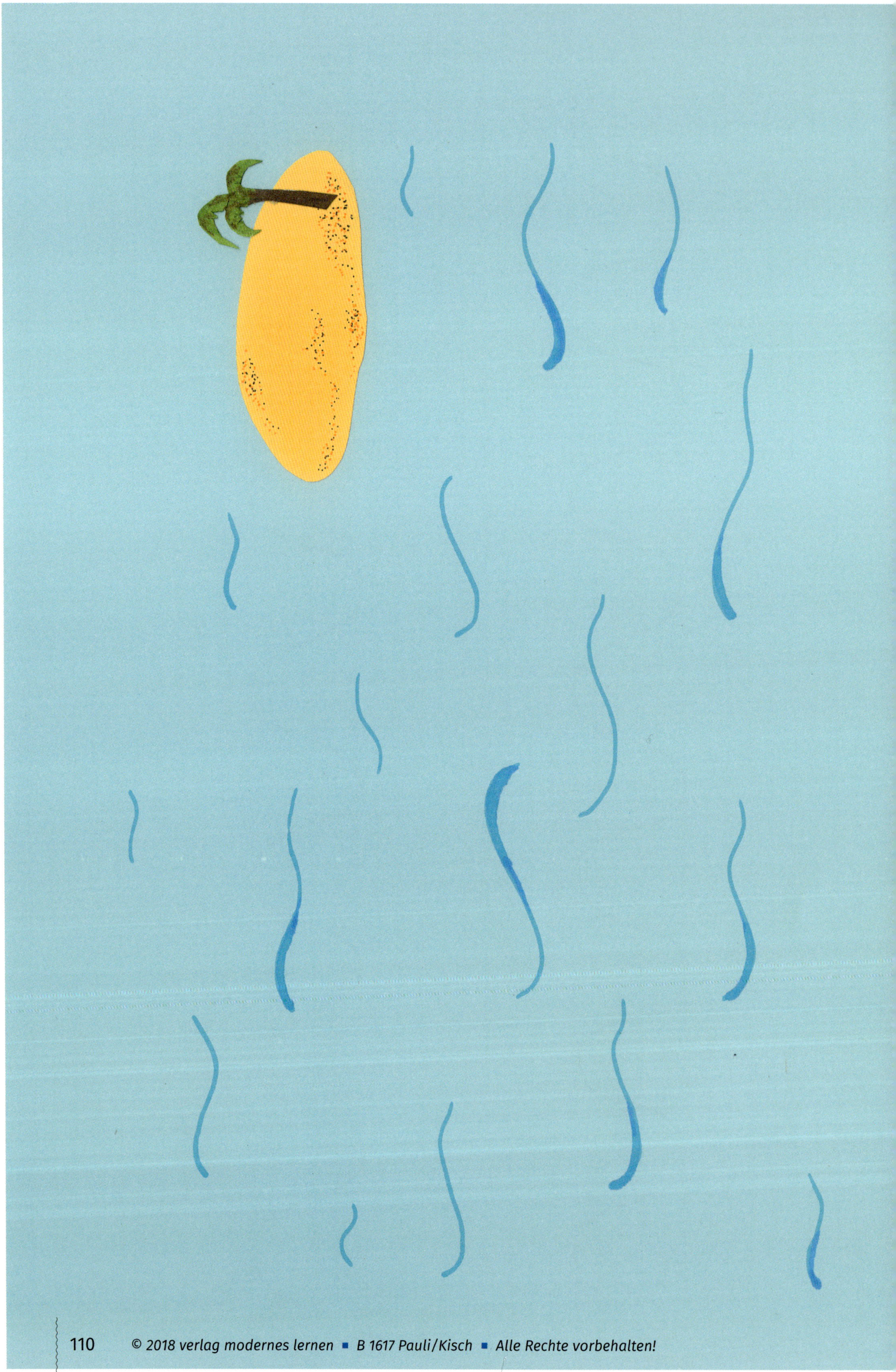

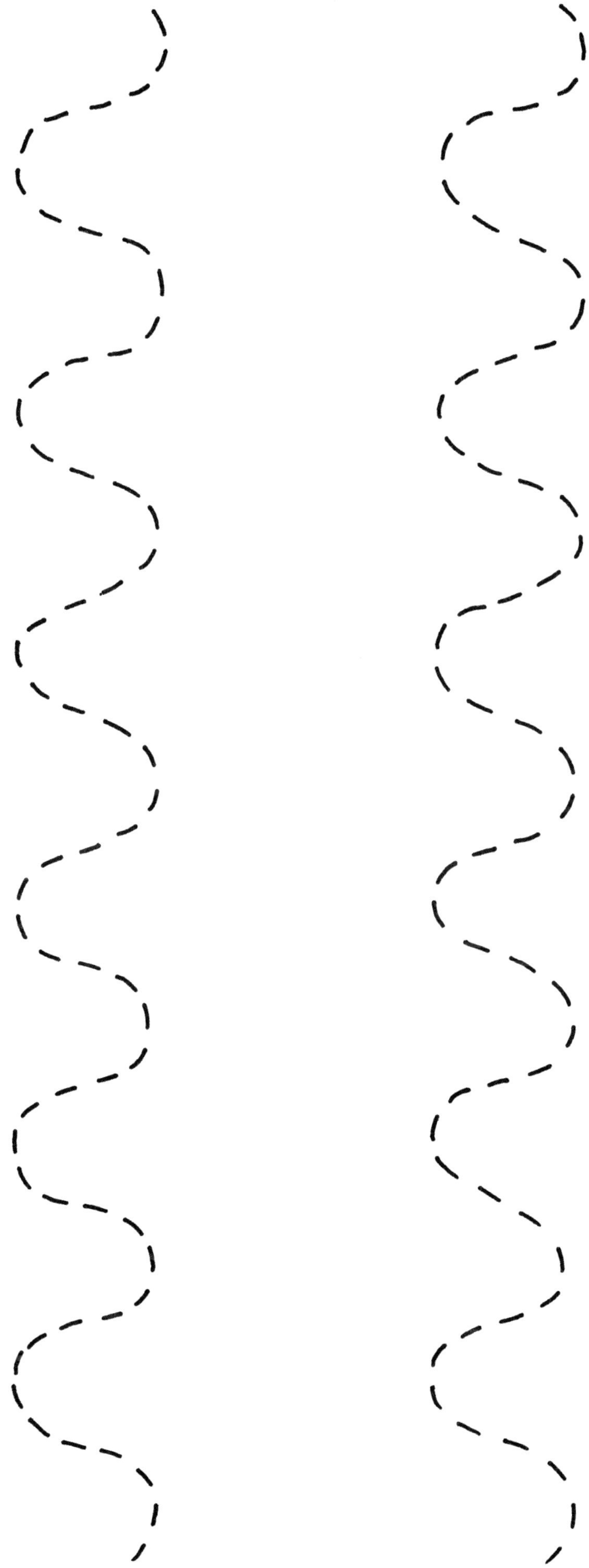

Spielkarten „Schiffsreise“

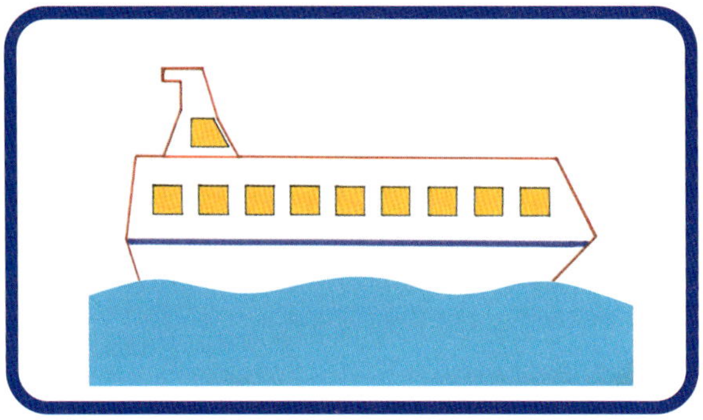
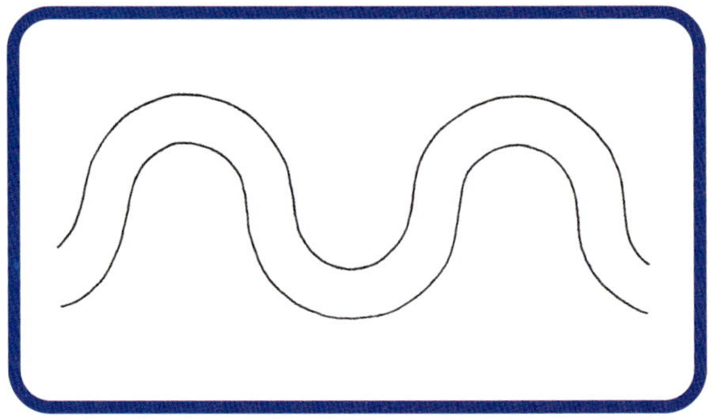

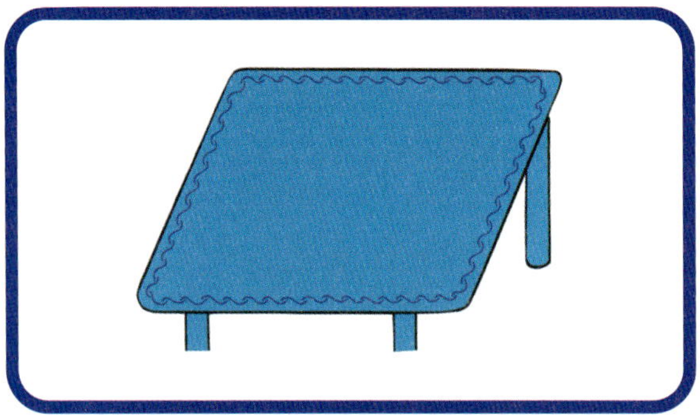
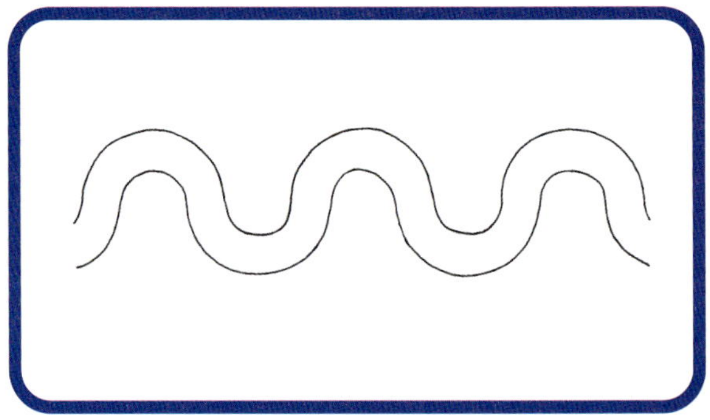

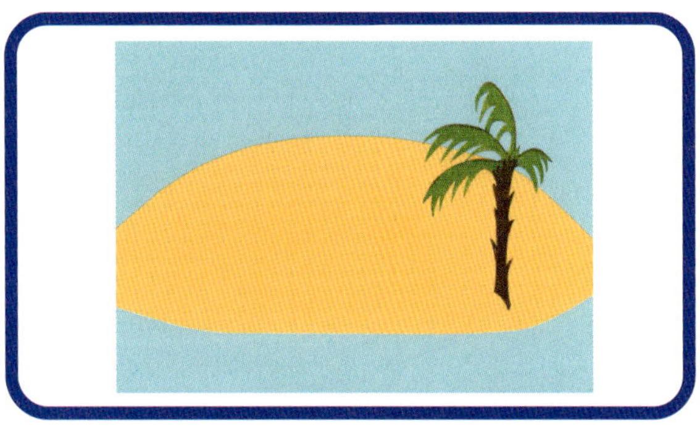
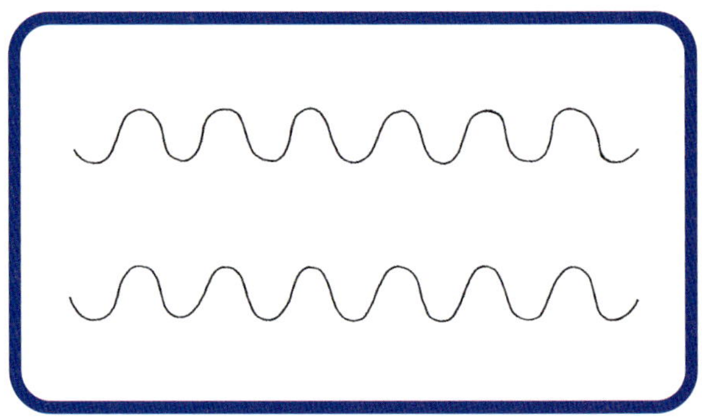

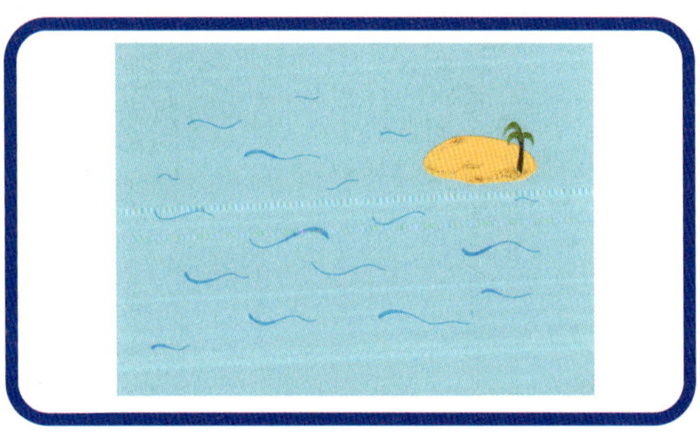
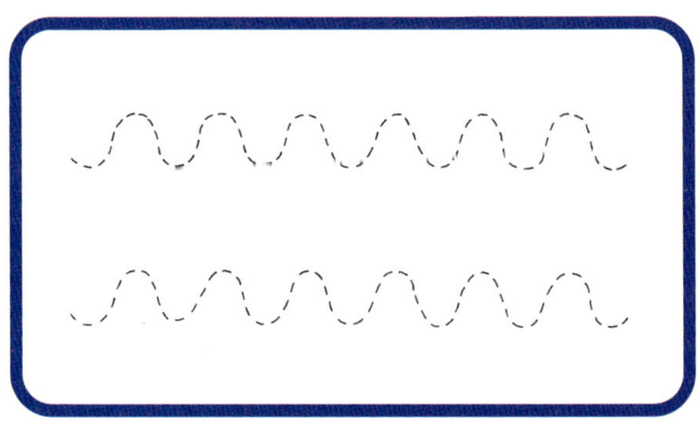

5.5.4 Im Regenwald

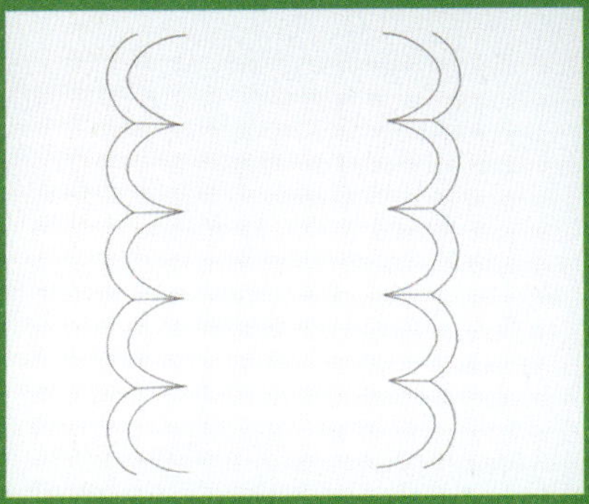

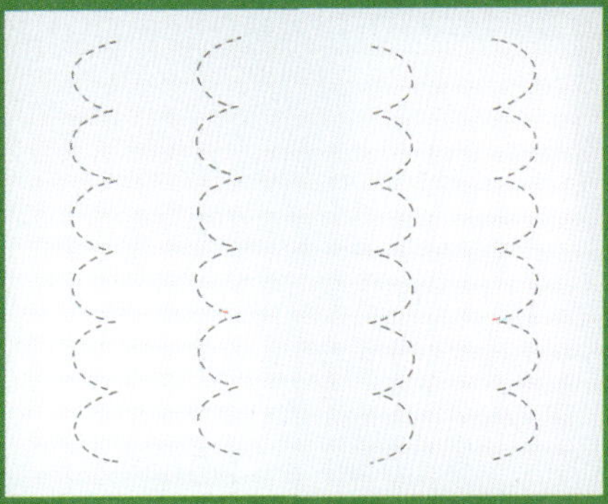

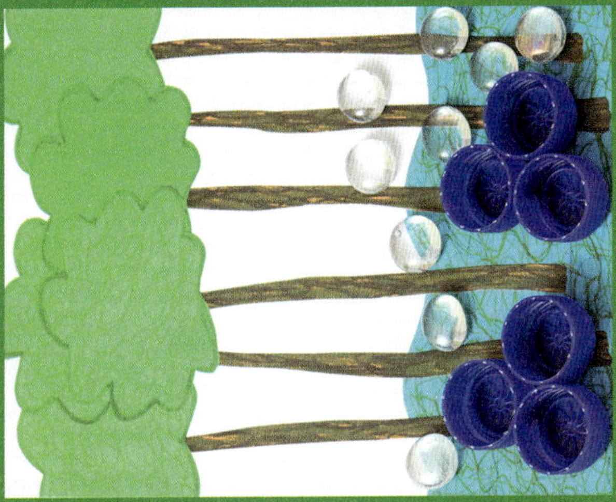

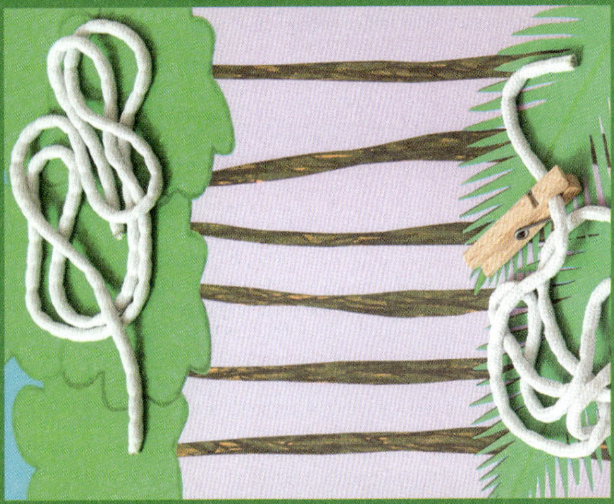

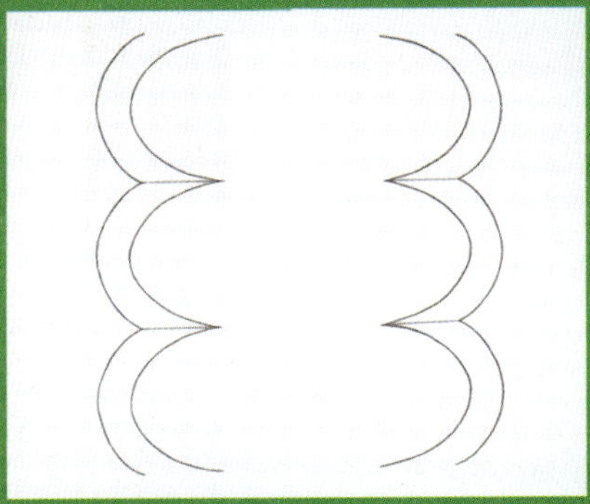

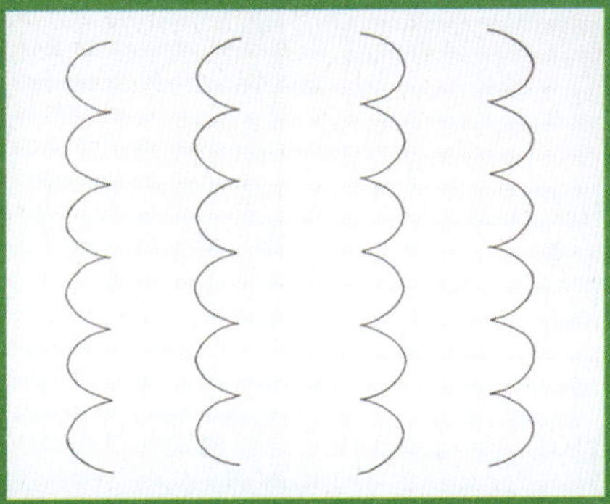

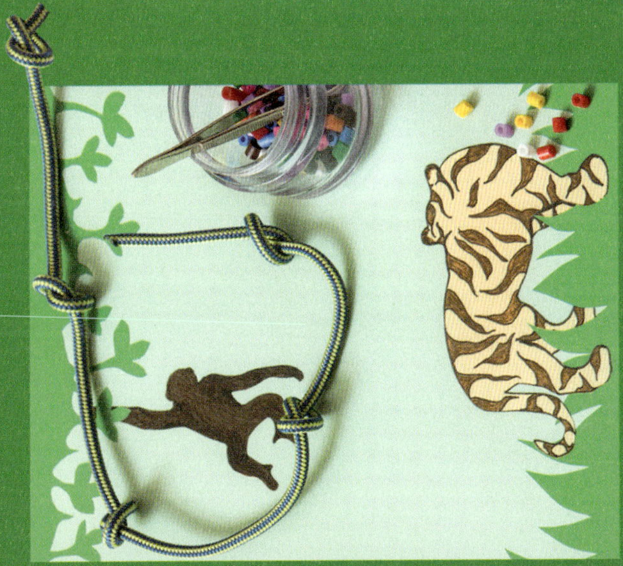

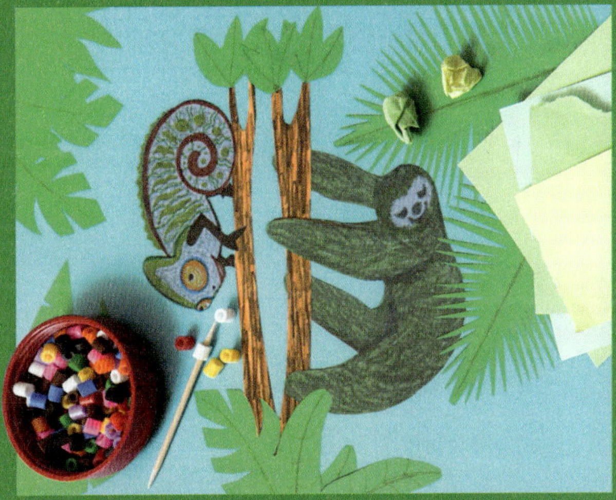

Thema Grafomotorik: Arkaden / Girlanden

Material aus der FeinMoKi:
3 Reepschnüre
Bügelperlen
1 Pinzette
Notizzettel, grün (oder anderes grünes Papier)
9 Flaschenschraubdeckel
1 Zahnstocher
2 Bleischnüre
1 Klammer
9 Glasnuggets

Spielpläne:
Affe und Tiger (Doppelspielplan)
Sumpf unter den Bäumen
Chamäleon und Faultier (Doppelspielplan)
Baumkronen zum Schlafen

Übungsblätter:
Große Arkaden / Girlanden Doppellinie – Affe und Tiger gehen zum Sumpf
Kleine Arkaden / Girlanden Doppellinie – Affe und Tiger suchen Freunde
Kleine Arkaden / Girlanden durchgehende Linie – Schlafplätze gesucht
Kleine Arkaden / Girlanden gestrichelte Linie – Futtersuche

Spielkarten für die 8 Stationen

In diesem Spiel gibt es 2 Spielpläne mit je 2 Tieren, die für die Übung von Arkaden und Girlanden gleichermaßen eingesetzt werden können.
Entsprechend folgender Bewegungsform der Tiere werden die entsprechenden Übungsblätter „Arkaden" oder „Girlanden" hinzugenommen:

- Tiger: er schreitet in Arkaden
- Affe: er hangelt sich in Girlanden
- Chamäleon: es geht in Arkaden
- Faultier: es hangelt sich in Girlanden

Beschreibung der Stationen:

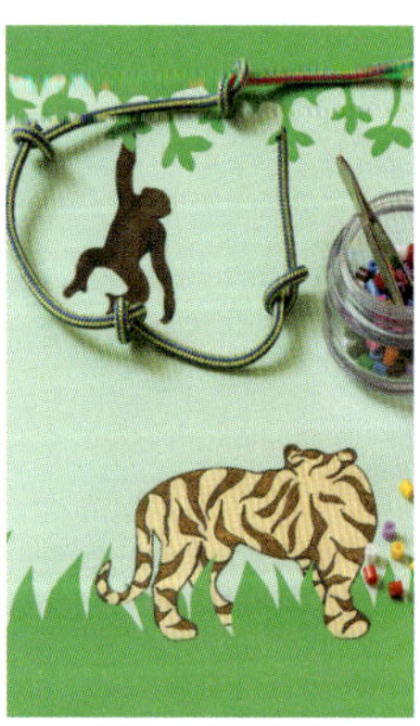

***SP** Der Affe schwingt sich an stabilen Lianen durch den Regenwald*
Das Kind macht mehrere Knoten in Reepschnüre. In weiteren Spielrunden macht es die Knoten wieder auf.

***SP** Der Tiger hat Hunger*
Das Kind erfasst mit der Pinzette Bügelperlen (evtl. von einer rutschfesten Unterlage) und legt sie „als Futter" zum Tiger.

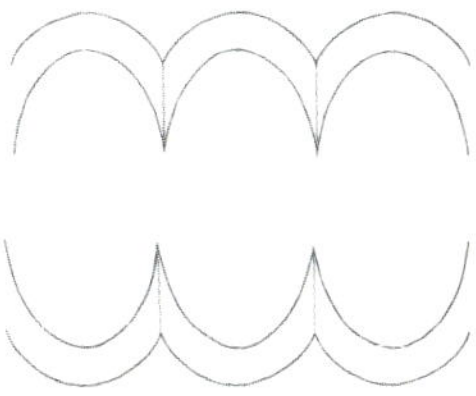

ÜB *Die Tiere gehen zum Sumpf, um zu trinken*

Das Kind spurt mit Buntstiften oder Bleistift zwischen der Doppellinie der großen Arkaden / Girlanden „den Weg der Tiere“ nach. An den grauen Strichen soll es kurz abbremsen, um den Richtungswechsel bewusst auszuführen (spitz, nicht rund).

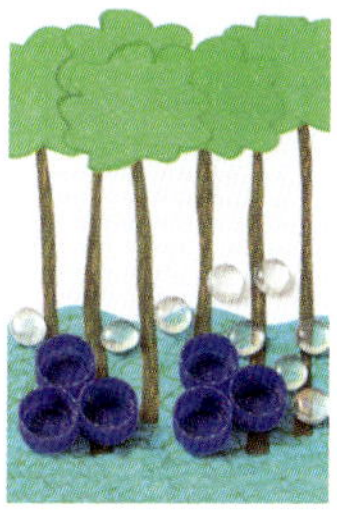

SP *In den Pfützen gibt es frisches Regenwasser*

Das Kind ergreift 3 Flaschenschraubdeckel gleichzeitig mit Daumen-, Zeige- und Mittelfinger seiner dominanten Hand, hebt sie hoch, indem es sie gegeneinanderdrückt, und stellt sie auf dem feuchten Boden unter den Bäumen ab. Es sammelt mehrere Glasnuggets in die dominante Hand und legt sie einzeln unter den Bäumen ab.

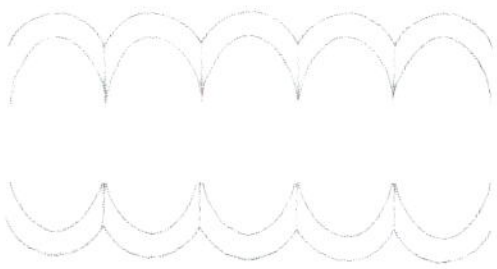

ÜB *Affe und Tiger suchen Freunde*

Das Kind spurt mit Buntstiften oder Bleistift zwischen der Doppellinie der kleinen Arkaden / Girlanden „den Weg der Tiere“ nach. An den grauen Strichen soll es kurz abbremsen, um den Richtungswechsel bewusst auszuführen (spitz, nicht rund).

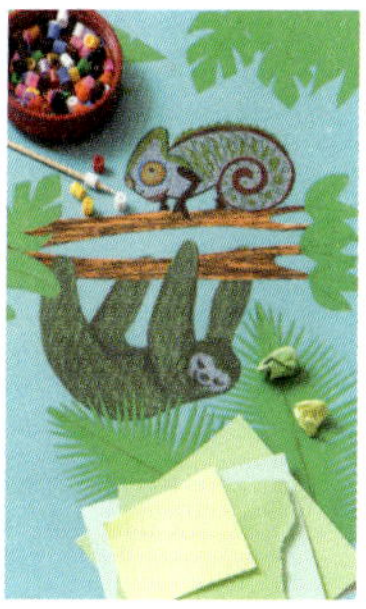

SP *Sie treffen das Chamäleon und das Faultier, die gerade fressen*

Das Kind spießt einzelne Bügelperlen auf einen Zahnstocher (evtl. von einer rutschfesten Unterlage) und legt sie „als Insekten“ zum Chamäleon. Das Kind reißt Schnipsel von einem grünen Notizzettel / Papier und legt sie als „Laub“ zum Faultier.

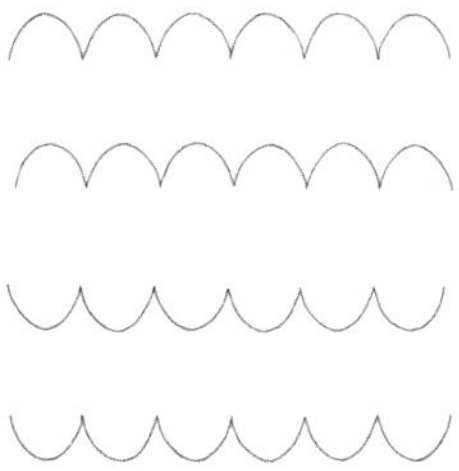

ÜB *Chamäleon und Faultier suchen Schlafplätze*

Das Kind spurt mit Farbstiften oder Bleistift die kleinen Arkaden / Girlanden mit der durchgezogenen Linie nach.

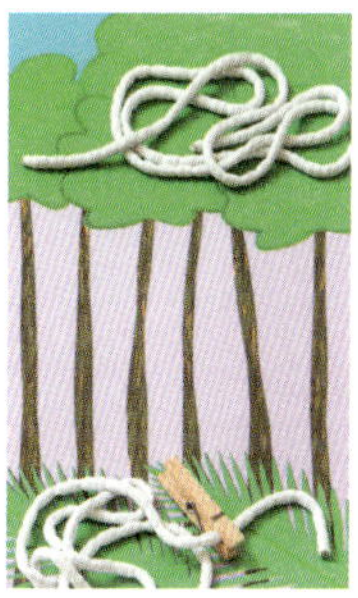

SP *In den Baumkronen werden sie fündig*

Das Kind erfasst mit einer Klammer Bleischnüre und legt sie nach und nach auf die Baumkronen der Bäume (die Tiere verstecken sich im dichten Nebel, der in den Baumkronen hängt).

Variante: Die Bleischnüre von einem Ende her mit Zeigefinger und Daumen einhändig unter die Handfläche einziehen und auf die Baumkronen legen.

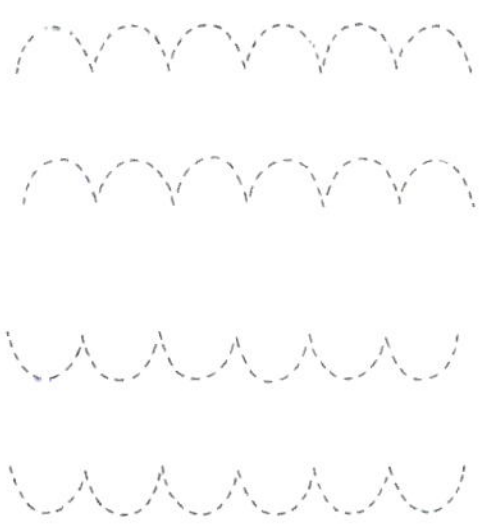

ÜB *Morgens gehen die Tiere weiter auf Futtersuche*

Das Kind spurt mit Farbstiften oder Bleistift die kleinen Arkaden / Girlanden mit der unterbrochenen Linie nach.

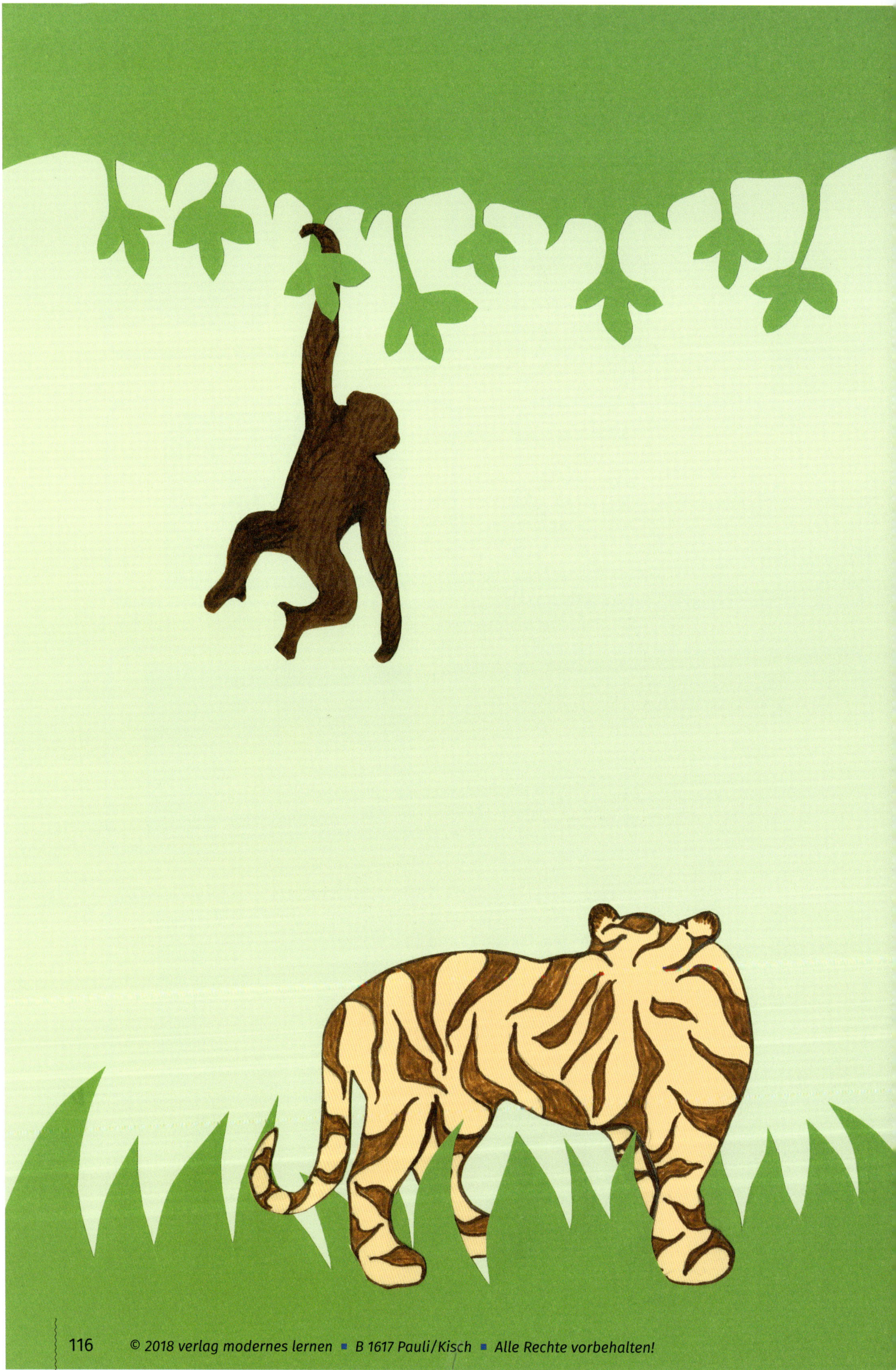

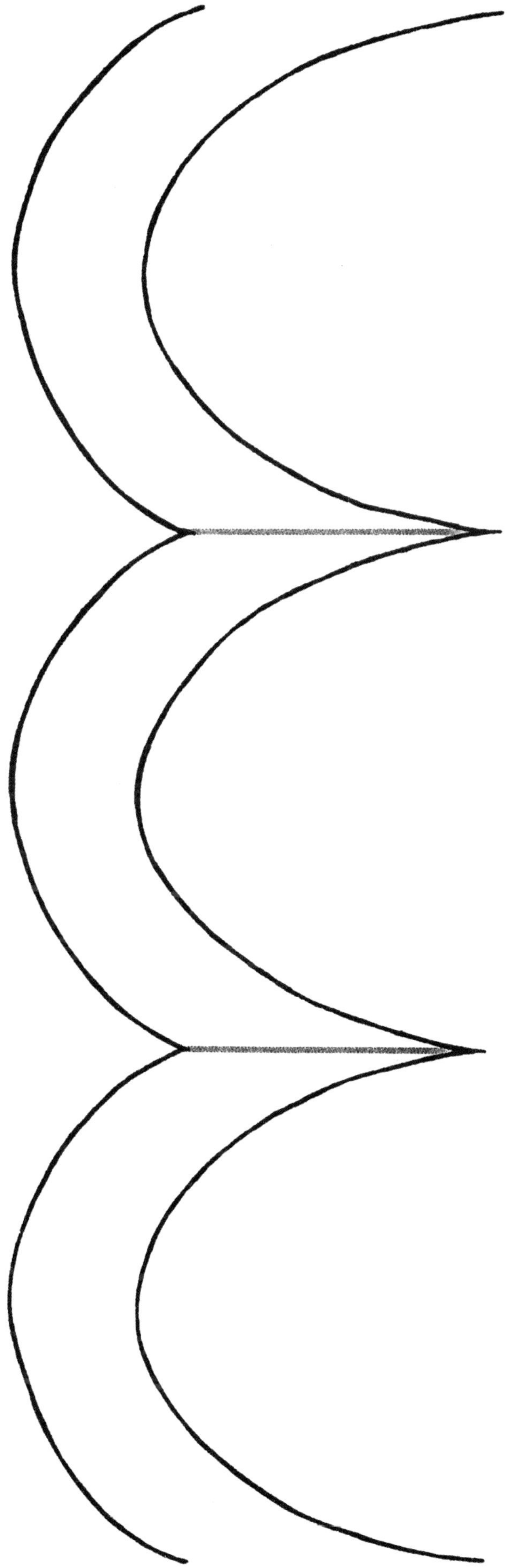

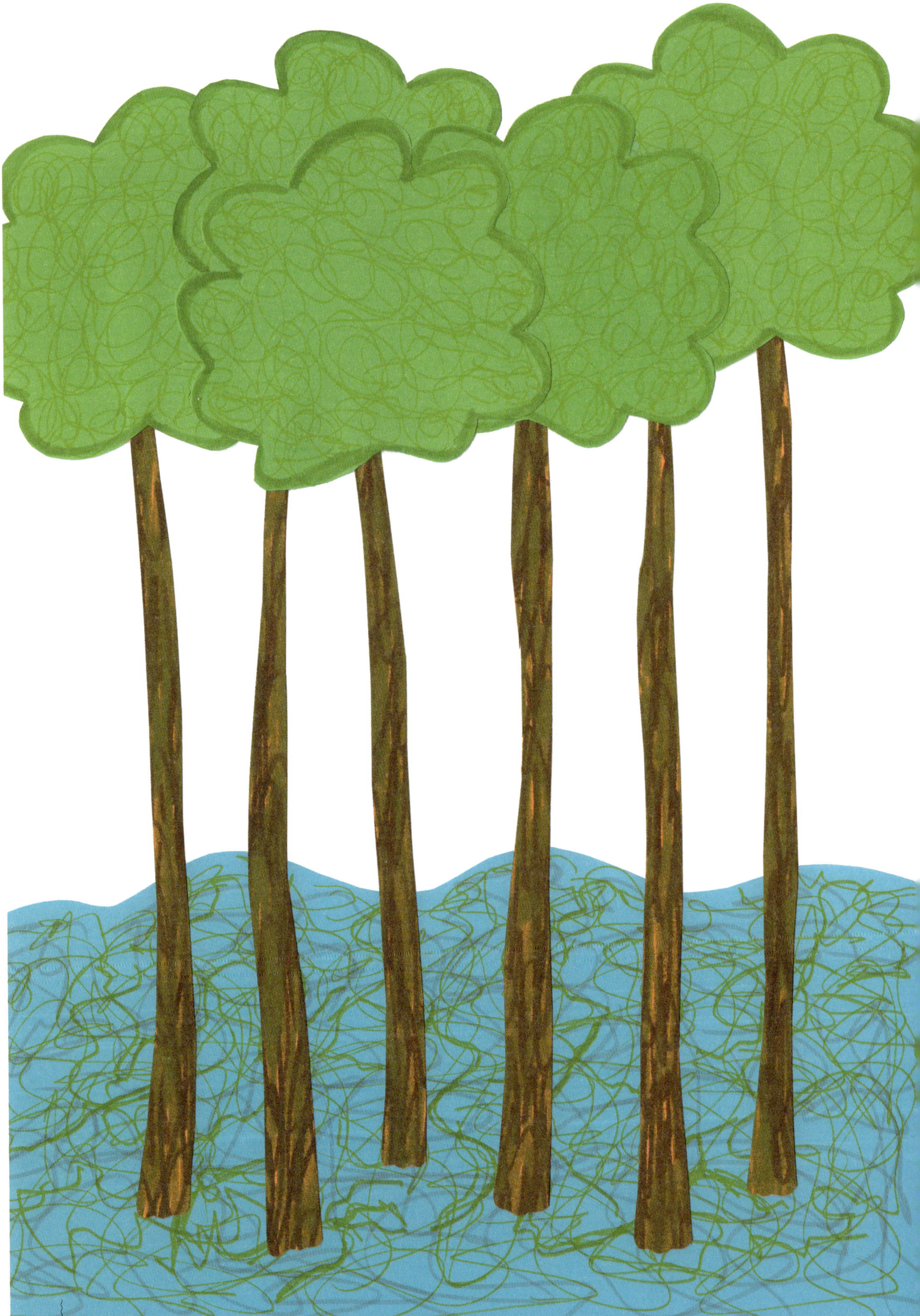

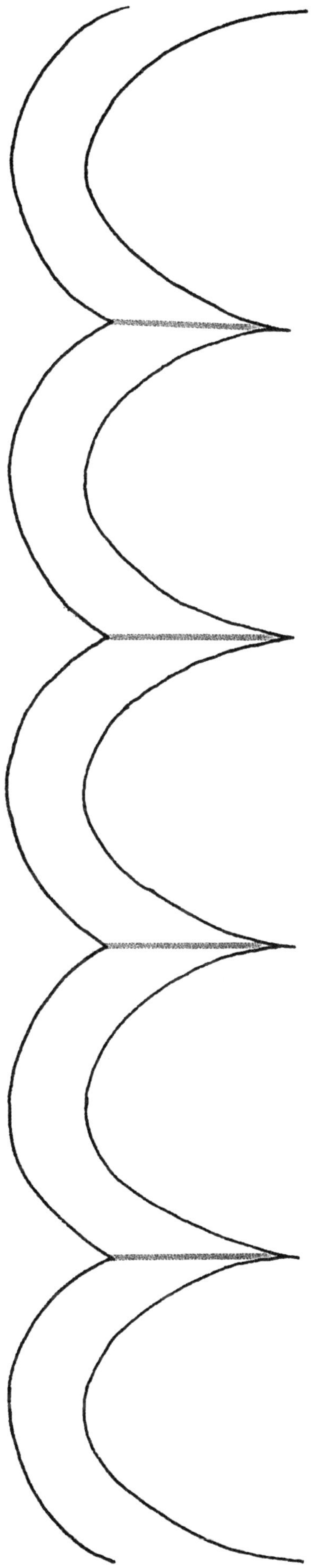

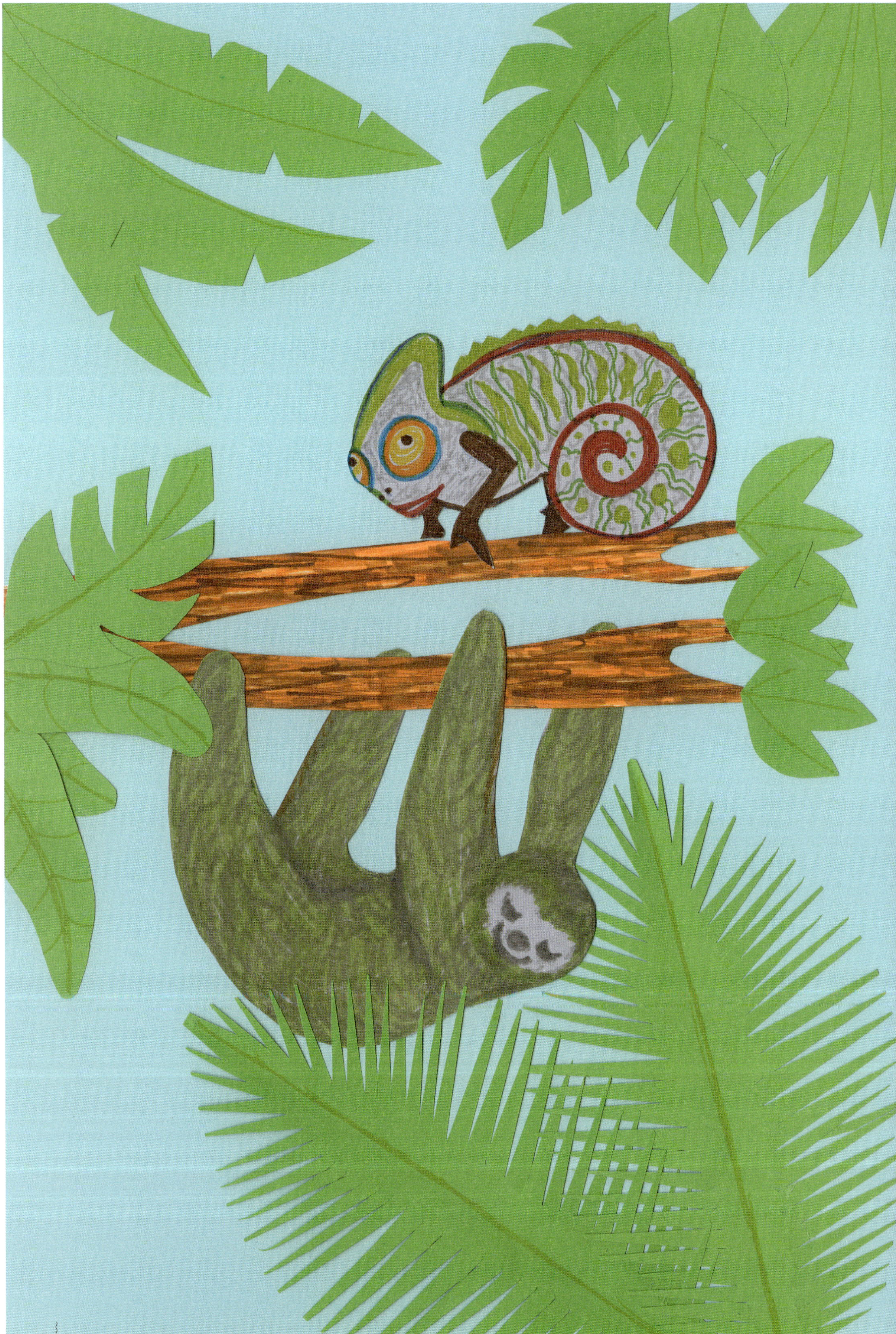

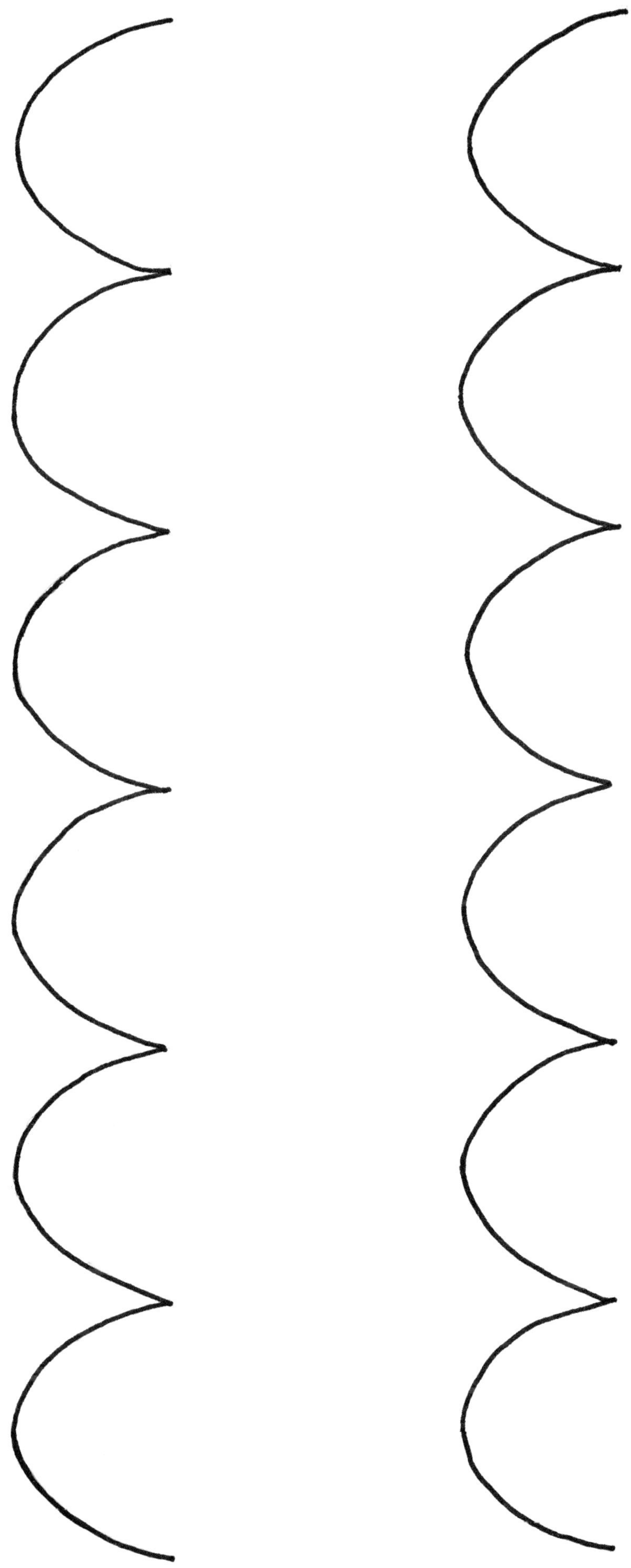

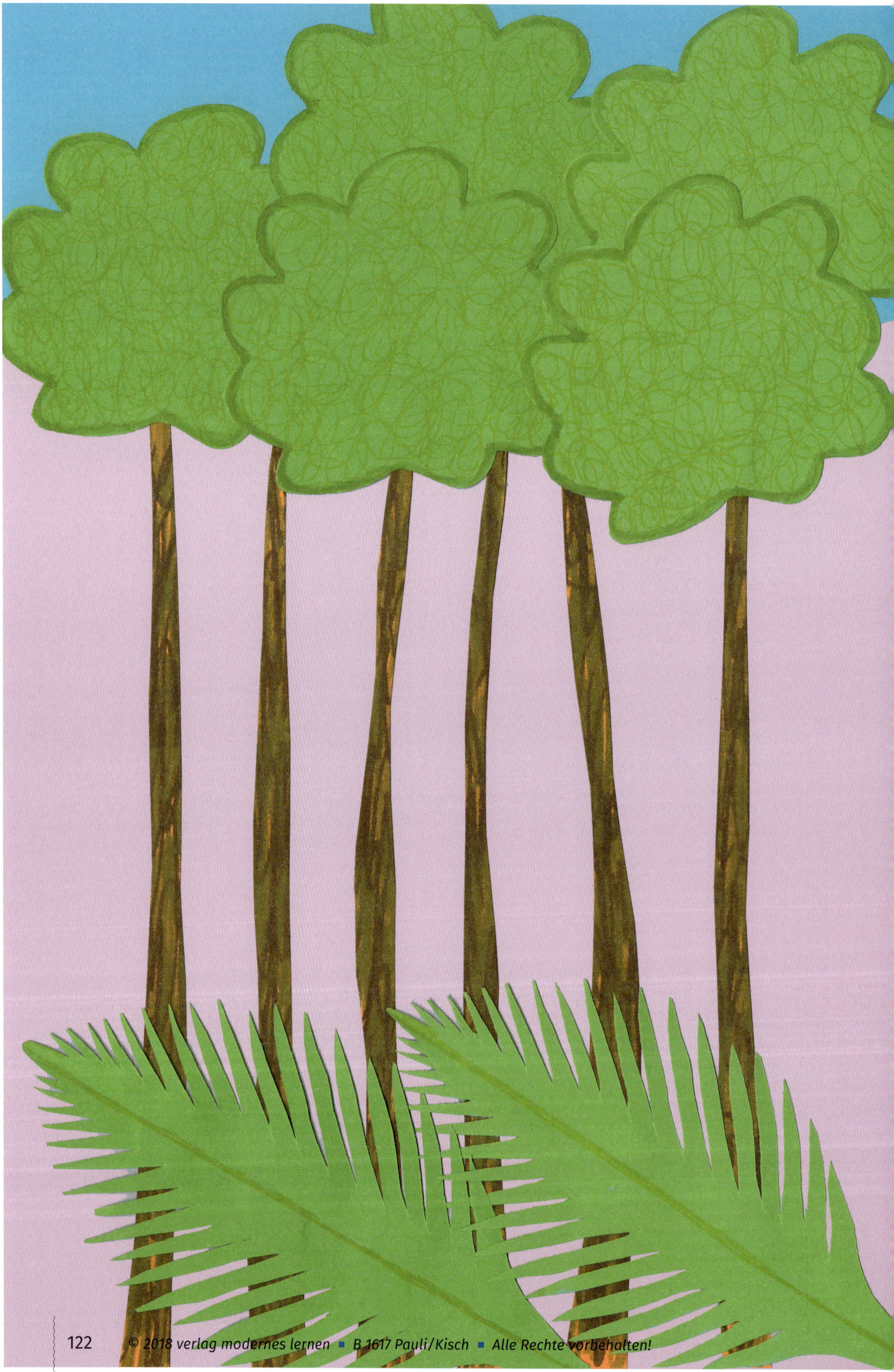

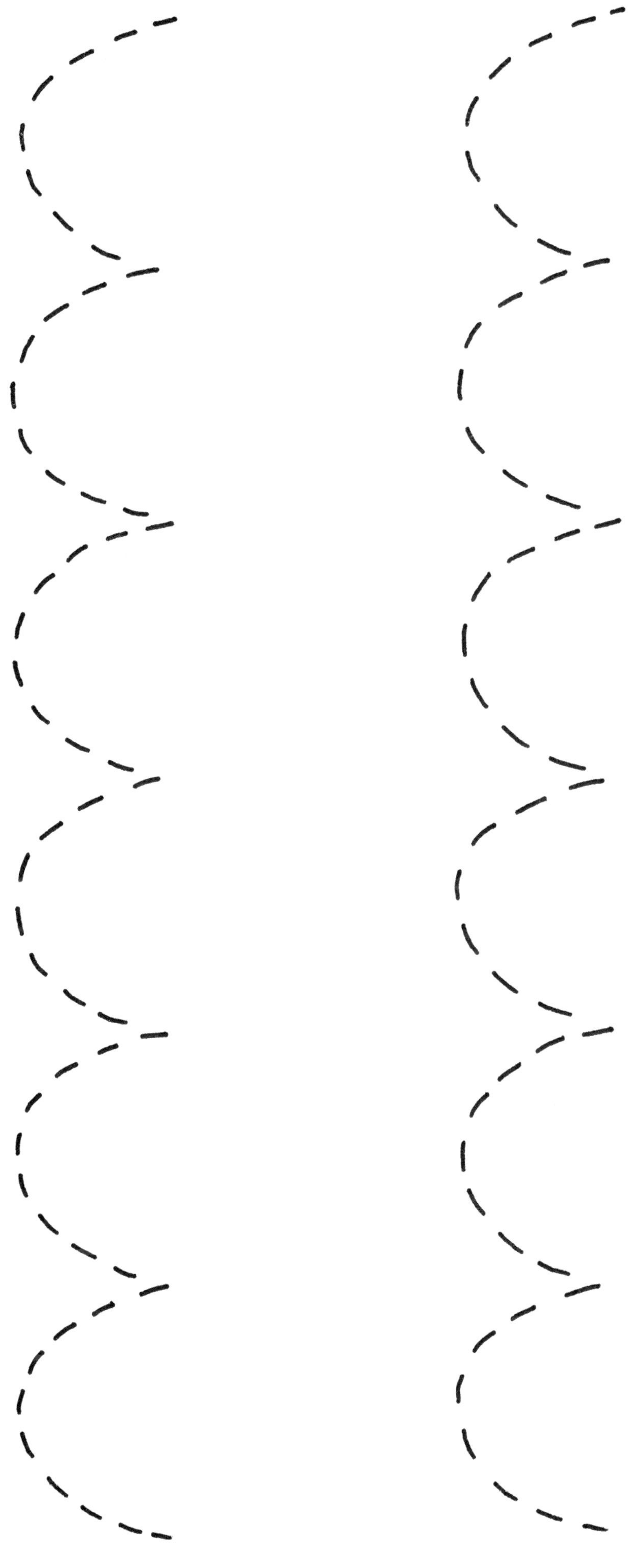

Spielkarten „Im Regenwald“

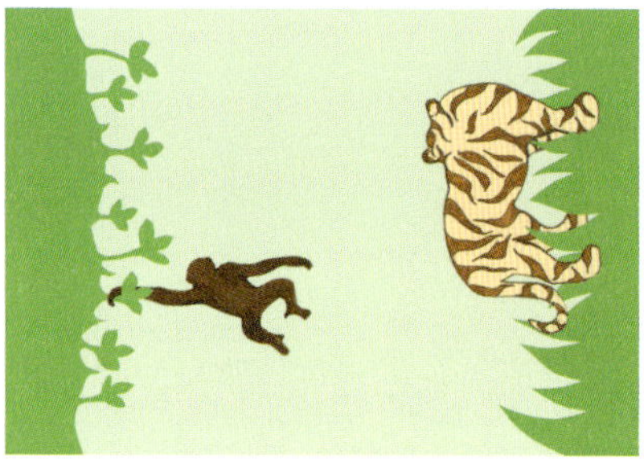

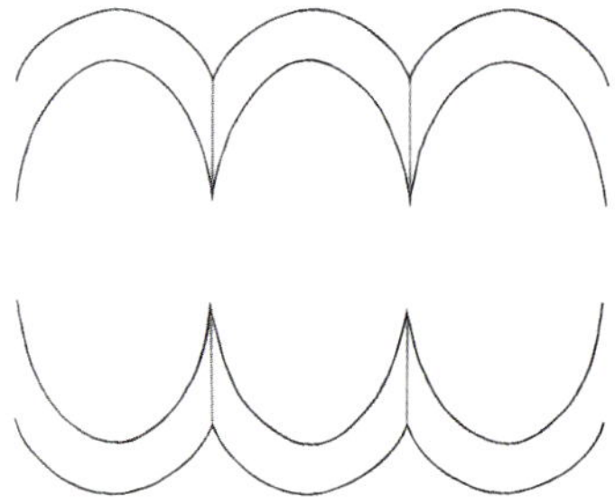

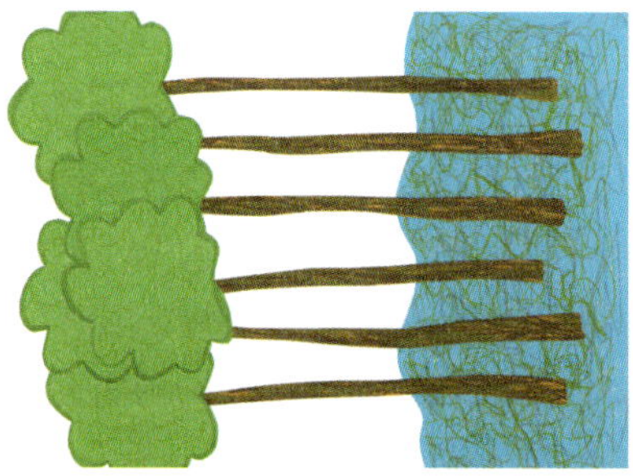

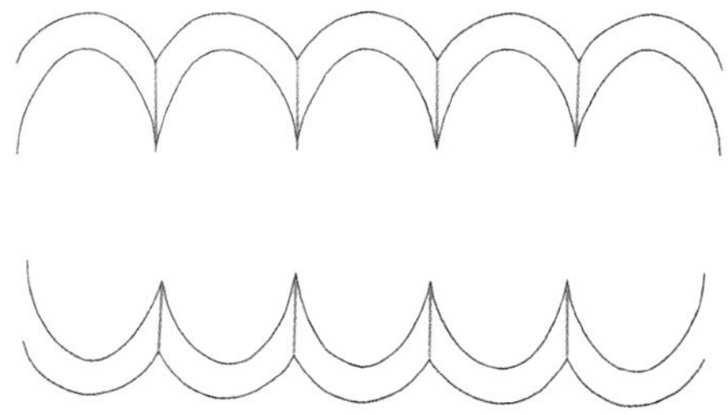

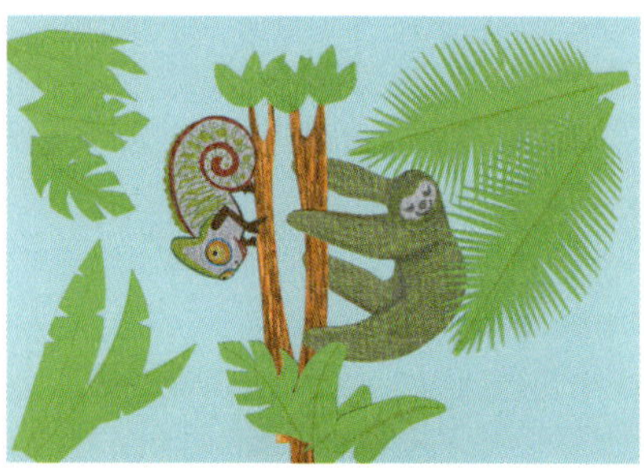

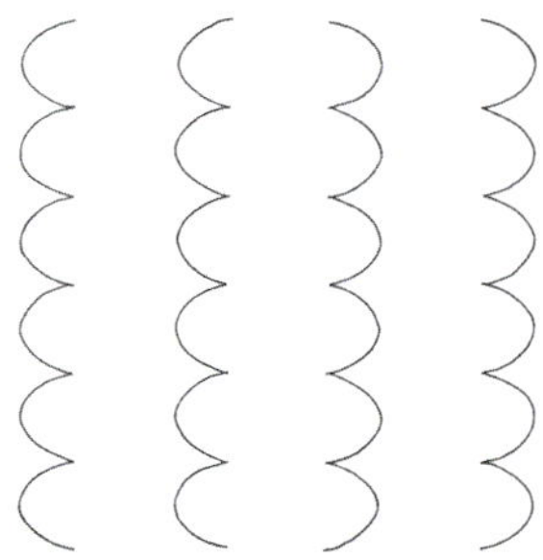

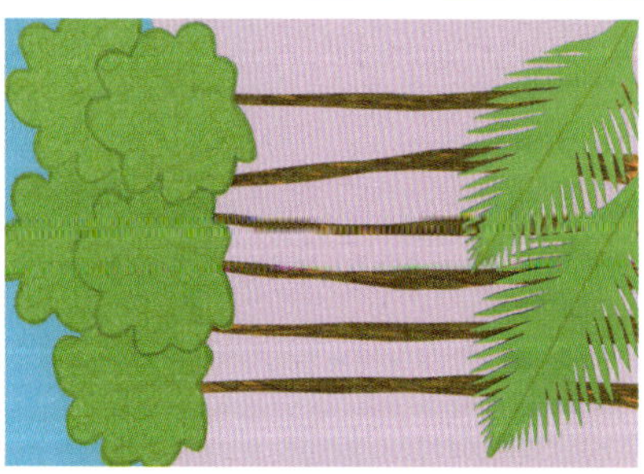

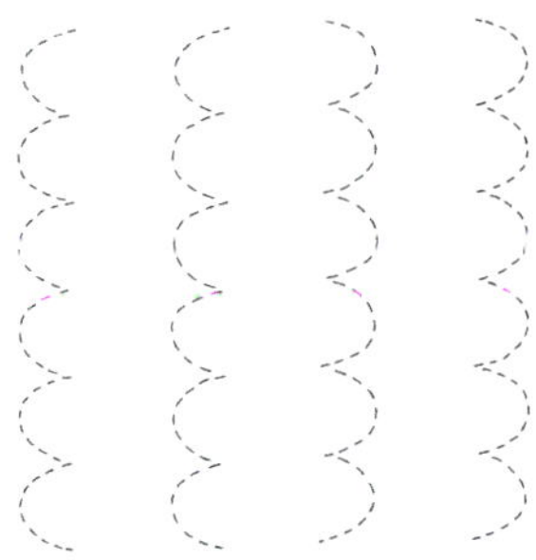

5.5.5 Vorbereitung für das Sportfest

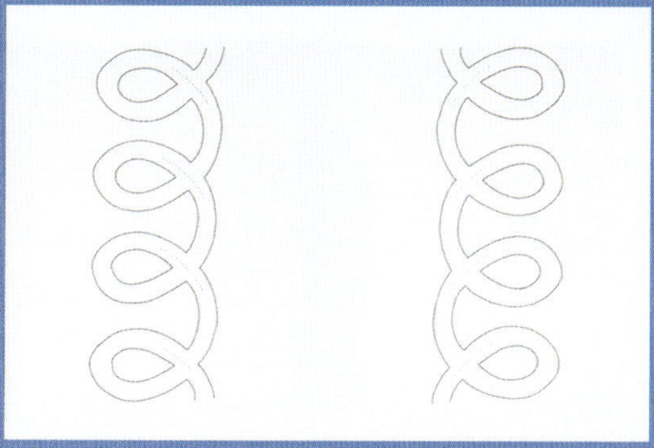

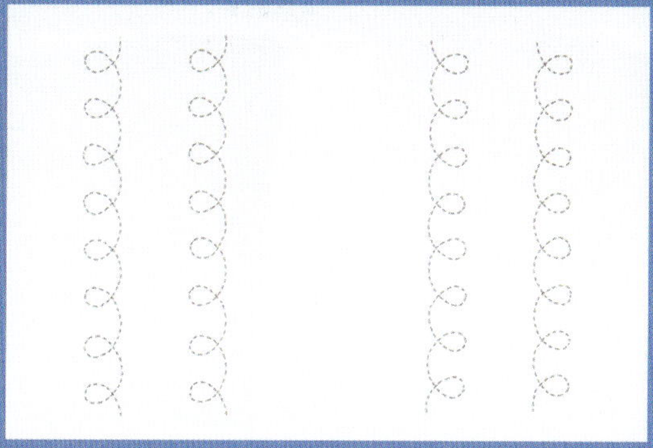

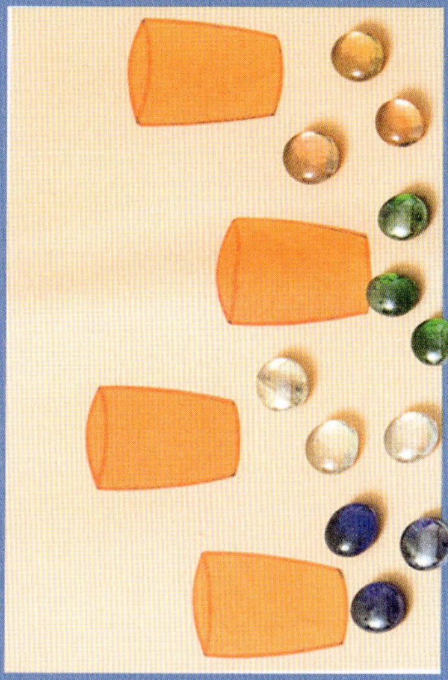

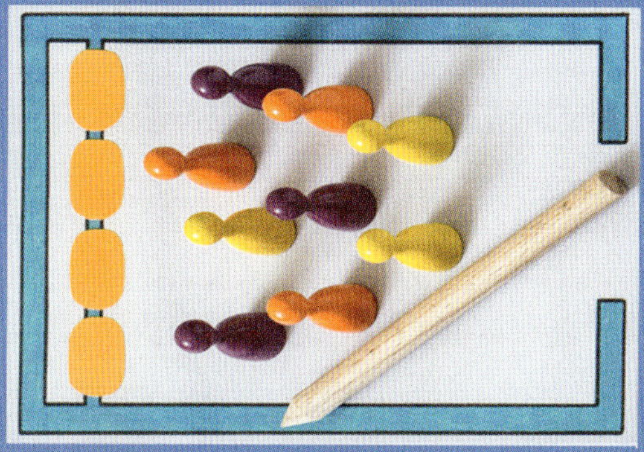

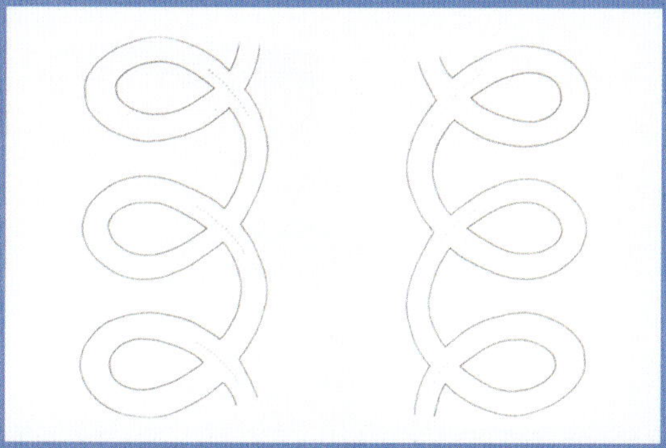

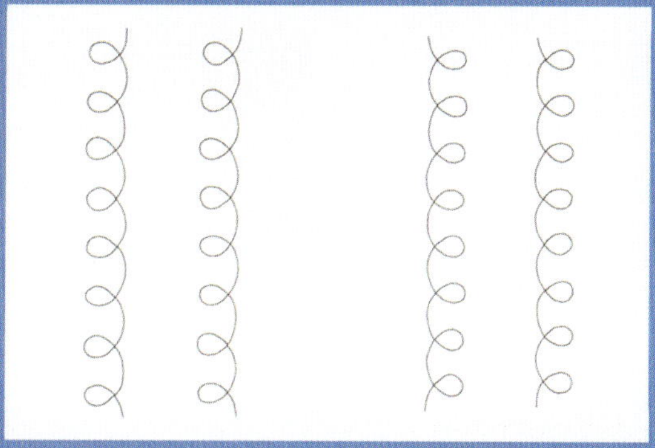

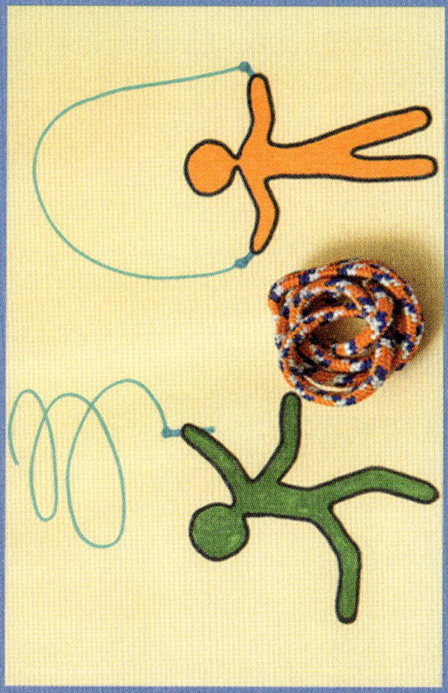

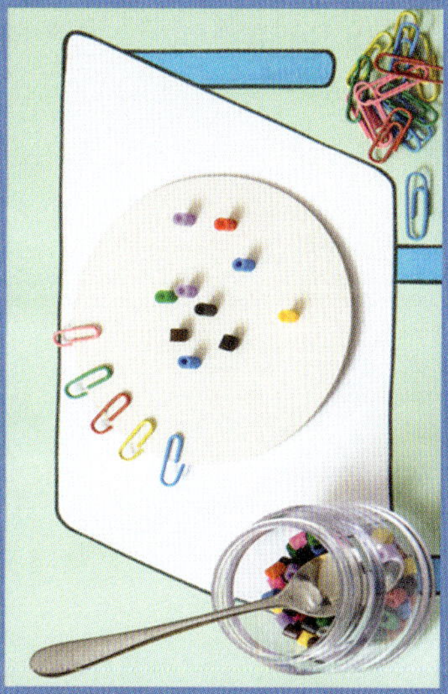

Thema Grafomotorik: Schlaufen / umgedrehte Schlaufen

Material aus der FeinMoKi:
2 Reepschnüre
9 Glasnuggets
Büroklammern
1 Bierdeckel, rund
Bügelperlen
1 Gefäß, klein
1 Löffel, klein
9 Spielfiguren
1 Schiebestab

Spielpläne:
Sportler mit Gymnastikband / Springseil
Becher für Sportdrinks
Tisch für Fitnessessen
Stadion

Übungsblätter:
Große Schlaufen / umgedrehte Schlaufen Doppellinie – Training der Armmuskeln
Kleine Schlaufen / umgedrehte Schlaufen Doppellinie – Training der Schwünge
Kleine Schlaufen / umgedrehte Schlaufen durchgehende Linie – Genauigkeit
Kleine Schlaufen / umgedrehte Schlaufen gestrichelte Linie – Wettbewerb

Spielkarten für die 8 Stationen

Beschreibung der Stationen:

In diesem Spiel gibt es einen Spielplan mit 2 „Sportlern", der für die Übung von Schlaufen und umgedrehten Schlaufen gleichermaßen eingesetzt werden kann.
Entsprechend folgender Bewegungsform der Sportler werden die entsprechenden Übungsblätter „Schlaufen" oder „umgedrehte Schlaufen" hinzugenommen:

- Gymnastikband: Schlaufen
- Springseil: umgedrehte Schlaufen

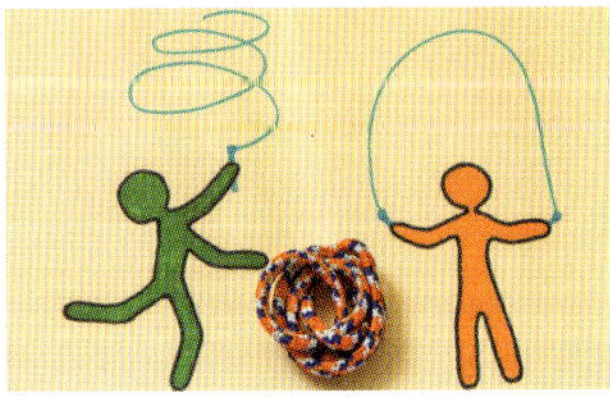

***SP** Die Sportler trainieren ihre Sportart*
Gymnastikband: Das Kind macht einen Knoten an ein Ende einer Reepschnur, hält die Schnur am Knoten fest und schwingt sie über dem Kopf / vor oder neben dem Körper.
Variation: beidhändig zwei Reepschnüre schwingen.
Springseil: Das Kind fasst eine Reepschnur mit beiden Händen, lässt sie etwas durchhängen und schwingt sie vor dem Körper zu sich hin und von sich weg.

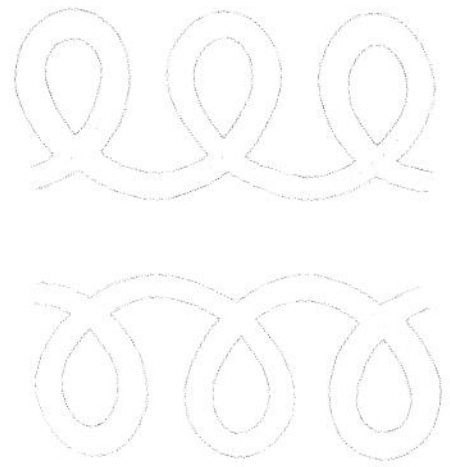

***ÜB** Die Sportler trainieren ihre Armmuskeln*

Das Kind spurt mit Buntstiften oder Bleistift zwischen der Doppellinie der großen Schlaufen / umgedrehten Schlaufen. Dabei soll es an den Kreuzungen nicht abbiegen, sondern entlang der gepunkteten Hilfslinien zeichnen.

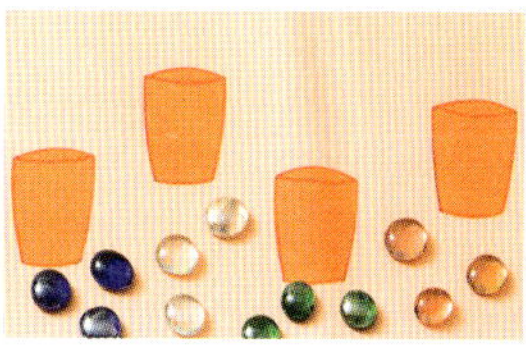

***SP** Die Sportler brauchen Sportdrinks*

Das Kind sammelt nacheinander je 3 Glasnuggets in die dominante Hand und legt sie im Zangengriff einzeln ohne Hilfe der anderen Hand auf die Becher.

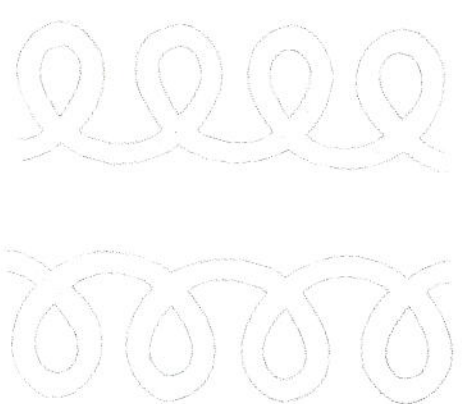

***ÜB** Die Sportler trainieren die gleichmäßigen Schwünge*

Das Kind spurt mit Buntstiften oder Bleistift zwischen der Doppellinie der kleinen Schlaufen / umgedrehten Schlaufen. Dabei soll es an den Kreuzungen nicht abbiegen, sondern entlang der gepunkteten Hilfslinien zeichnen.

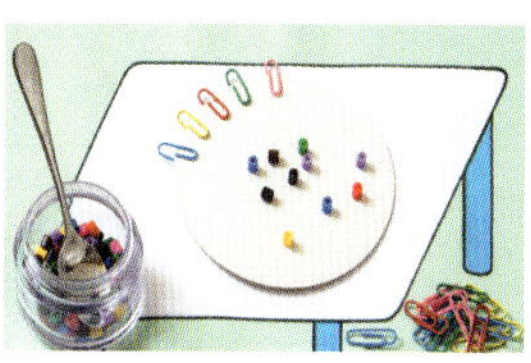

***SP** Die Sportler bekommen ein Fitnessessen*

Das Kind steckt Büroklammern auf einen runden Bierdeckel und legt ihn auf den Tisch (Schüssel mit Muster). Es nimmt mit dem kleinen Löffel Bügelperlen einer bestimmten Farbe aus dem kleinen Gefäß und legt sie in die „Schüssel".

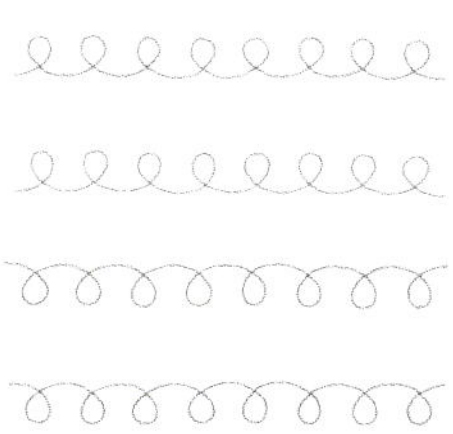

***ÜB** Die Sportler arbeiten an der Genauigkeit ihrer Bewegung*

Das Kind spurt mit Farbstiften oder Bleistift die kleinen Schlaufen / umgedrehten Schlaufen mit der durchgezogenen Linie nach. Dabei soll es an den Kreuzungen nicht abbiegen.

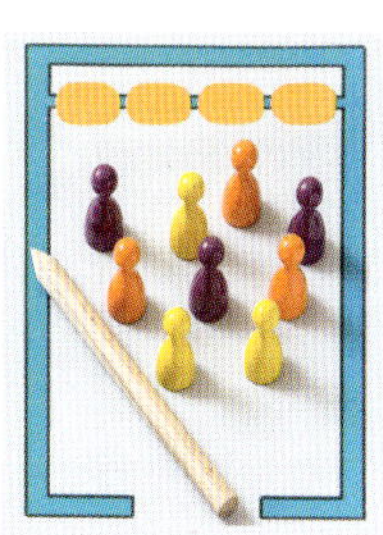

***SP** Die Sportler proben die Aufstellung für das Sportfest*

Das Kind stellt Spielfiguren in das Tor und schiebt sie mit dem Schiebestab auf den Platz im Stadion, z. B. in eine Reihe, in gleichmäßigem Abstand, etc.

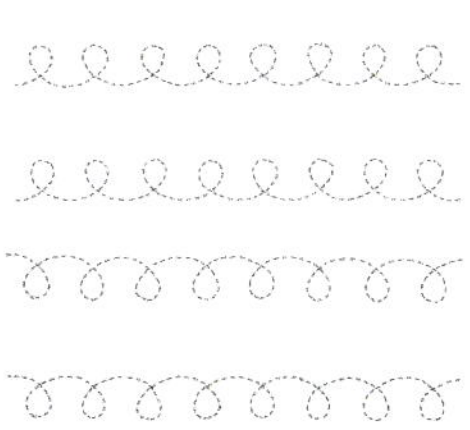

***ÜB** Die Sportler üben für den Wettbewerb*

Das Kind spurt mit Farbstiften oder Bleistift die kleinen Schlaufen / umgedrehten Schlaufen mit der unterbrochenen Linie nach. Dabei soll es an den Kreuzungen nicht abbiegen.

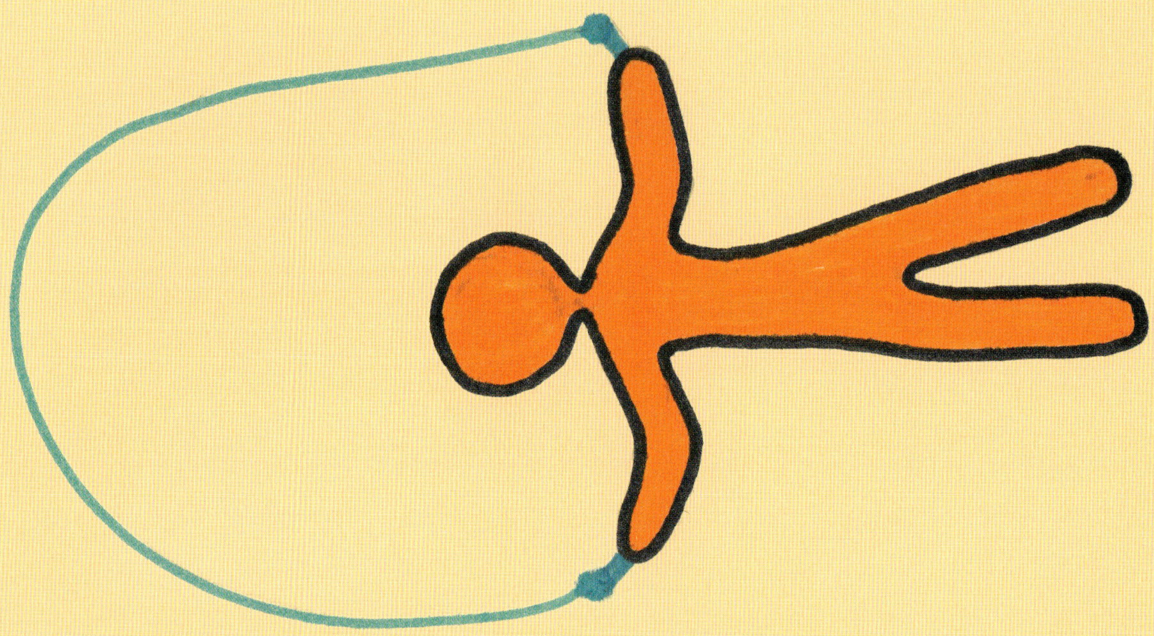

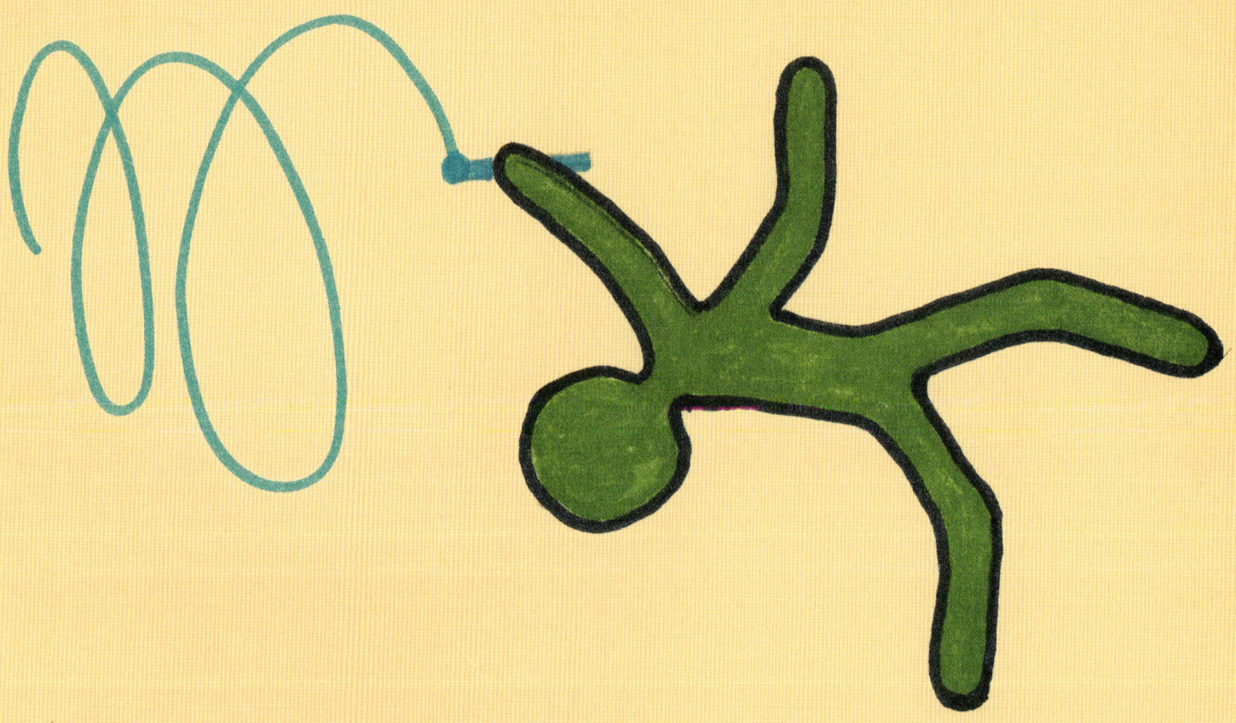

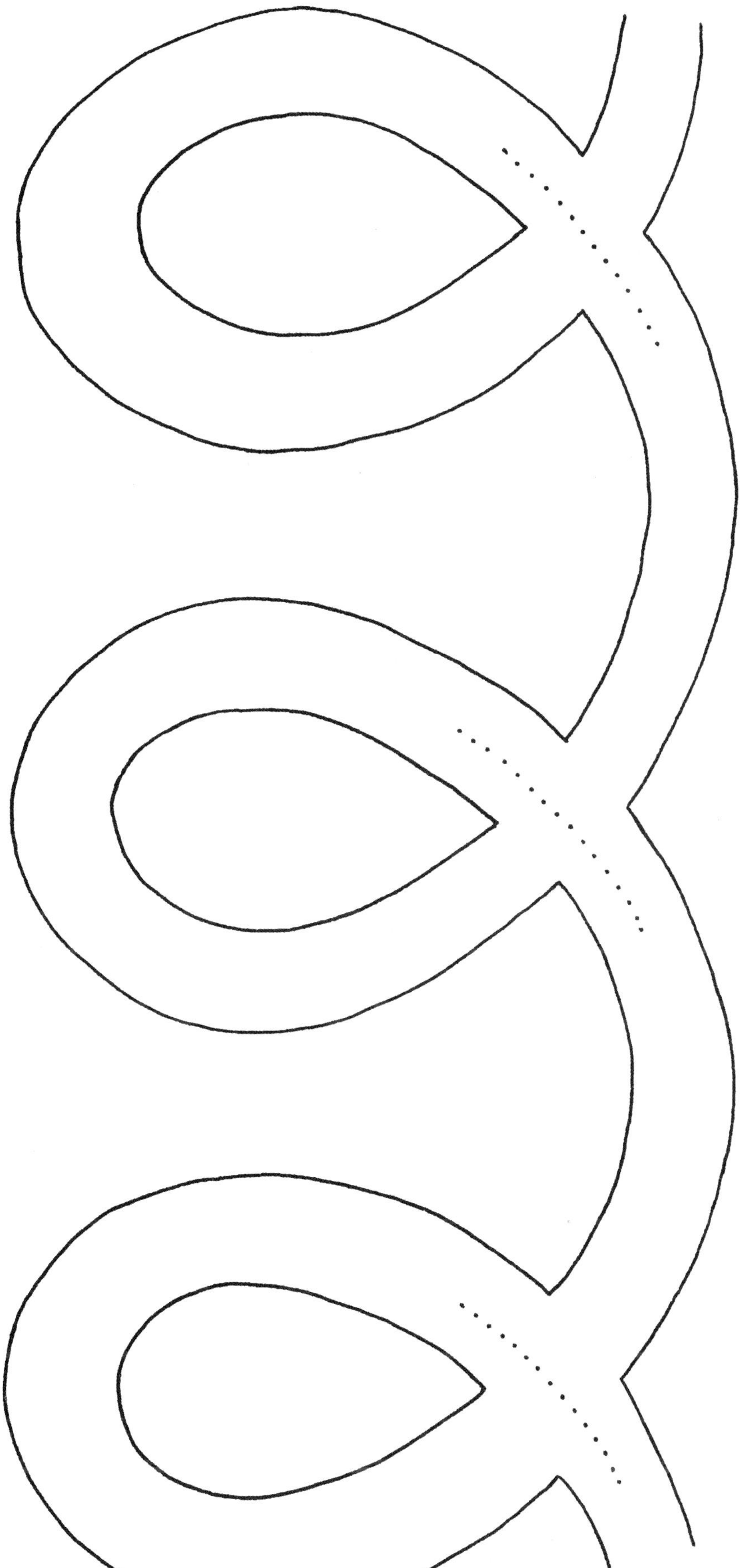

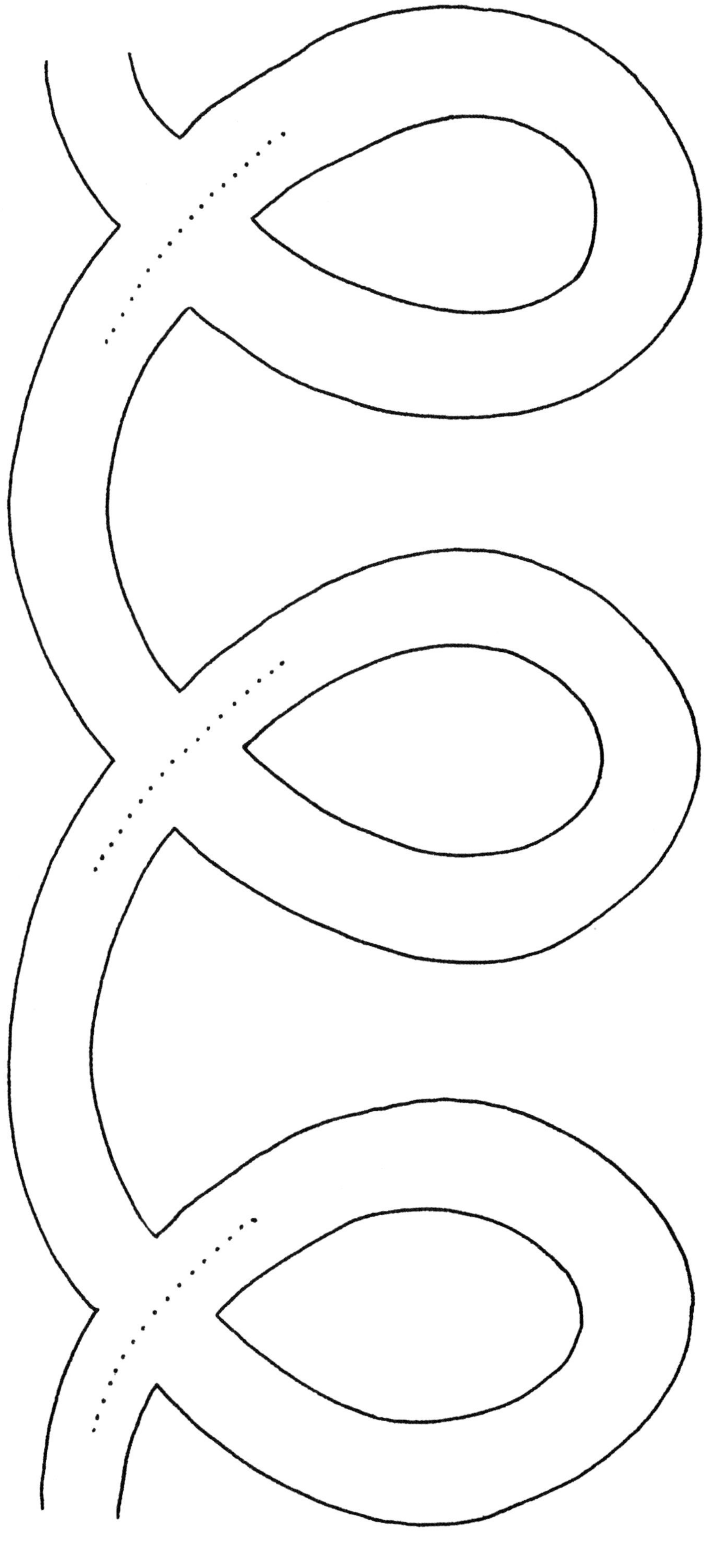

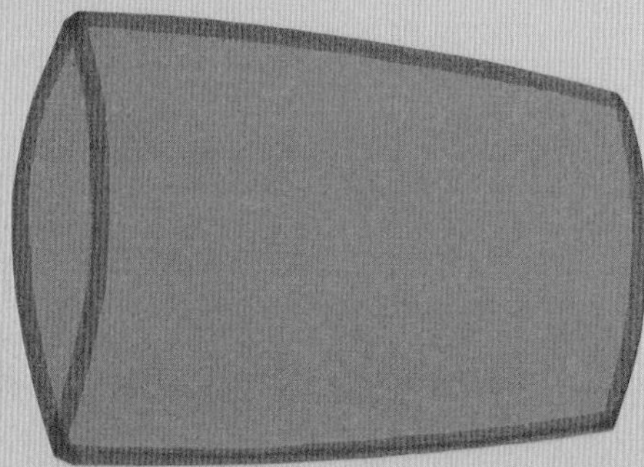

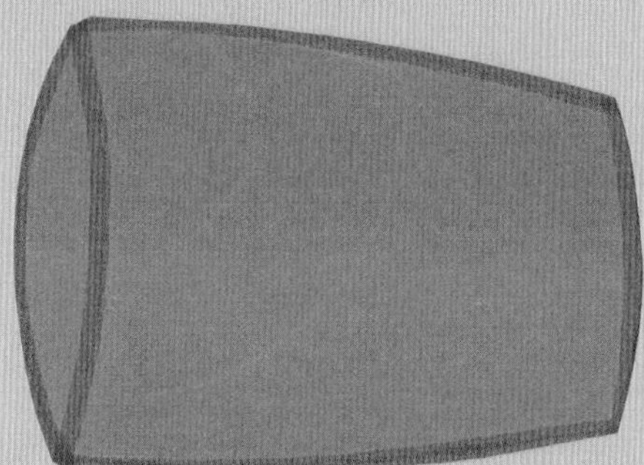

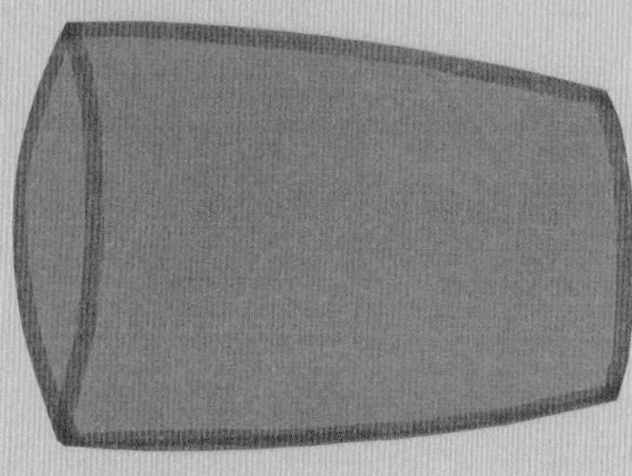

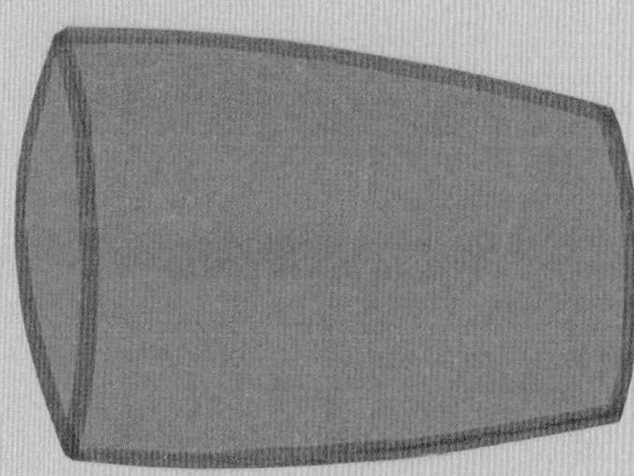

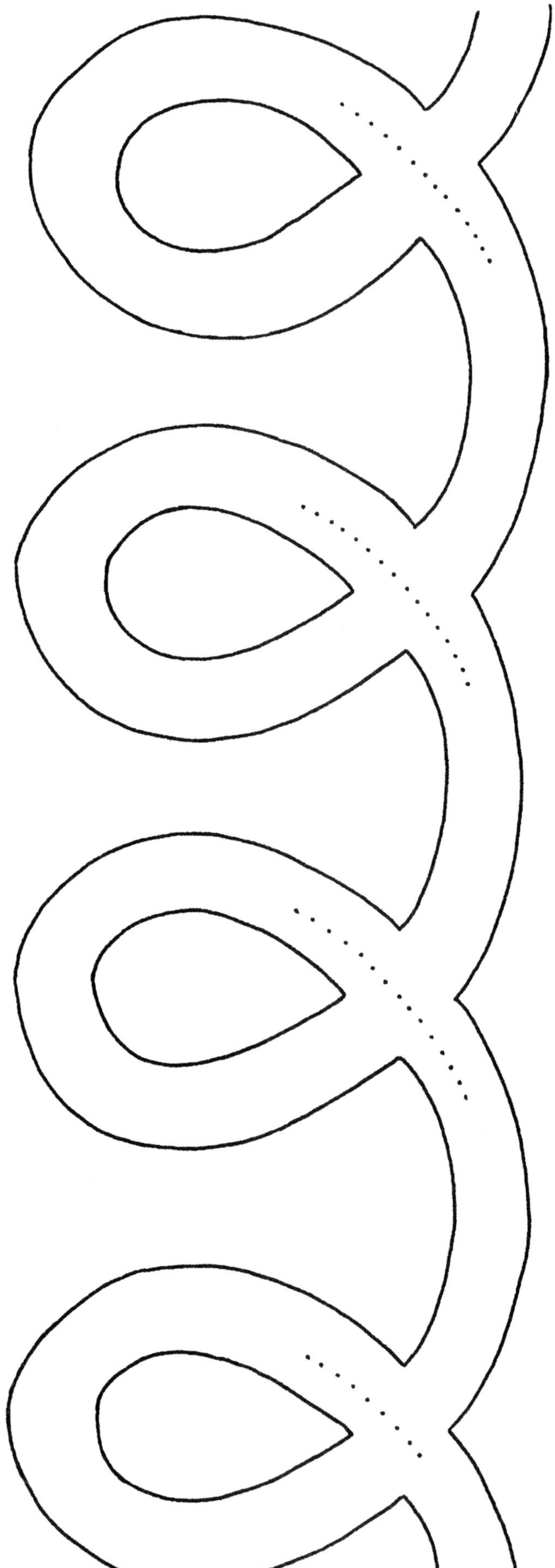

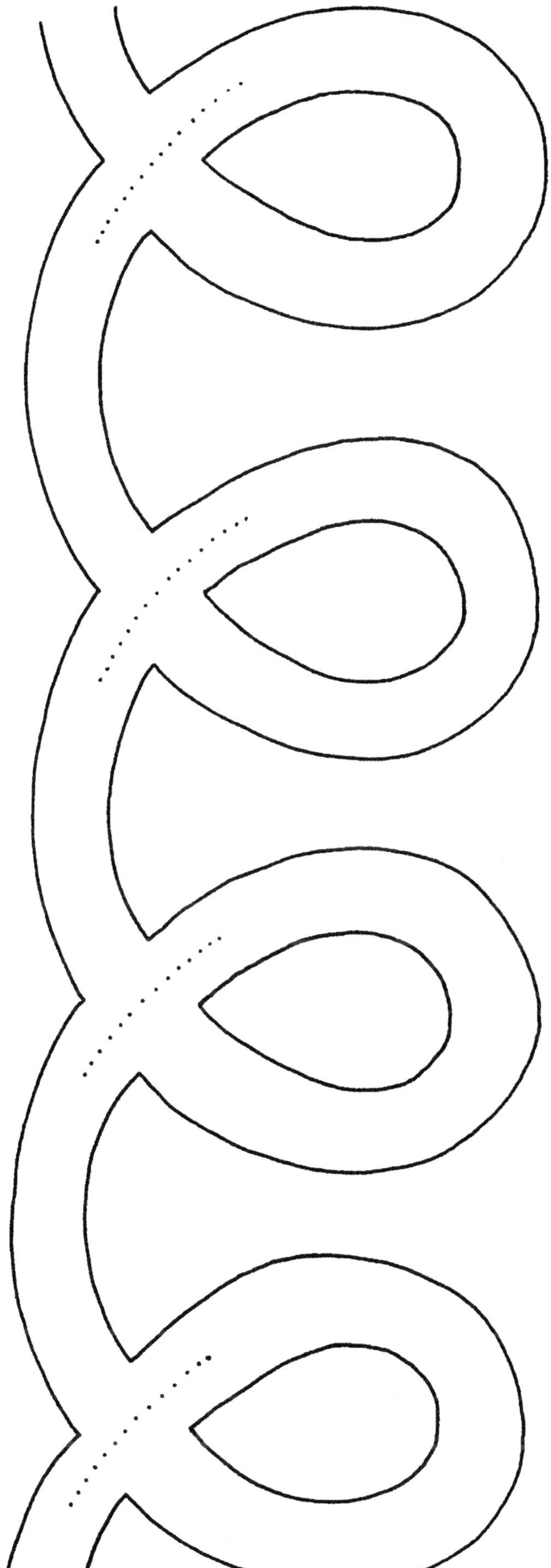

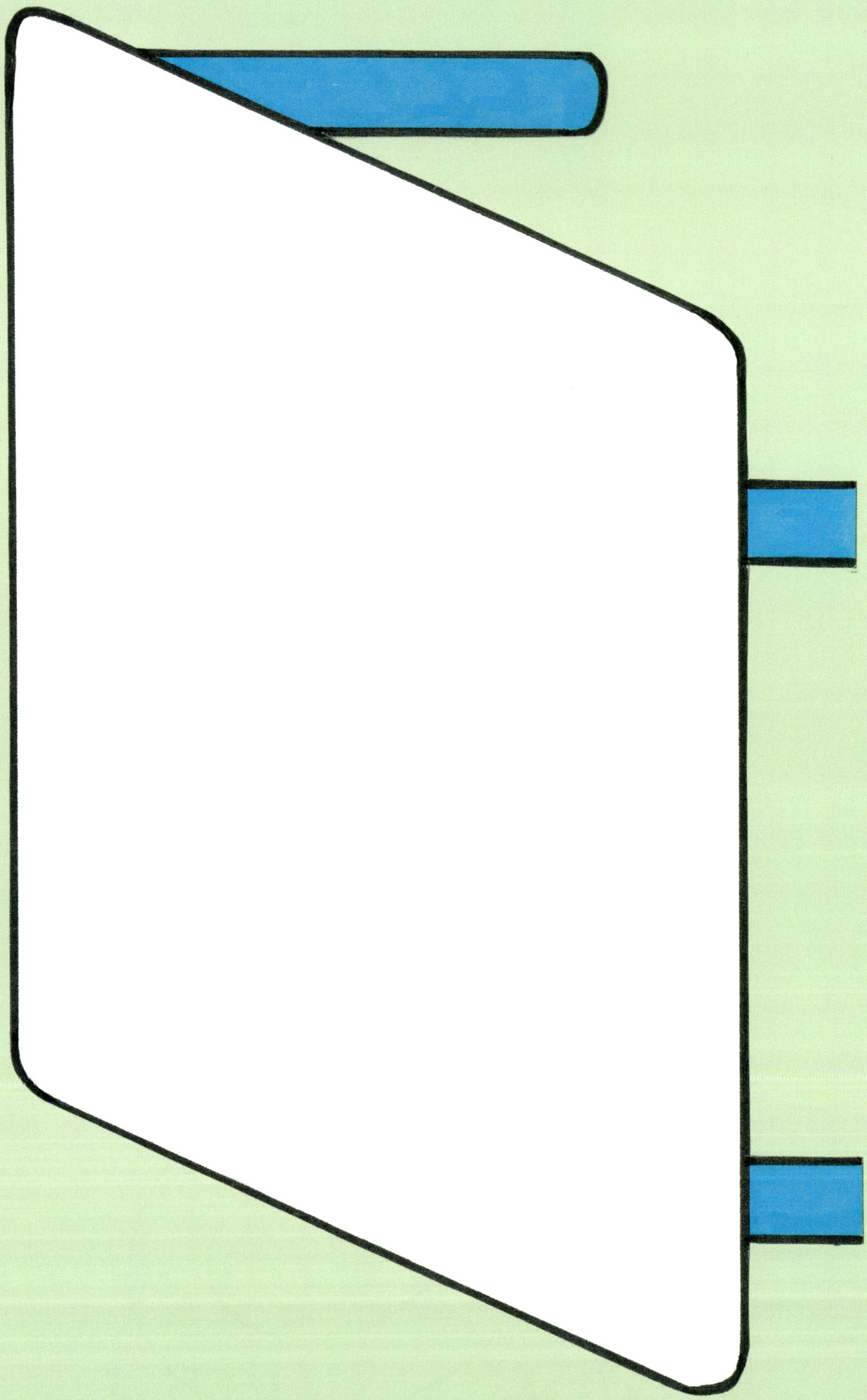

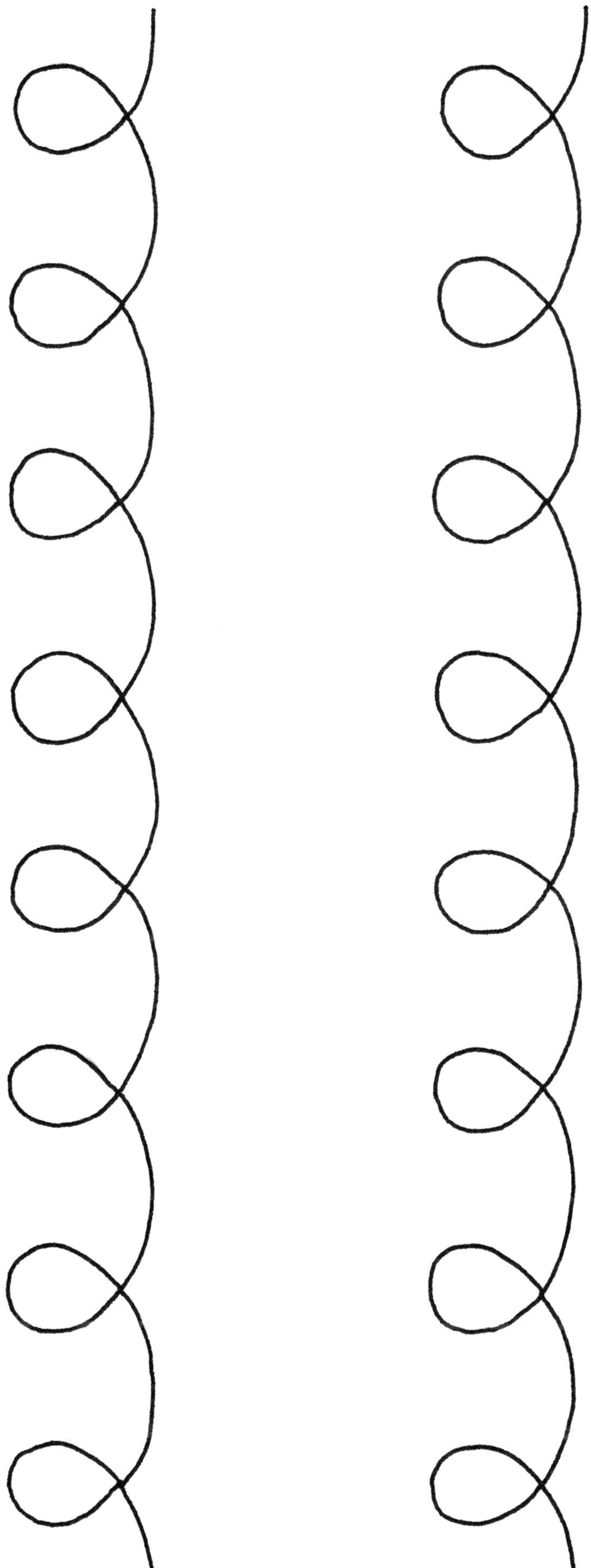

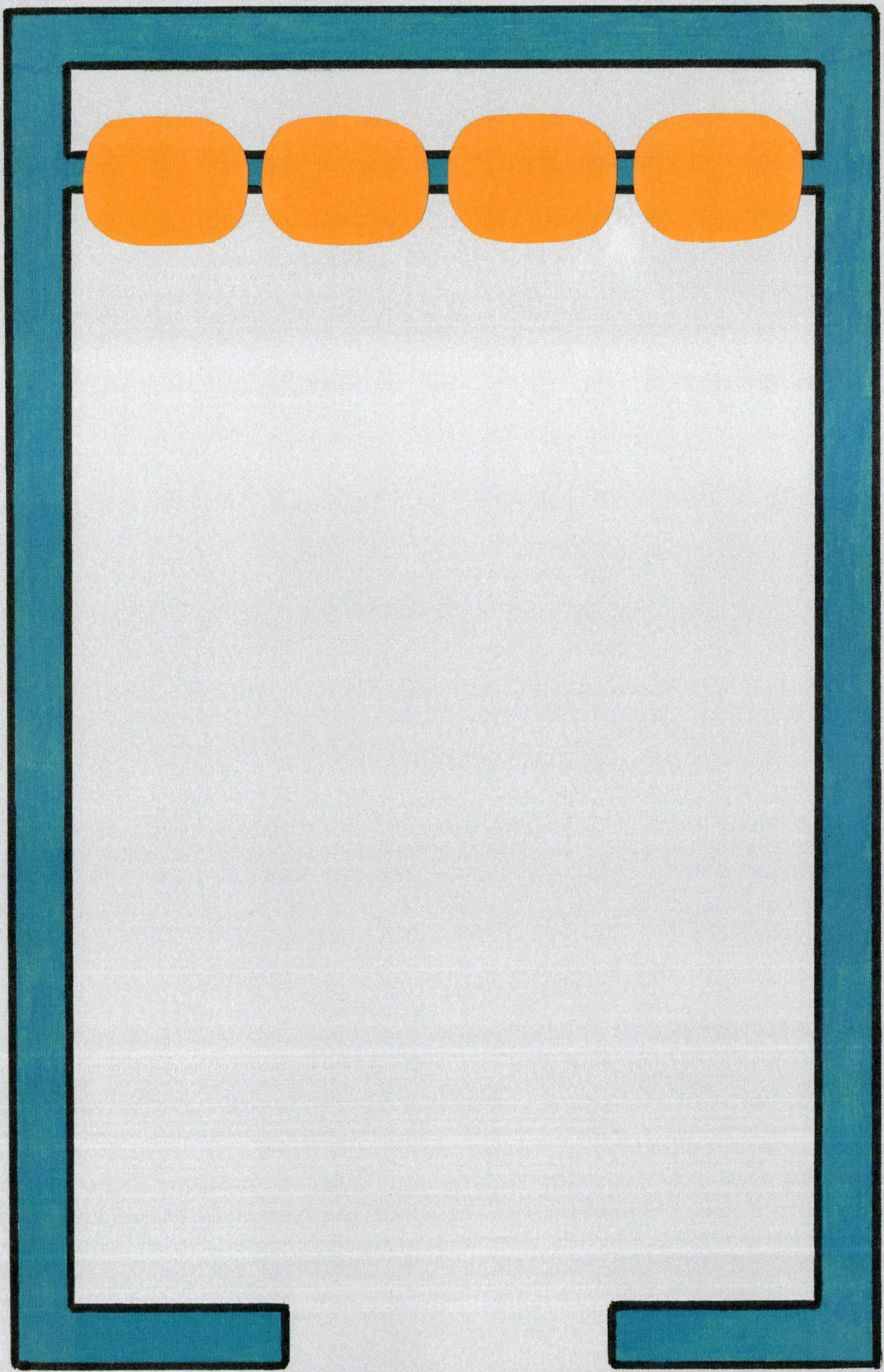

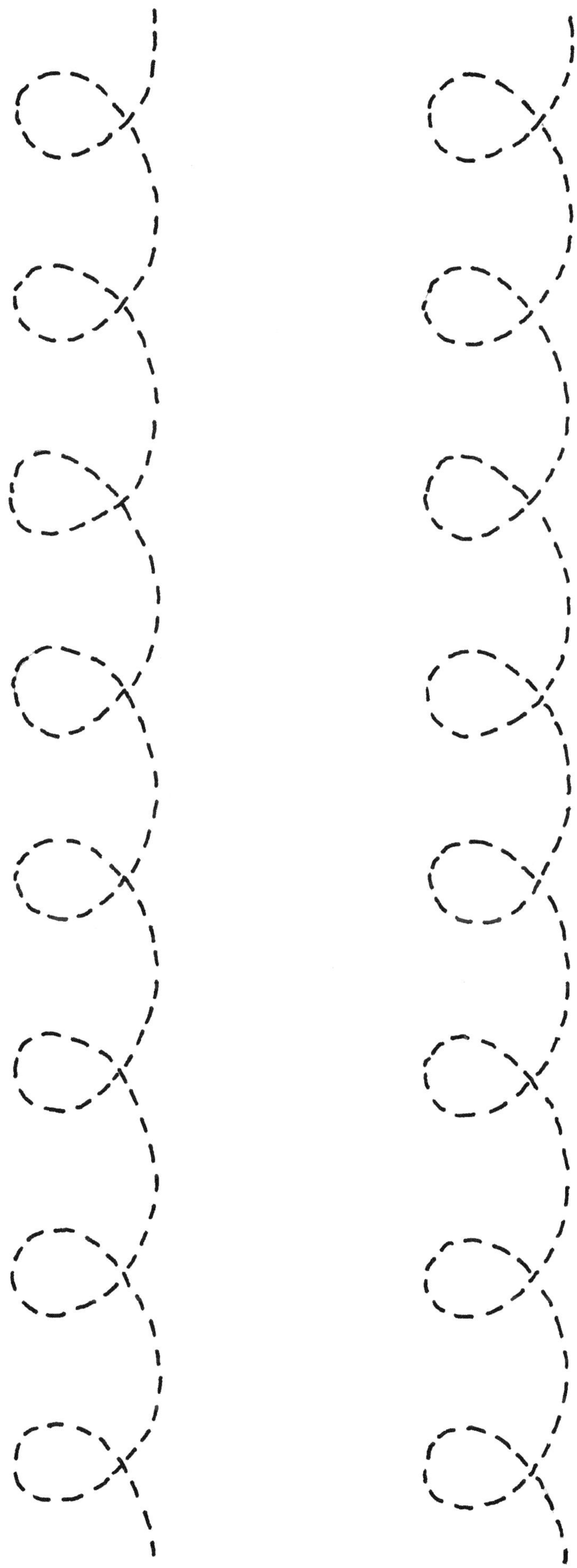

Spielkarten „Vorbereitung für das Sportfest“

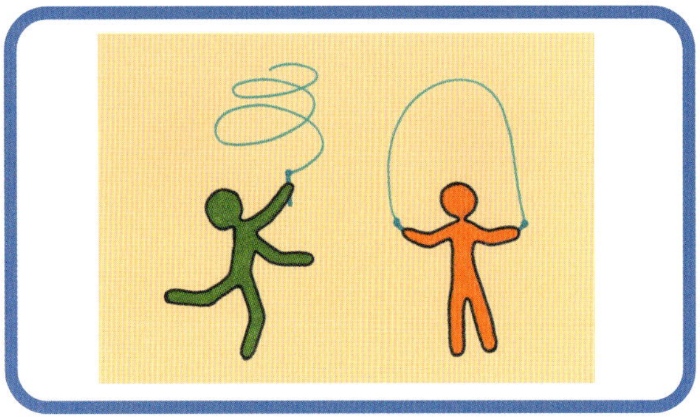

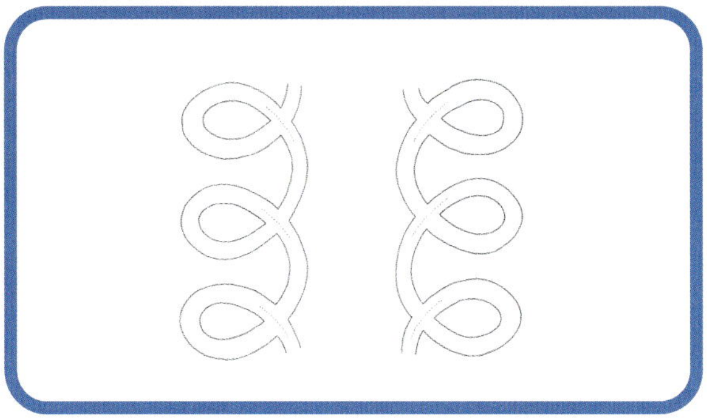

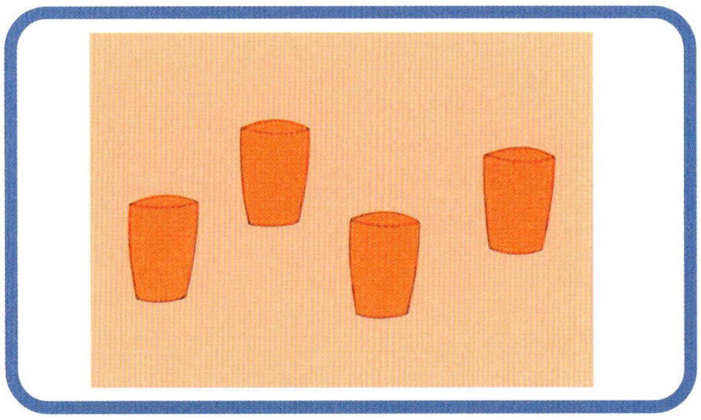

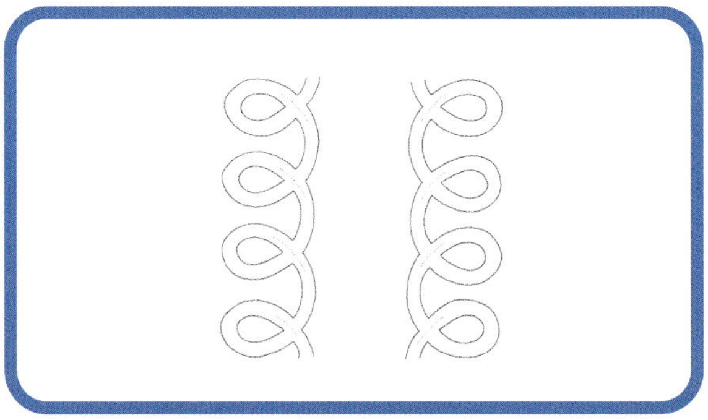

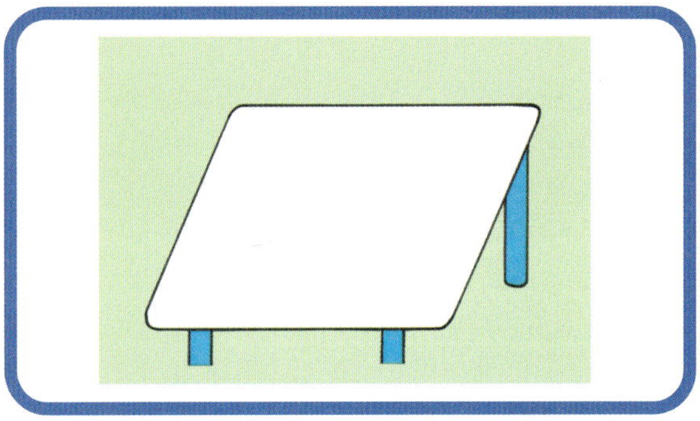

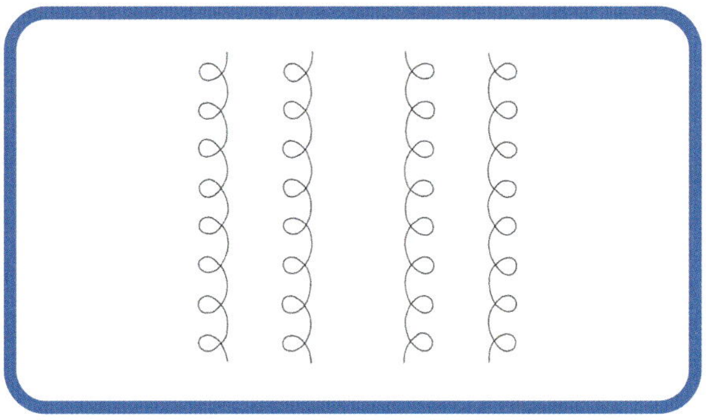

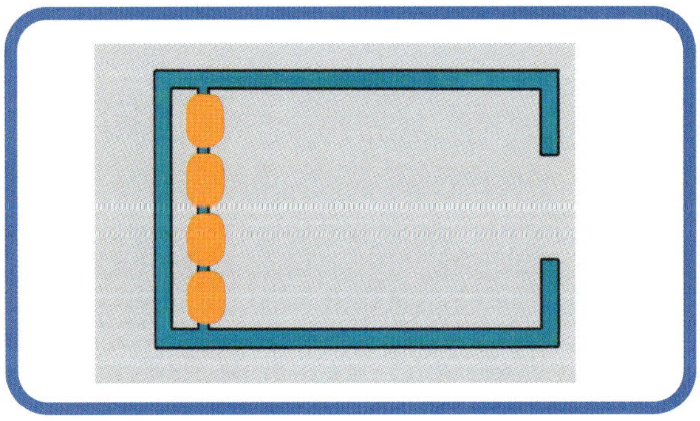

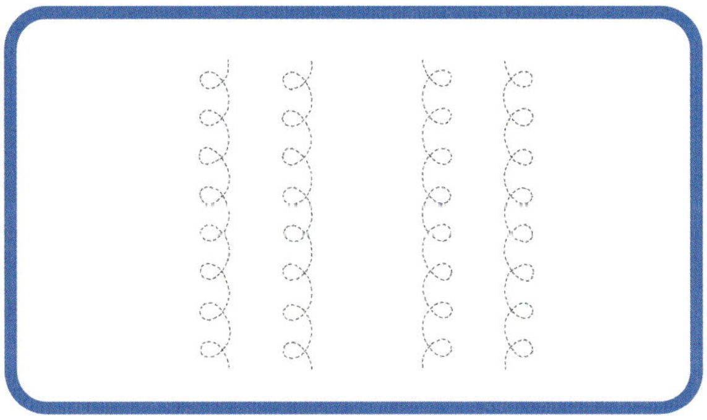

5.5.6 Training für die Olympiade

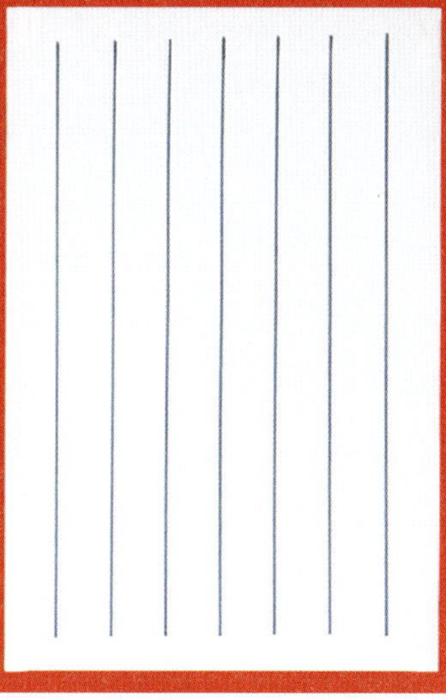

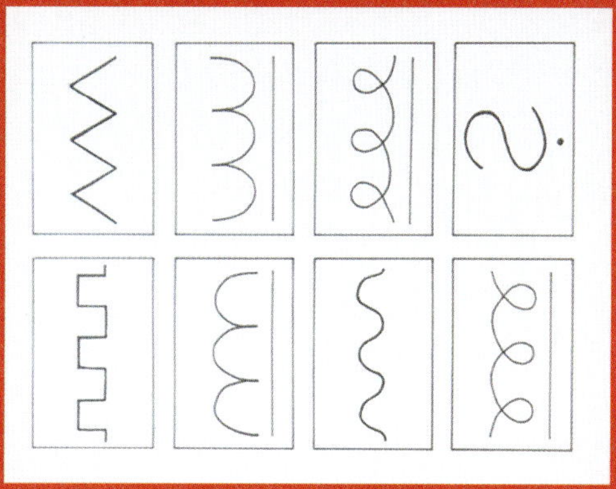

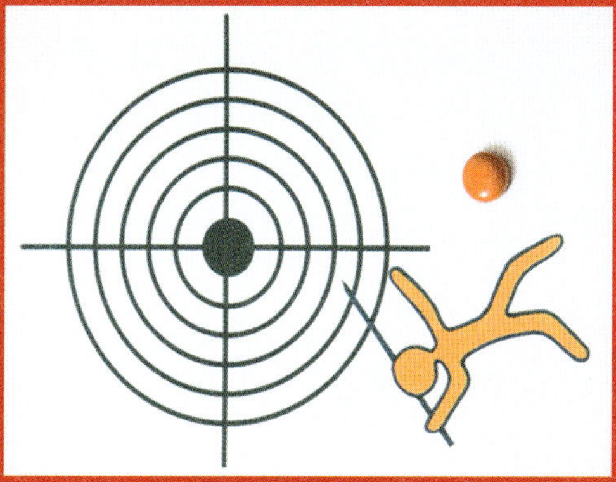

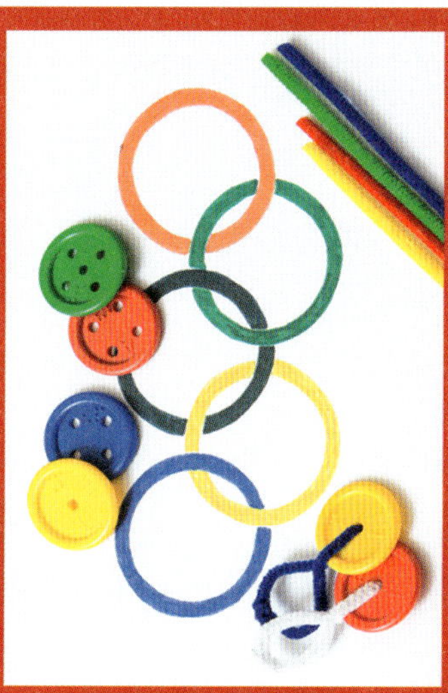

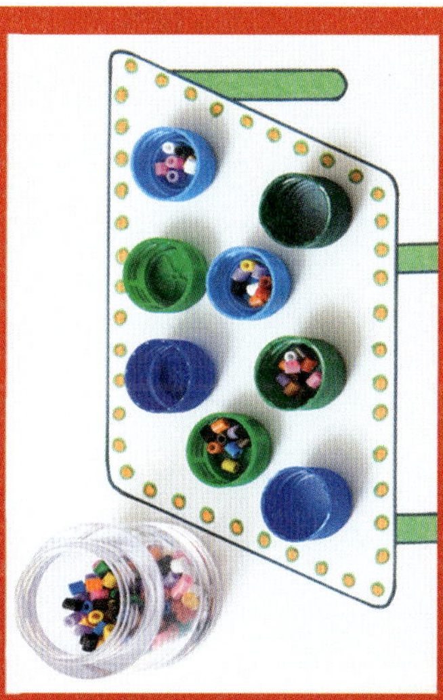

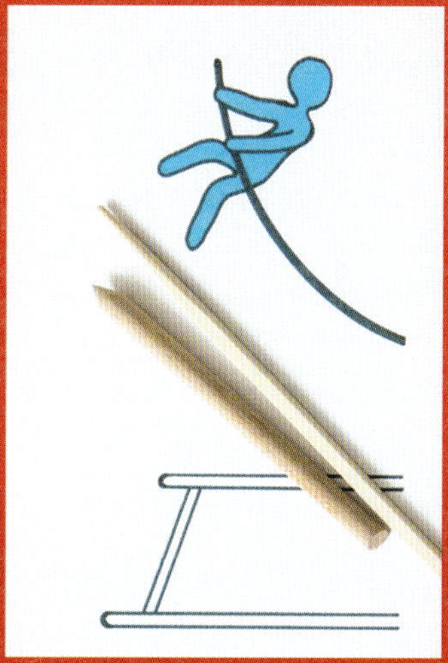

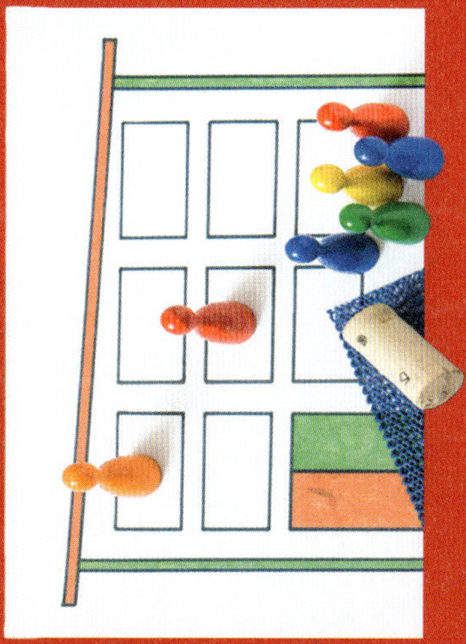

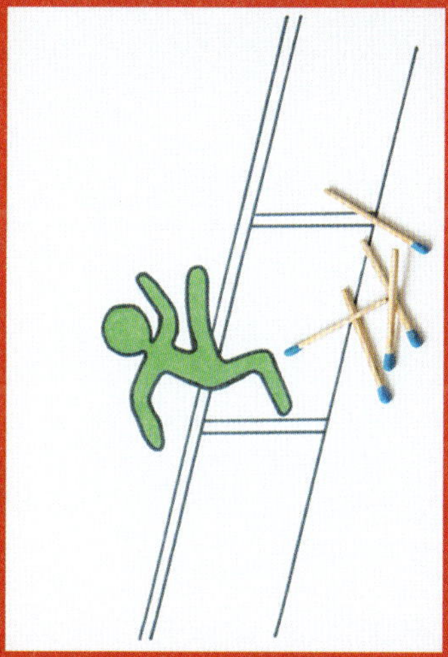

Thema Grafomotorik: Grundmuster Zinnen / Zickzack / Arkaden – Girlanden / Wellen / Schlaufen – umgekehrte Schlaufen

Material aus der FeinMoKi:
8 Spielfiguren
1 Korken
1 rutschfeste Unterlage
8 Flaschenschraubdeckel
Bügelperlen
1 Glasnugget
Streichhölzer
1 Rundstab
1 Essstäbchen

Spielpläne:
Wohnhaus für die Sportler
Tisch
Zielscheibe für die Speerwerfer
Hürdenlauf
Stabhochsprung
Olympische Ringe – Vorbereitung der Medaillen

Übungsblätter:
Linienblätter mit 3 verschiedenen Abständen für folgende 7 Grundmuster:
- Zinnen
- Zickzack
- Arkaden
- Girlanden
- Wellen
- Schlaufen
- Umgekehrte Schlaufen

Spielkarten für die 6 Spielstationen und die 7 Grundmuster

Dies Spiel enthält 6 Spielpläne und 3 Übungsblätter mit Linien in verschiedenen Abständen. Hiermit können Übungen zu den o. g. 7 Grundmustern durchgeführt werden.
Die 8. Karte mit dem Fragezeichen kann als „Joker“ eingesetzt werden: Das Kind wählt eine Übung selbst aus.
Die Spielpläne können passend zur Menge der Übungsblätter ausgewählt werden. Wie auch bei den anderen Spielen werden die feinmotorischen Spiele im Wechsel mit den grafomotorischen Übungen durchgeführt. Die Begründung für die Auswahl der Grundmuster gegenüber dem Kind: „Die Sportler trainieren ihr spezielle Sportart, Kraft, Ausdauer und Beweglichkeit.“

Der Schwierigkeitsgrad der grafomotorischen Übungen ist in diesem Spiel höher als in den Spielen zu den einzelnen Grundmustern.
Das Kind spurt die Grundmuster nicht mehr nach, sondern diese sind lediglich auf den Karten vorgegeben. Das Kind führt sie zunächst größer und zunehmend kleiner auf dem entsprechenden Übungsblatt frei aus. Bei Bedarf kann das Muster am Zeilenanfang (für Linkshänder auch am Zeilenende) vorgegeben werden. Dennoch sollen Linkshänder die Arbeitsrichtung von links nach rechts einhalten, um diese „Lese-Schreibrichtung“ zu automatisieren.
Die Linien sollen nicht exakt getroffen werden, sondern dienen eher als Trennung der einzelnen Reihen und der Orientierung der zu übenden Mustergröße. Die visuelle Kontrolle beim Treffen von Linien verhindert in diesem fortgeschrittenen Übungsstadium die Dynamisierung der Bewegung.

Beschreibung der Spielstationen / der Übungsblätter:

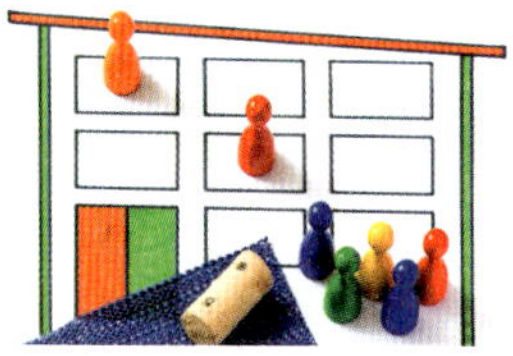

***SP** Anreise der Sportler*

Das Kind nimmt eine Spielfigur und hält sie mit dem Ringfinger und dem kleinen Finger fest. Es rollt einen quer liegenden Korken mit Zeige- und Mittelfinger über die rutschfeste Unterlege zum Haus, stellt dort den Korken (das Auto) vor dem Haus ab und den Sportler in ein Fenster.

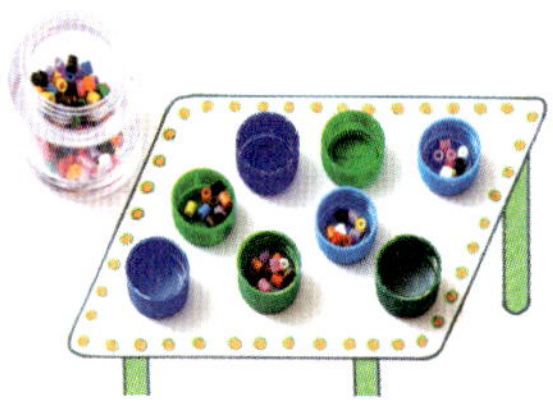

***SP** Fitnessfrühstück für die Sportler*

Das Kind legt Flaschenschraubdeckel (Teller) auf den Tisch. Anschließend sammelt es mehrere Bügelperlen ohne Hilfe der anderen Hand in die dominante Hand und legt sie im Zangengriff einzeln in den Teller ab (evtl. farblich sortiert).

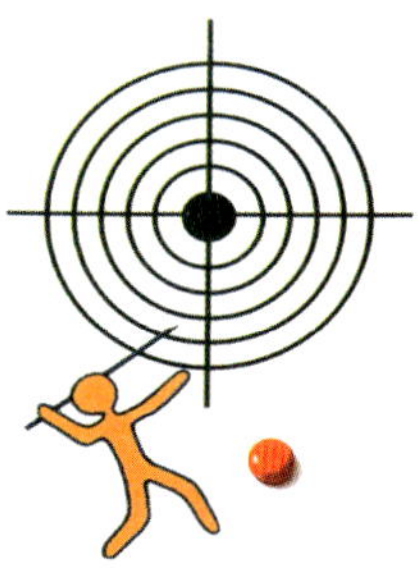

***SP** Speerwurf*

Das Kind legt ein Glasnugget unter die Zielscheibe. Es schnipst das Glasnugget nacheinander mit jedem Finger auf die Zielscheibe und beobachtet, welcher Finger näher ins Schwarze trifft. Das Glasnugget wird für jeden Finger erneut zur Startposition gelegt.

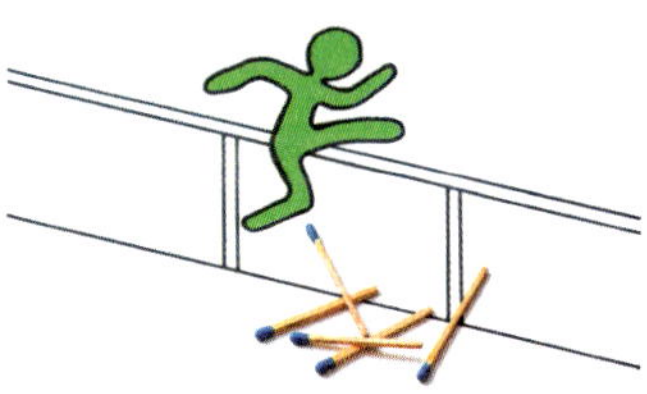

***SP** Hürdenlauf*

Das Kind hält ein Streichholz zwischen Mittelfinger und Daumen und bewegt den Zeigefinger mehrfach darüber und darunter. Das Streichholz kann auch zwischen Daumen und Ringfinger oder zwischen Daumen und kleinem Finger gehalten werden, und die freien Finger bewegen sich darüber und darunter.

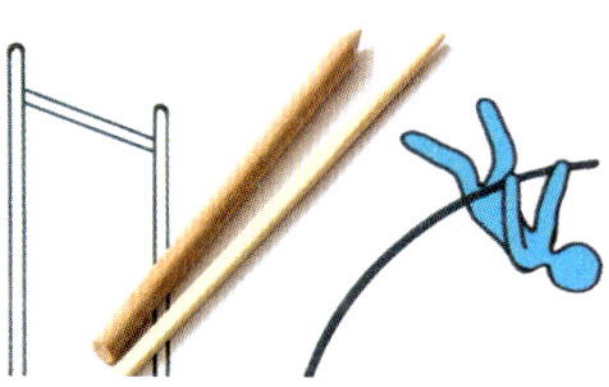

***SP** Stabhochsprung – die Sportler testen ihre Sprungstäbe*

Das Kind hält einen der Stäbe in Schreibstellung im Dreipunktgriff und läuft den Stift hinauf und hinunter. In der Mitte dreht es den Stab mehrfach wie einen Propeller in beide Richtungen.

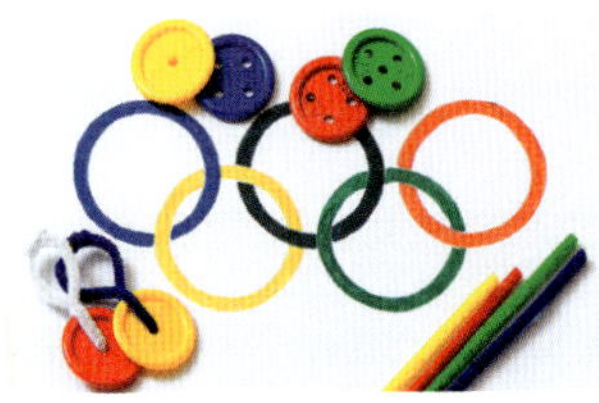

SP *Olympische Medaillen werden vorbereitet*

Das Kind fädelt einen Pfeifenputzer durch einen Knopf, verdreht die gleich langen Hälften des Pfeifenputzers am Knopfrand und nochmals am Ende, sodass eine Schlaufe entsteht.

ÜB *Linienblätter in 3 verschiedenen Abständen*

Das Kind führt eines der auf den 7 Musterkarten abgebildete Muster auf den vorbereiteten Linienblättern aus.

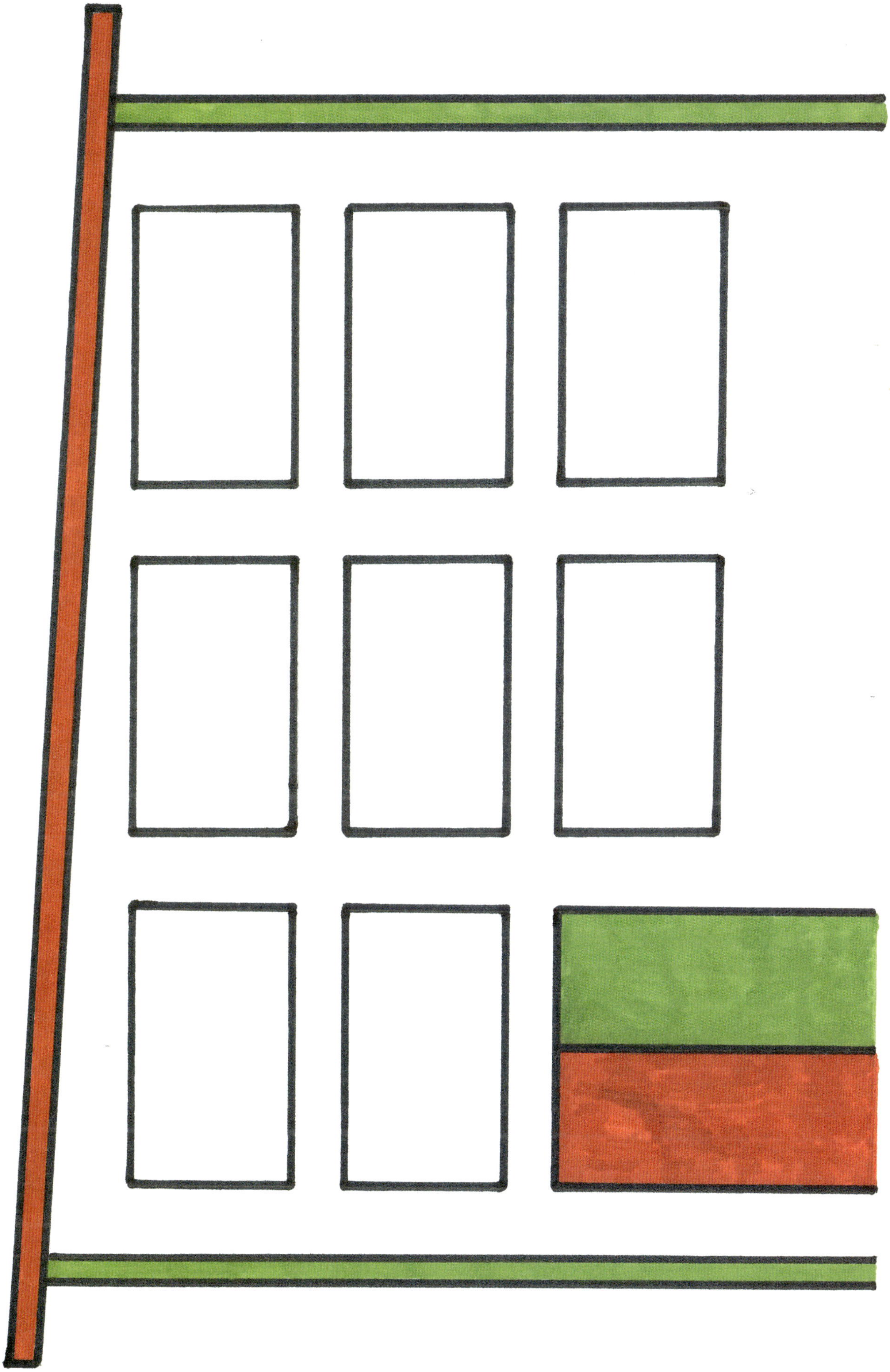

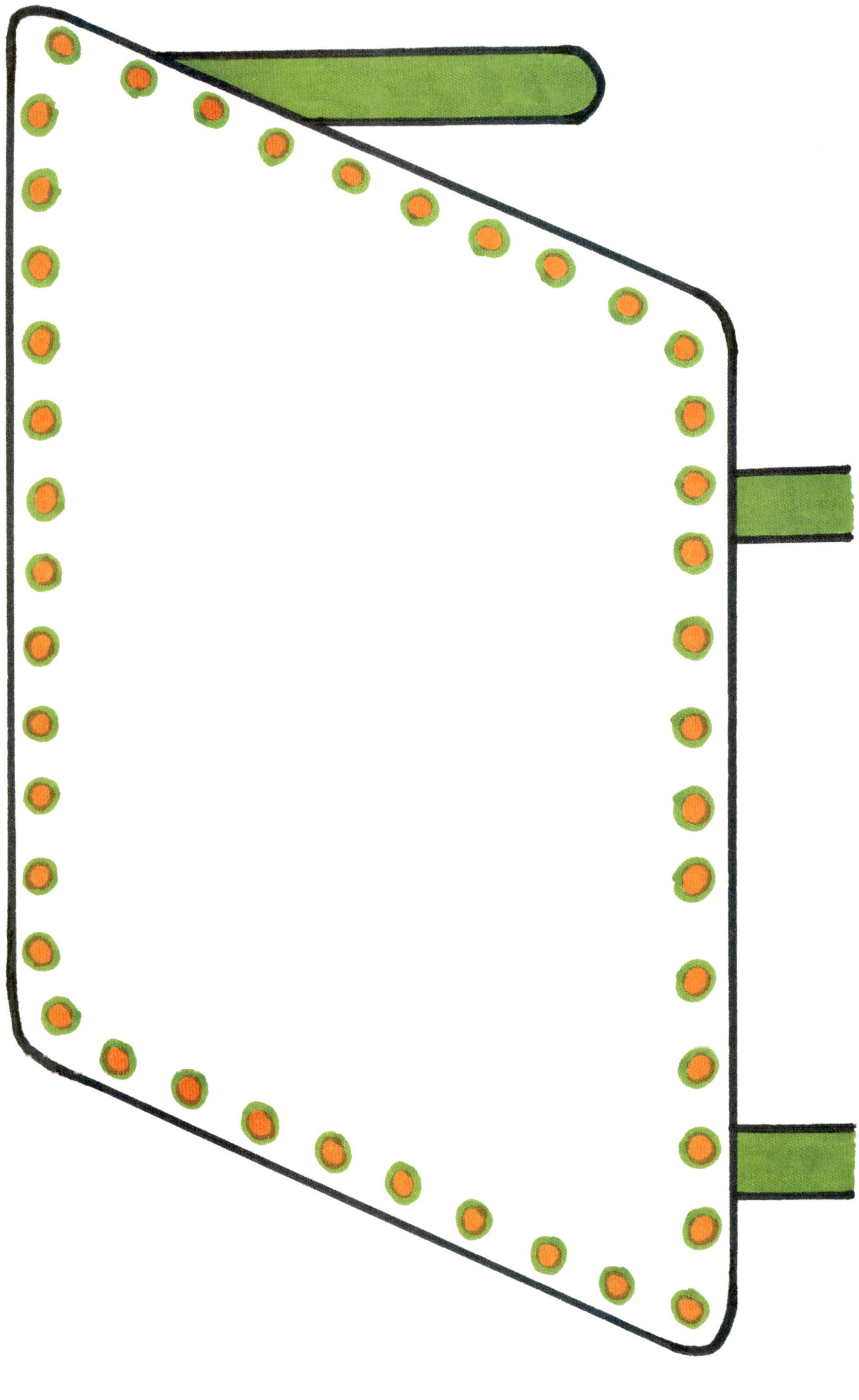

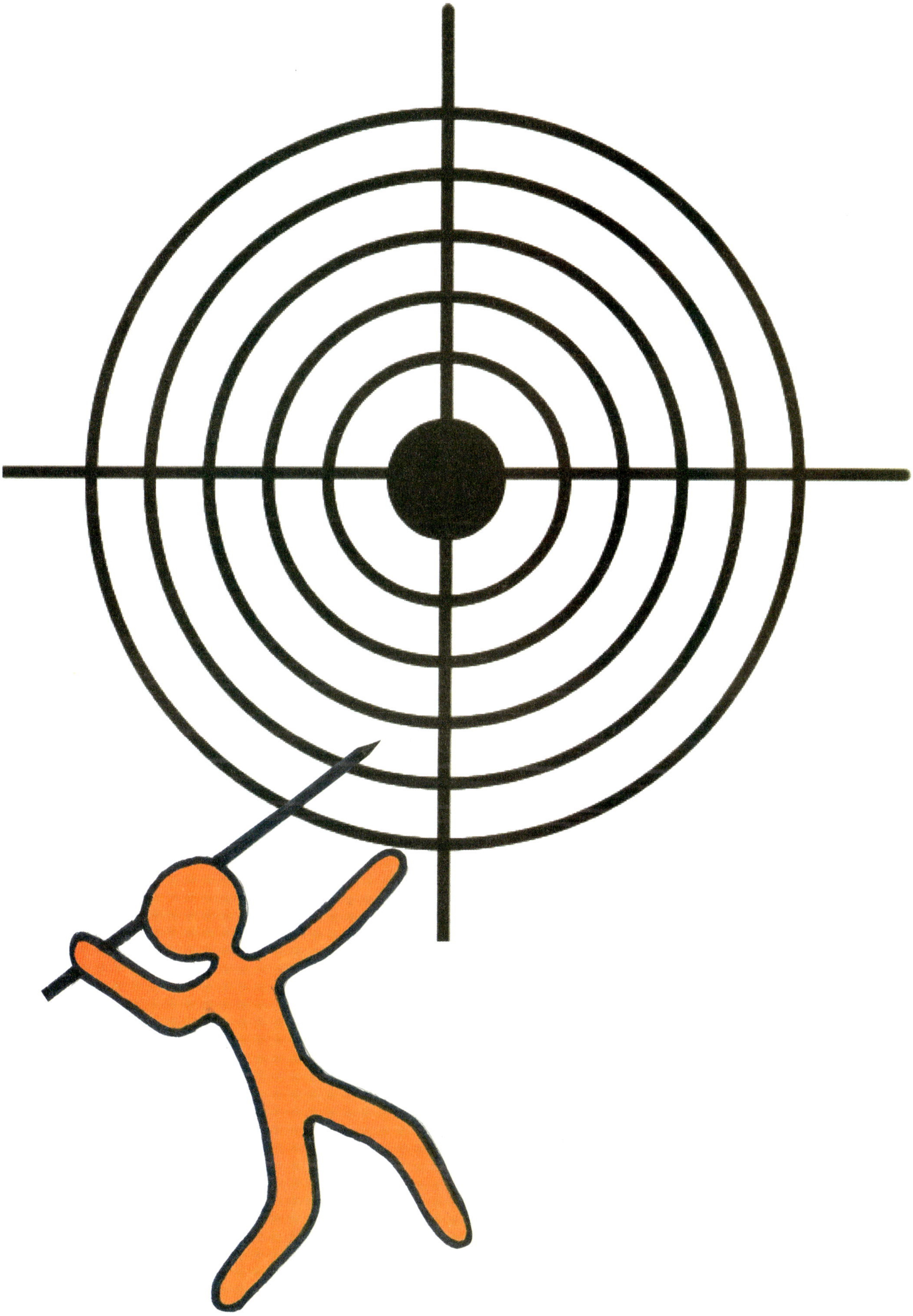

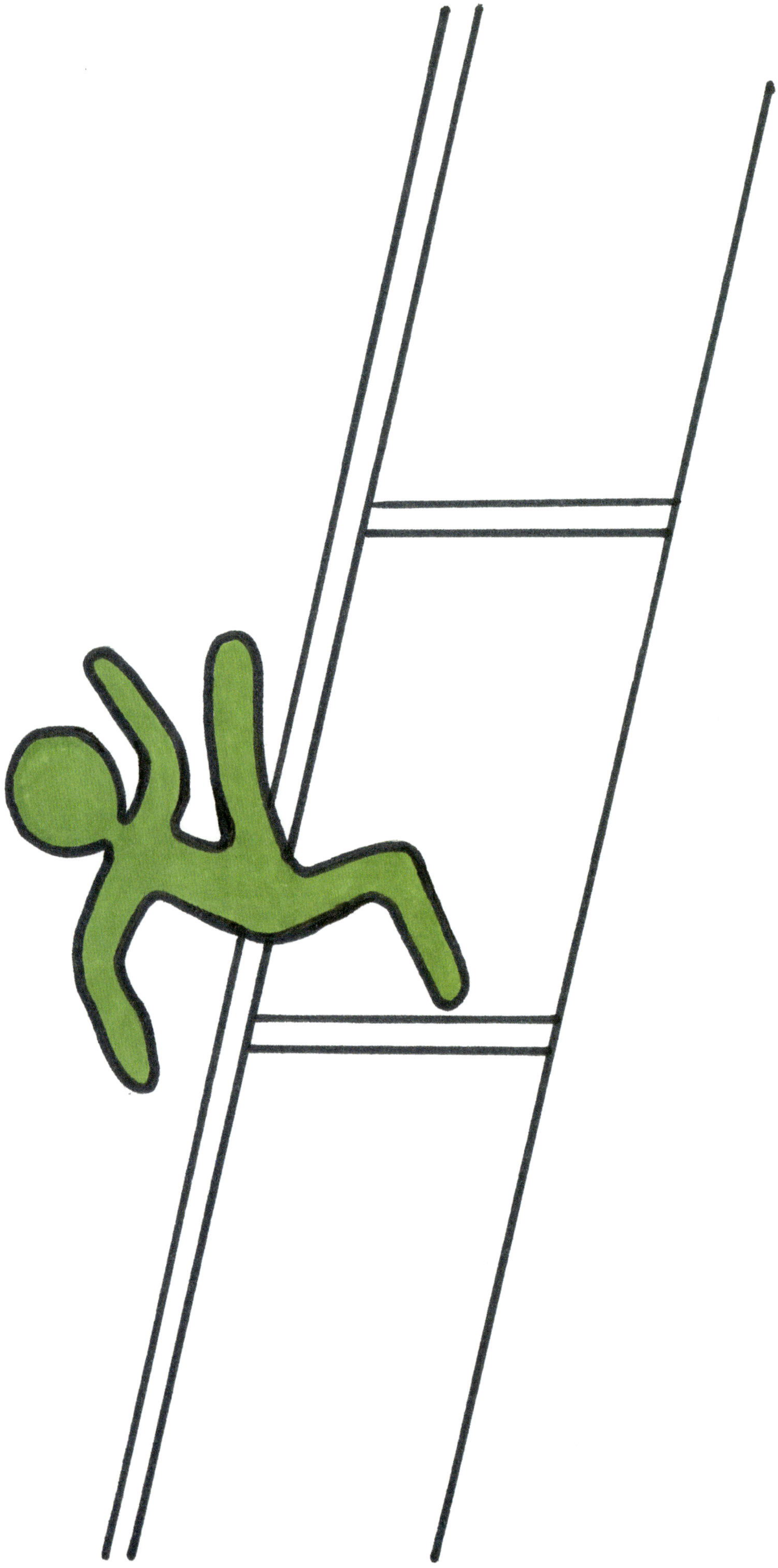

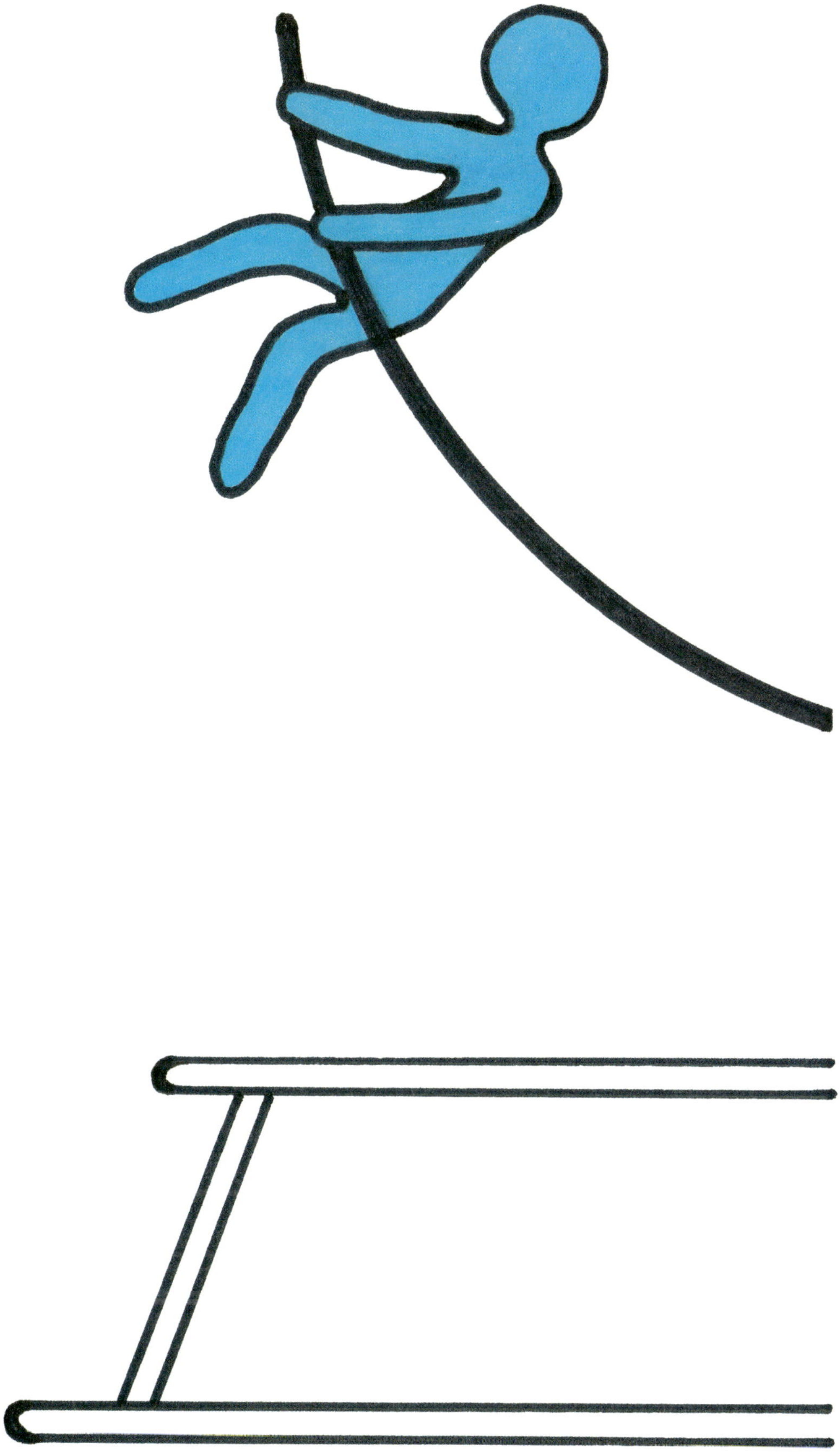

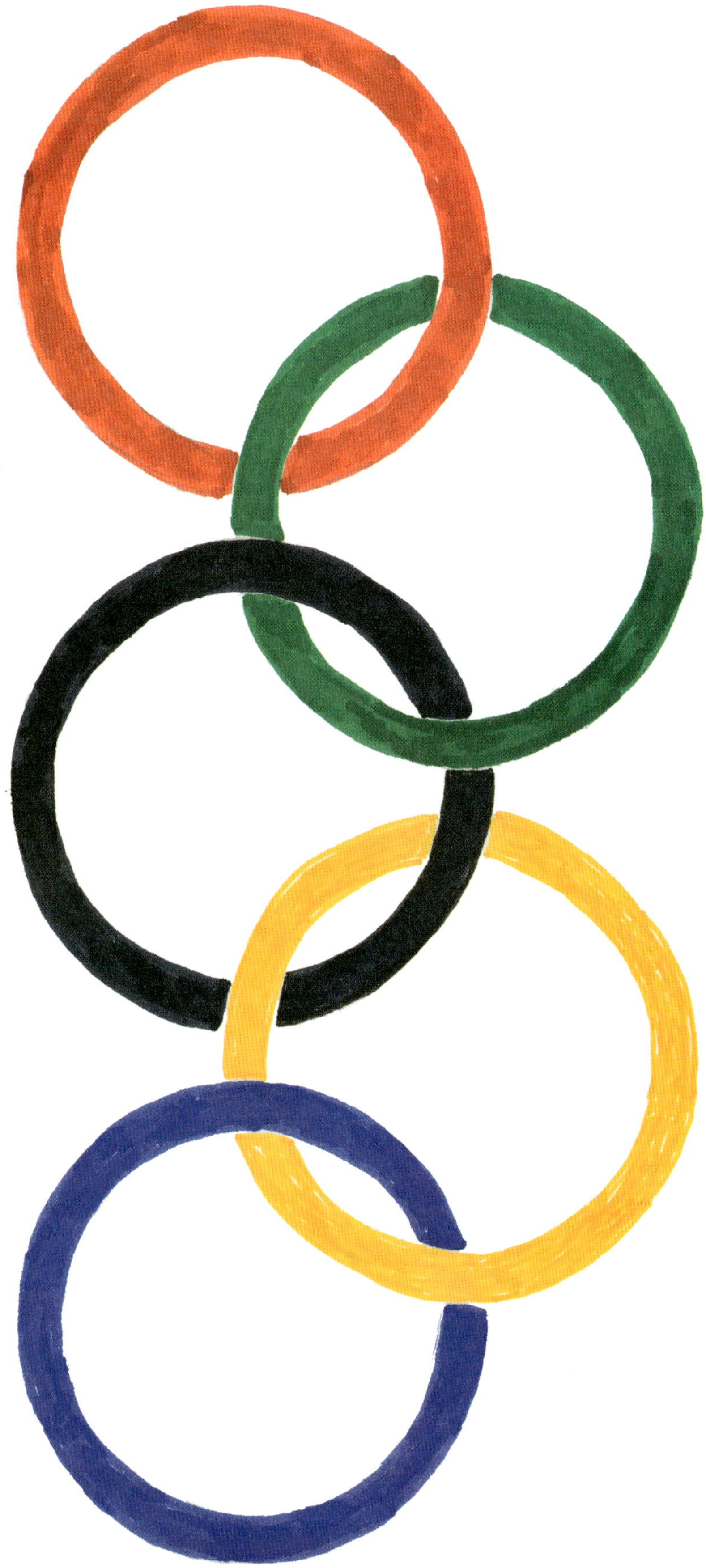

Spielkarten „Training für die Olympiade“

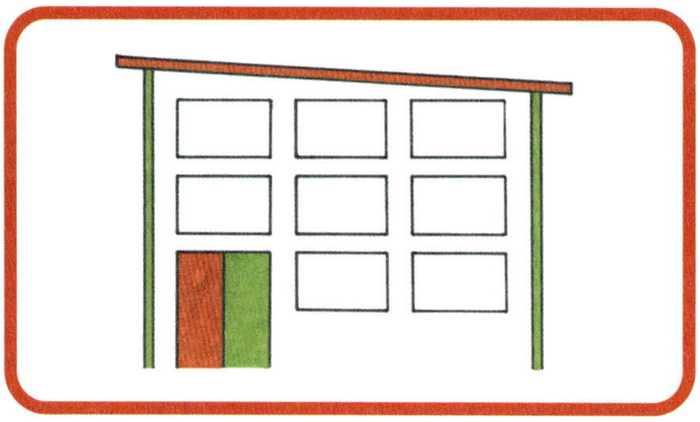

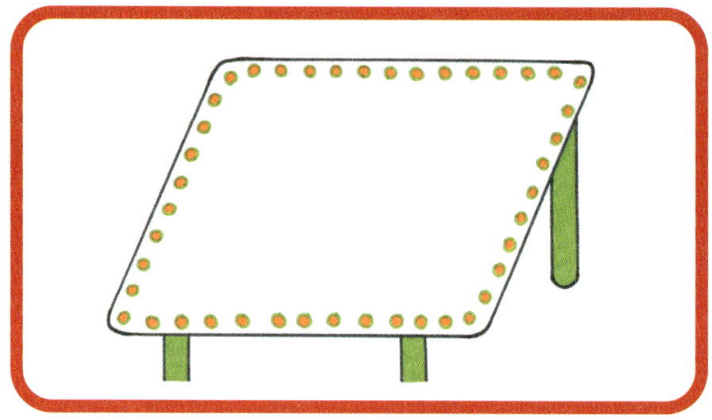

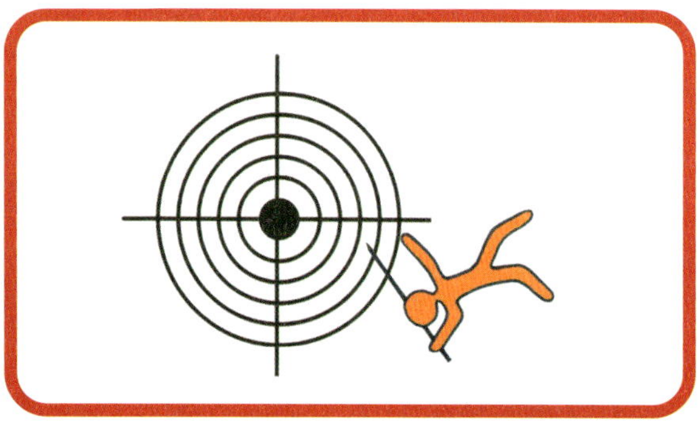

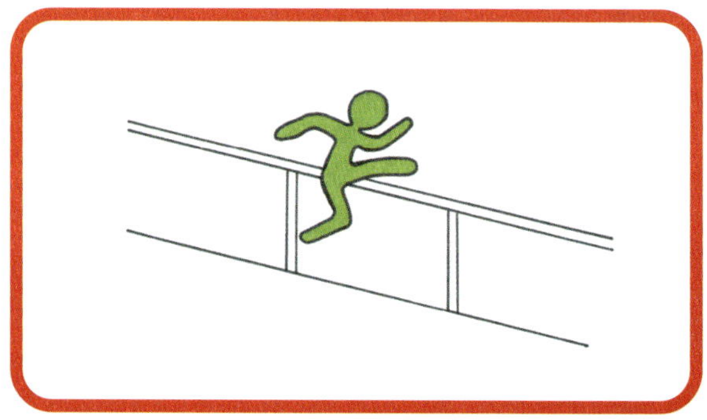

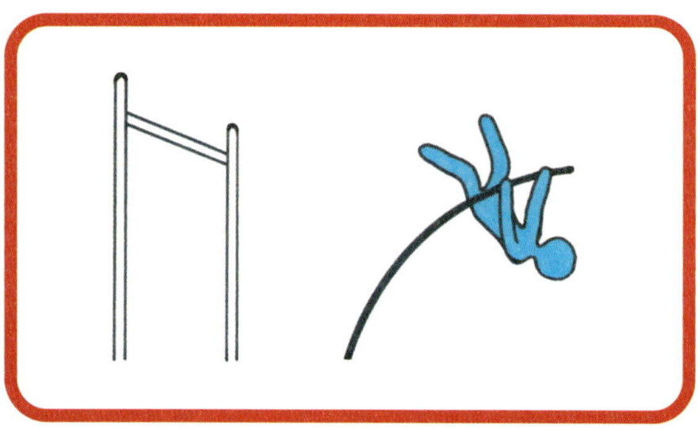

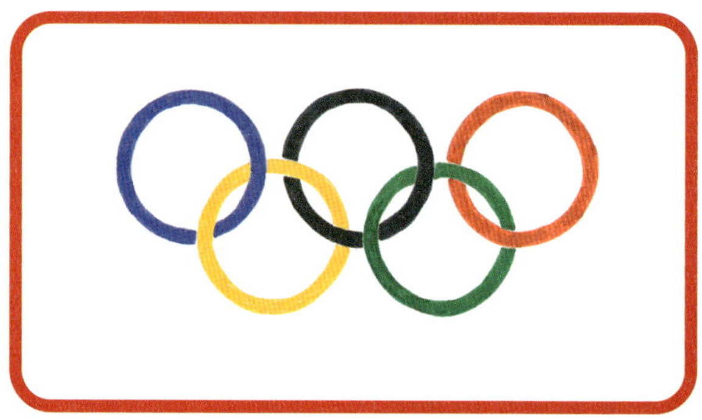

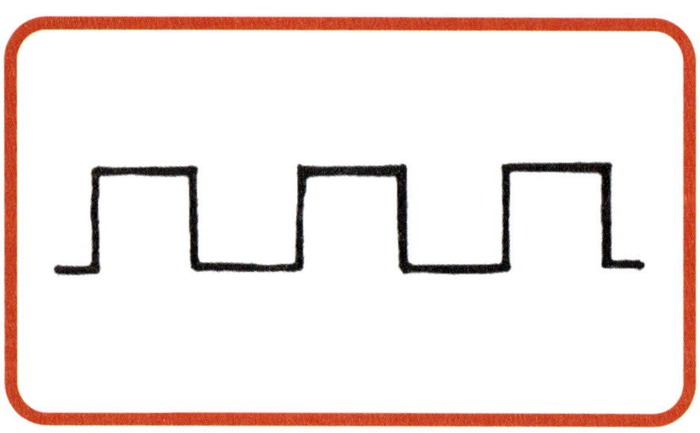

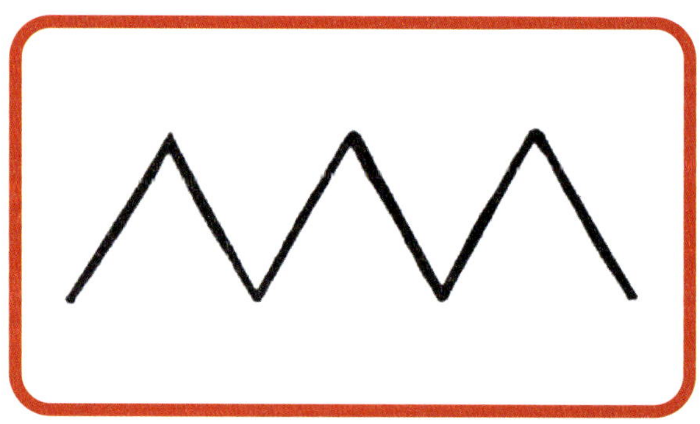

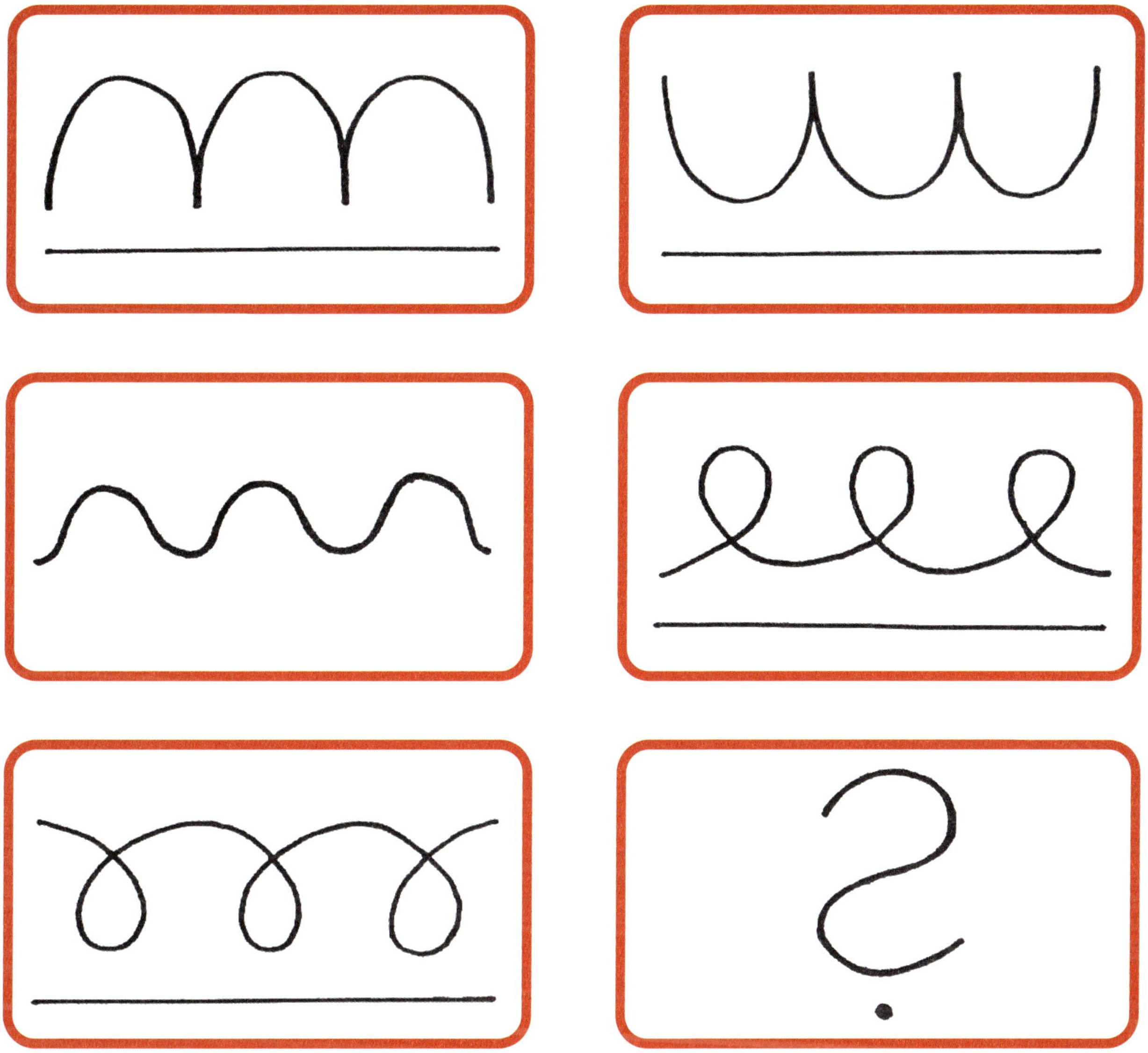

6. Liste aller Materialien

Bierdeckel, rund
Bleischnüre
Bügelperlen
Büroklammern

Chiffontuch

Essstäbchen

Flaschenschraubdeckel
„Fressball“ (aufgeschnittener Tennisball mit aufgemaltem Gesicht)

Garnknäuel, klein
Glasnuggets
Gummiring, großer (Dichtungsring, z. B. von einem Dampfdrucktopf)

Haushaltsgummiringe
Holzzylinder

Klammer
Klebestift
Knöpfe
Korken
Kreisel
Kreppklebeband

Löffel, klein

Notizzettel, grün (oder anderes grünes Papier)
Notizzettel, quadratisch

„Patafix“ (zähe Knete zur Befestigung von Bildern / Plakaten an Wänden)
Pfeifenputzer, kurz
Pinzette
Punktewürfel

Reepschnüre
Rundstab

Schale, klein
Schere
Schiebestab
Schnur
Spielfiguren
Spieltiere (Kuh / Schaf)
Streichhölzer

Unterlage, rutschfest

Wollknäuel, klein

Zahnstocher

Handschreiben und Feinmotorik

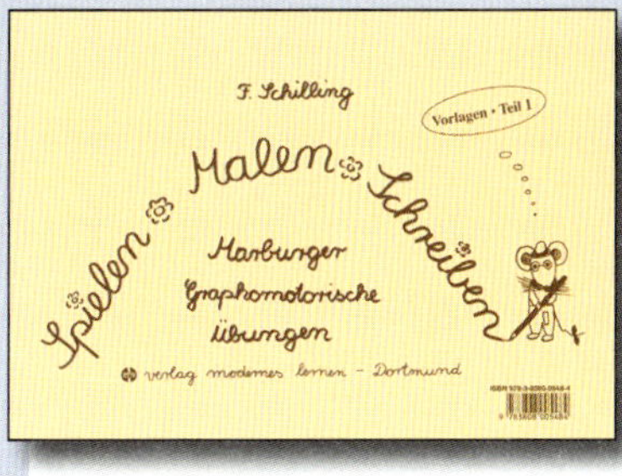

Friedhelm Schilling

Spielen Malen Schreiben

Marburger graphomotorische Übungen

Kindliche Entwicklung ist stark an Erlebnisse und Bedeutungen gekoppelt. Das Kind lernt stets ganzheitlich, d.h. unter Beteiligung unterschiedlicher Sinneskanäle, Zielvorgaben, sozialer Rückmeldesysteme und unterschiedlicher Bewegungserfahrungen. Dies gilt auch für den Erwerb der Kulturtechniken. Der gekonnte Umgang mit Papier und Schreibstift stellt eine wesentliche Voraussetzung für einen reibungslosen Schreib und Leselernprozess dar.

Die Übungen zielen darauf ab, dem Kind die Möglichkeit zu bieten, grundlegende graphische Bewegungsformen in immer neuen Varianten zu erarbeiten bzw. nachzuvollziehen. Die Übungen beginnen mit einfachen Kritzelbewegungen, die dann nach und nach komplexer zu den formalen Grundelementen der Buchstaben hinführen. Kategorien: Kritzelbilder, Striche, Punkte, Bögen und Kreise, Zielpunktieren, Kombination und Muster.

Interessenten: Grundschul- und Sonderschullehrer, Ergotherapeuten, Motopäden, Motologen, Erziehungsberater, Psychologen, Kinderärzte

14. Auflage, 78 Blatt, davon 66 Blatt Bildvorlagen, Format DIN A4, Block, Alter: 5-8

ISBN 978-3-8080-0548-4 | Bestell-Nr. 5210 | 9,80 Euro

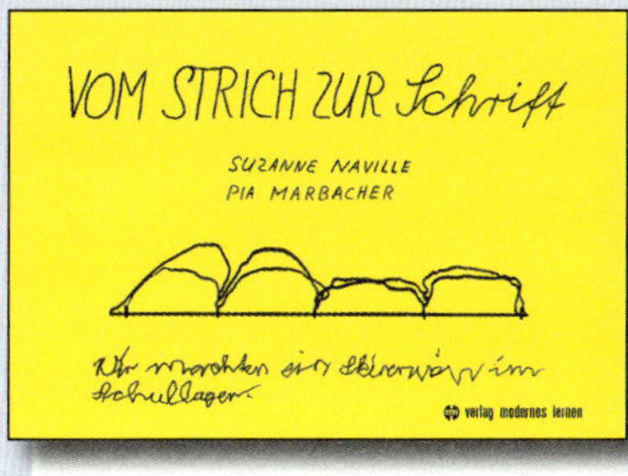

Suzanne Naville / Pia Marbacher

Vom Strich zur Schrift

Ideen und Anregungen zum graphomotorischen Training

Bei allen Arten von grafomotorischen Schwierigkeiten muss die Grundlage des Schreibvorganges, d.h. die Strichführung, gründlich geschult werden. Dieses Übungsbuch gibt deshalb hauptsächlich Anregungen zu verschiedensten Strichübungen, die erst in den letzten Übungsblättern ein Ausformen der Buchstaben anstreben.

Die Übungsauswahl der Strichführungen kann nach den folgenden Prinzipien erfolgen:

- Striche in allen Richtungen
- Striche in einheitlichen Formen (Kreise, Bogen, Schleifen)
- Striche in wiederholbaren Mustern
- Striche mit Formenergänzung und räumlicher Vorstellung.

Alle diese Stricharten können in verschiedener Art geübt werden:

- groß – mittel – klein (auf Heftlinie),
- langsam – im eigenen Tempo – schneller,
- kräftig – mittel – schwach.

8. Auflage, 99 Blatt, Format DIN A4, Block, Alter: 4-8

ISBN 978-3-8080-0137-0 | Bestell-Nr. 5212 | 12,80 Euro

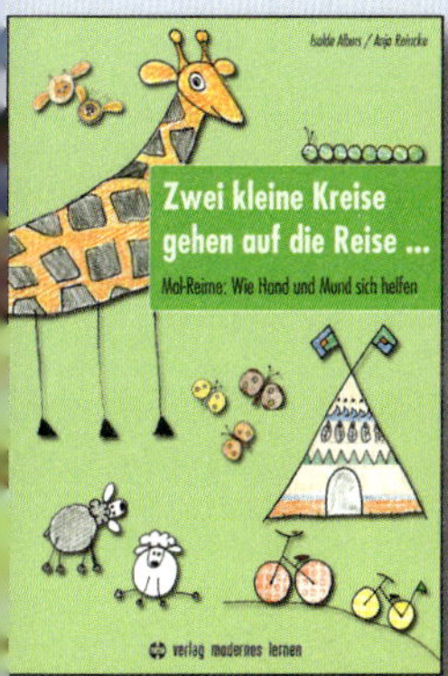

Isolde Albers / Anja Reincke

Zwei kleine Kreise gehen auf die Reise ...

Mal-Reime: Wie Hand und Mund sich helfen – Mit kognitiven Strategien und Kreativität zum Erfolg

Dies ist ein Buch für alle Ergotherapeuten, Logopäden, Erzieher, Lehrer, pädagogischen Mitarbeiter, Eltern und Großeltern, die ihre Kinder und Enkelkinder zum Malen verführen wollen. Es eignet sich zum Beispiel für Kinder, die • Freude am Malen und Reimen haben • keine Freude am Malen haben, weil sie glauben, dass sie nicht malen können • Unsicherheiten mit Stifthaltung und -führung zeigen • Schwierigkeiten mit Sprache, Sprechen und Merkfähigkeit haben • räumlich-konstruktive Leistungen verbessern müssen • den Stift nicht freiwillig in die Hand nehmen. Das Buch bietet 40 Reime zum Malen. Das Besondere bei der Vorgehensweise der Mal-Reime ist, dass zeitgleich gesprochen und gemalt wird. So entsteht Schritt für Schritt „mit Hand und Mund" ein schönes Bild, das mit Phantasie und Kreativität weiter ausgeschmückt werden kann. Ein wunderbares Buch, das kleine und große Künstler erfolgreich und stolz machen wird. Spaß und Freude am Prozess und am Ergebnis der Mal-Reime sind garantiert!

3. Auflage, 116 S., farbige Abb., Format DIN A4, Ringbindung, Alter: 4-99

ISBN 978-3-8080-0734-1 | Bestell-Nr. 1606 | 18,80 Euro

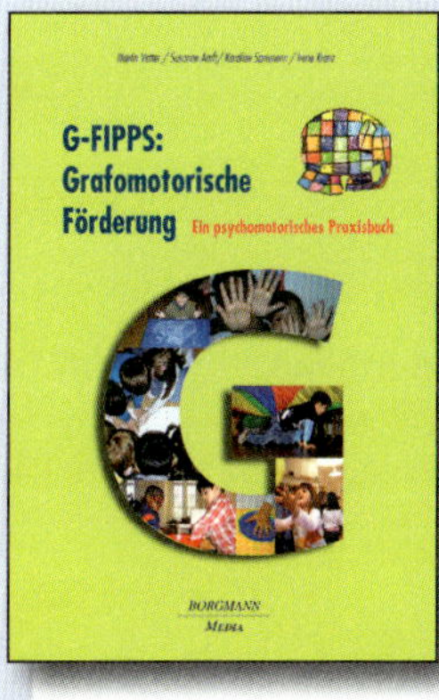

Martin Vetter / Susanne Amft / Karoline Sammann / Irene Kranz

G-FIPPS: Grafomotorische Förderung

Ein psychomotorisches Praxisbuch

Die von den Autoren im Rahmen eines integrativ und präventiv ausgerichteten Forschungsprojektes entwickelte G-FIPPS-Förderkonzeption zur grafomotorischen Unterstützung von Kindern lässt sich ideal im Kindergarten- und Grundschulbereich einsetzen, ist aber auch in Kindergruppen außerhalb des schulischen Settings durchführbar. Den roten Faden bietet eine spannende Rahmengeschichte mit dem bekannten Elefanten Elmar aus den Büchern von David McKee. Durch die Möglichkeit der individuellen Arbeitsweise in der Gruppe haben Kinder mit unterschiedlichen Voraussetzungen die Chance, von der Förderung zu profitieren. Somit wird Inklusion ermöglicht. Die Besonderheit der G-FIPPS-Förderkonzeption ist es, dass es sich nicht um ein auf den Erwerb von grob- und feinmotorischen Fertigkeiten reduziertes Lernprogramm handelt.

G-FIPPS erhebt den Anspruch, zur Verbesserung von grafomotorischen Fähigkeiten auch den persönlichen Ausdruck und die sozial-kommunikativen Fähigkeiten des Kindes, im Sinne eines umfassenden psychomotorischen Grafomotorik-Verständnisses, zu fördern.

3. Auflage, 192 S., farbige Abb., DIN A4, Klappenbroschur, Alter: 4-8

ISBN 978-3-938187-52-4 | Bestell-Nr. 9402 | 22,80 Euro

Alle Materialien sind in unserem Shop portofrei auf Rechnung (kein Mindestbestellwert) oder im Buchhandel erhältlich.

Bücher von Sabine Pauli und Andrea Kisch

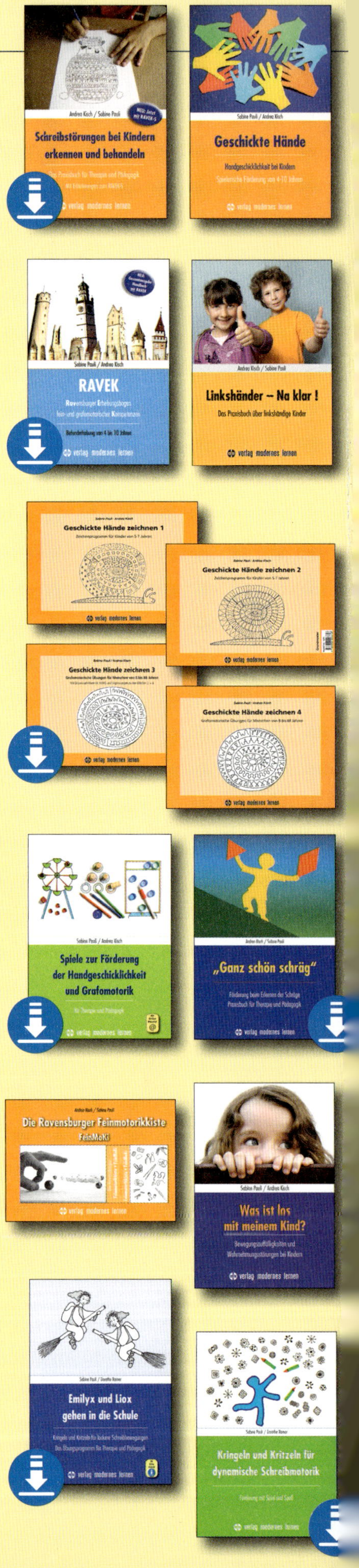

Schreibstörungen bei Kindern erkennen und behandeln
Das Praxisbuch für Therapie und Pädagogik
mit RAVEK-S als Download
176 S., Alter: 6–16 | Bestell-Nr. 1294 | Euro 26,95

RAVEK – Ravensburger Erhebungsbogen fein- und grafomotorischer Kompetenzen mit RAVEK als Download
Befunderhebung von 4-10 Jahren
128 S., | Bestell-Nr. 1619 | Euro 26,95

Geschickte Hände
Handgeschicklichkeit bei Kindern – Spielerische Förderung von 4-10 Jahren
208 S., mit Lesezeichen, Alter: 4–10 | Bestell-Nr. 1609 | Euro 19,95

Linkshänder – Na klar!
Das Praxisbuch über linkshändige Kinder
144 S., Alter: 0–12 | Bestell-Nr. 1083 | Euro 16,80

Geschickte Hände zeichnen 1
Zeichenprogramm für Kinder von 5-7 Jahren – Schwungübungen und Grundformen
75 Blatt, Format DIN A4, Block | Bestell-Nr. 1045 | Euro 9,80

Geschickte Hände zeichnen 2
Zeichenprogramm für Kinder von 5-7 Jahren – Grundmuster
89 Blatt, Format DIN A4, Block | Bestell-Nr. 1046 | Euro 9,80

Geschickte Hände zeichnen 3
mit KIPAS und Ergänzungen zu den Blöcken 3 und 4 als Download
Grafomotorische Übungen für Menschen von 8-88 Jahren
80 Blatt, Format DIN A4, Block | Bestell-Nr. 1080 | Euro 9,80

Geschickte Hände zeichnen 4
Grafomotorische Übungen für Menschen von 8-88 Jahren
72 Blatt, Format DIN A4, Block | Bestell-Nr. 1082 | Euro 9,80

Spiele zur Förderung der Handgeschicklichkeit und Grafomotorik
für Therapie und Pädagogik
156 S., Materialien zum Download, Alter 5–8 | Bestell-Nr. 1617 | Euro 21,95

Die Ravensburger Feinmotorikkiste • FeinMoKi
128 S., Alter: 5–10 | Bestell-Nr. 1093 | Euro 15,30

„Ganz schön schräg"
Förderung beim Erlernen der Schräge – Praxisbuch für Therapie und Pädagogik
144 S., Materialien zum Download, Alter: 5–8 | Bestell-Nr. 1282 | Euro 21,95

Was ist los mit meinem Kind?
Bewegungsauffälligkeiten und Wahrnehmungsstörungen bei Kindern
128 S., Alter: 0–7 | Bestell-Nr. 1088 | Euro 13,95

Emilyx und Liox gehen in die Schule
Kringeln und Kritzeln für lockere Schreibbewegungen
Das Übungsprogramm für Therapie und Pädagogik
Illustrationen: Dorothe Romer
104 S., Materialien zum Download, Alter: 7-10 | Bestell-Nr. 1620 | Euro 21,95

Kringeln und Kritzeln für dynamische Schreibmotorik
Förderung mit Spiel und Spaß
Illustrationen: Dorothe Romer
144 S., Materialien zum Download, Alter: ab 8 | Bestell-Nr. 1623 | Euro 22,95

verlag modernes lernen

Schleefstraße 14, D-44287 Dortmund
Telefon 02 31 12 80 08, Fax 02 31 12 56 40
E-Mail: info@verlag-modernes-lernen.de
Leseproben und Bestellen im Internet: www.verlag-modernes-lerner